Manfred Poser

Der Placebo-Effekt

Wie die Seele den Körper heilt

Crotona

Manfred Poser

Der Placebo Effekt

Wie die Seele den Körper heilt

Crotona

Deutsche Originalausgabe:
1. Auflage 2015

Kammer 11 • 83123 Amerang
www.crotona.de

Umschlaggestaltung: Annette Wagner

Druck: C.H. Beck • Nördlingen

ISBN 978-3-86191-065-7

Inhalt

Vorwort

Placebo ist keine unbekannte Größe mehr. Dieses eigentlich schöne Wort, das an italienische Opern denken lässt, ist in unseren Sprachschatz eingedrungen. Alle wissen wenigstens ungefähr, was Placebo bedeutet, denn die Medien haben das Thema entdeckt und beschenken uns regelmäßig mit Beiträgen darüber. Die Internet-Einträge dazu sind nicht mehr zu zählen. Beim Placebo-Effekt scheint es sich, hält man sich an diese Reportagen und Dokumentationen, um eine Laune der Natur zu handeln, um eine Kuriosität, und auf Kuriositäten haben Fernsehen und die Zeitschriften anscheinend ein Monopol. Wir, in der bestinformierten Gesellschaft auf diesem Planeten, bekommen also hier ein Anekdötchen und dort ein Episödchen und sollen vor allem schmunzeln. Und alles bleibt, wie es ist; es ist eben alles interessant und soll einem die Zeit vertreiben.

Informationen jedoch sollten etwas verändern. Warum verändert sich dennoch nichts? Unser Gesundheitssystem arbeitet am Rande seiner Kapazitäten, steht kurz vor dem Kollaps, die Ärzte haben keine Zeit, die Patienten sind genervt, dreißig Milliarden Euro werden im Jahr im Gesundheitswesen umgesetzt, fließen irgendwohin, und alle sind unzufrieden. Muss das so sein? Dass dies alles so sein müsse, behaupten diejenigen, die von dem System bestens profitieren. Ihnen sind abhängige und hilflose Patienten gerade recht. Sie sagen von ihrer Autorität herab, was richtig oder falsch für uns ist.

Jedoch sind wir, die geduldigen Patienten, die Hauptpersonen. Ohne Patient kein Arzt. Wir haben es in der Hand. Wir dürfen nicht kapitulieren und unsere Gesundheit willenlos in die Hände von Experten geben – wir müssen selbst die Verantwortung für unseren Körper übernehmen. Und der Placebo-Effekt lehrt uns, dass unsere Seele uns heilen kann. Unser Körper besitzt starke Selbstheilungskräfte, was uns die Segnungen einer hochtechnisierten Medizin vergessen ließen. Wir haben uns zu steuerbaren Konsumenten machen lassen. Warum denn gleich zum Arzt oder zur Ärztin rennen?

Wir sollten am besten wissen, was uns gut tut, und die Entscheidung darüber keinem studierten Mediziner überlassen. Wenn unser Körper streikt, spricht er sich aus, und wer könnte besser wissen, was nicht stimmt, als wir selbst? Vielleicht brauchen wir nicht unbedingt eine Medizin, sondern nur ein wenig Ruhe oder eine Veränderung unserer Lebensumstände. Denken wir darüber nach!

Der heilsame Placebo-Effekt tritt ein, wenn uns jemand Zuwendung schenkt und an uns interessiert ist. Wir erzählen unser Problem einem Freund oder einer Freundin, und gleich geht es uns besser. Liebe ist das Zauberwort, die Pille bloß ein Notbehelf. Vieles wird zudem von selbst besser. Panik ist fehl am Platz. Dennoch will man keine übertriebenen Hoffnungen wecken. Wir wissen einfach noch zu wenig vom Zusammenspiel zwischen Seele und Körper. Die meisten Störungen sind ja zum Glück harmlos; wir müssen auf uns selbst lauschen und herausfinden, wo die Blockade steckt. Schaden kann es nicht, den Placebo-Effekt näher kennenzulernen. Damit haben wir eine Chance, uns selber näher kennenzulernen.

1

Placebo und sein Umfeld

Ein Placebo ist ein „Leermedikament“ oder auch ein „Scheinmedikament“, so bezeichnet es ein namhaftes Medizin-Lexikon. In einem Placebo ist kein pharmakologischer Wirkstoff aufzufinden, obwohl es sich äußerlich nicht von einer „richtigen“ Pille unterscheidet. Das Wort „Medikament“ steckt aber in beiden Begriffen. Ein Placebo ist natürlich kein echtes Medikament – meist ist es eine Zuckerpille –, aber es wirkt wie ein solches. Menschen werden bisweilen durch ein Placebo gesund; beziehungsweise durch den Effekt, den es hervorruft, den *Placebo-Effekt*. Ist das nicht geradezu ein Wunder?

Der Schein im Scheinmedikament ist also vielleicht mehr als nur Schein, die Leere im Leermedikament ist anscheinend keine, wenn das Placebo dem Patienten denn als „echte“ Arznei oder „Verum“ verkauft wird. Der Kranke muss glauben, dass er etwas „mit Pharma“ bekommen hat. Dieser Trick (oder diese Lüge) täuscht wohl Geist und Körper und bringt das Wunder zustande. Wenn das Phänomen aber bekannt wird, verschwindet es offenbar, als sei da ein Geheimagent, der verdeckt operierte, enttarnt worden. Wir werden in ein Gestrüpp von Widersprüchen und Paradoxien hineingeraten, wenn wir uns mit dem Placebo beschäftigen, doch das ist nicht zu ändern.

Wie das Placebo von einem „echten“ Medikament nicht zu unterscheiden ist, so ist auch am Therapie-Erfolg nicht auszumachen, ob er von einem Placebo oder von einem Verum stammt. Das brachte Forscher auf die Idee, die Wirkung von Arzneimitteln an einem Placebo zu messen, das nur echte Pille spielt. Wenn die Arznei gut ist, zeigen deren Empfänger eine deutlichere Besserung als die Placebo-Empfänger.

Einen Unterschied gibt es gleichwohl: Das Verum bringt eine echte „spezifische" Wirkung hervor, heilt also meist, was es heilen soll, indem der Inhaltsstoff sich an einen Biorezeptor ankoppelt. Das Placebo aber wirkt auf den Menschen als Ganzen, also „unspezifisch", und heilt manchmal auch mit, was geheilt werden soll. Da es aber ohne Inhaltsstoff ist, kann das Placebo einem bewusstlosen Körper nicht helfen, ein Medikament mit Pharma-Substanz aber schon.

Die Placebo-Wirkungen sind im Gehirn und in der Anatomie nachweisbar. Das hat alle Mediziner überzeugt. Der Placebo-Effekt existiert! Neuere Aufsätze aus einer wachsenden, kaum mehr überschaubaren Fülle von Arbeiten befassen sich nicht mehr damit, den Placebo-Effekt zu belegen, sondern mühen sich damit ab, herauszufinden, wie er funktioniert. Wir glauben gern, dass unsere westliche Biomedizin funktioniert, weil uns täglich eingeredet wird, wir sollten an sie glauben, weil sie funktioniert. Aber vielleicht funktioniert sie nur, weil wir an sie glauben?

Im Rahmen des Heilrituals ist ein Placebo in der Lage, das besser ausgestattete Mittel als „Double" würdig zu vertreten. Das Placebo hilft vorrangig bei Schmerzen, bei psychiatrischen Störungen, bei Magen- und Herzbeschwerden – doch nicht nur da. Wird die Pille mit ihrem segensreichen Wirkstoff, die in langen Jahren und langwierigen Studien erprobt wurde, etwa überschätzt? Werfen wir möglicherweise Geld zum Fenster hinaus? Das könnte sein.

Nur ein Placebo?

Das Placebo ist eine Attrappe, ein Nichts in Verkleidung, ist im Bunde mit dem Verschweigen und hatte bei Ärzten immer schon ein schlechtes Image, auch wenn diese gerne Placebos verschrieben – bis heute, sogar in Deutschland, wo sie eigentlich „nicht rezeptierbar" sind. Noch 1953 hieß es bei einem britischen Ärztekongress, Hausärzte verwendeten in 40% aller Fälle Placebos. 1999 dann gaben in den USA 59% der Hausärzte an, einmal im Jahr ein Placebo einzusetzen, in Israel lag der Wert 2004 bei 60%, in Dänemark sogar bei 86%.[1] In der Schweiz verabreichten nur 28% der Hausärzte in einem Jahr kein Placebo, 17% ein „reines" Placebo und 57% bedienten sich eines Pseudo-Placebos.[2]

Dieses, auch „unreines Placebo" genannt, ist meist ein echtes Mittel in einer Dosierung, die so schwach ist, dass sie eigentlich nicht helfen kann. In Deutschland gaben 1985 bei einer Befragung 54% der niedergelassenen Ärzte an, sie regelmäßig zu verschreiben.[3] Denkbar ist die Gabe eines Placebos auch als „irrige Anwendung", wenn Ärzte zwar denken, das Mittel könnte wirken, dem aber nicht so ist.

Das Placebo an sich verwirrt so sehr, dass man eine wichtige Frage darüber fast vergisst: Warum sollten Ärztinnen und Ärzte ein Mittel verschreiben, das keinen Wirkstoff beinhaltet? Das Pseudo-Placebo dient wohl nur dazu, das schlechte Gewissen der Mediziner zu beschwichtigen, was im Kapitel über die Ethik näher diskutiert werden soll. In der Hausarztpraxis hat es sich eingebürgert, dass der Patient etwas verschrieben bekommt. Er würde sich verunsichert fühlen, wenn sein Arzt oder seine Ärztin kein Mittel für ihn hätte. Die Ausfertigung des Rezeptes ist sozusagen der *rituelle Abschluss der Konsultation.*

Da geschätzt zwei Drittel der Patienten mit psychosomatischen Lei-

1 Benedetti, Placebo Effects (2009), S. 10

2 http://www.biomedcentral.com/1472-6963/9/144

3 Gauler/Weihrauch, Placebo (1997), S. 47

den in die Praxis kommen, könnte ein Pro-forma-Mittel plus der passenden Aufmunterung helfen, und man weiß heute, dass es genau dies tut. Besser wäre ein langes Gespräch, aber dafür fehlt meist die Zeit. Ein Placebo hat zudem den Vorteil, ohne Nebenwirkungen zu sein. Doch Vorsicht. Das ist nicht garantiert!

Manchmal wird triumphierend gemeldet (wie vor einigen Jahren in den USA), dass Placebos auch wirkten, wenn sie als solche angekündigt würden. Da erhielt eine Gruppe von Patienten Pillen, die anderen nichts, und deren Nichts war das wahre Nichts; denn die anderen erhielten ja etwas, und wer etwas von einem Menschen bekommt, der es gut mit einem meint, meint auch, dass etwas dadurch gut wird. Das Unbewusste und der Körper reagieren. Aber manchmal halfen Placebos auch, wenn sie als solche angekündigt worden waren.

Hier müssen zwei Dinge klar auseinandergehalten werden: Das Placebo, im engsten Sinne gemeint, als Pille ohne Substanz – und der Placebo-Effekt, der vor allem durch menschliche Zuwendung entsteht und durch die Pille (oder ein sonstiges Mittel) erst in Gang gesetzt wird. Das Placebo ist nur das Instrument. Ohne den wohlwollenden Heiler und ein Ritual vermag es nichts. Das pure Placebo ohne den Akt der Übergabe wäre etwa so, als würde man, um seine Beziehung zu retten, der Geliebten einen Geschenkgutschein auf den Tisch legen, einlösbar in einem Reisebüro, anstatt selber mit ihr die Reise zu unternehmen.

Böswillige Schulmediziner lehnen manche Therapien gern mit dem Wort ab: „Ist ja nur ein Placebo." Damit wollen sie sagen, dass nichts dahinter steckt und alles gleichsam als Humbug zu betrachten ist. Auch Angehörige bestimmter therapeutischer Schulen haben Kollegen einer anderen Richtung schon mit dem Vorwurf „Placebo" zu beleidigen versucht, um deren Handeln in Misskredit zu bringen. Dabei wird zwischen Placebo und Placebo-Effekt nicht unterschieden – das eine steht für das andere. Man möchte gerne sagen, das Placebo sei der Agent, sein Effekt sein Tun, doch das stimmt nicht, denn das Placebo tut ja nichts, es gibt nur den „Kick". Harald Walach, Professor für Komplementärmedizin an der Universität Vadiana in Frankfurt an der Oder, hält fest: „Die psychologischen Effekte einer Therapie wollen wir als

'Effekte der Selbstheilung' verstehen. Das medizinische Schimpfwort dafür ist 'Placebo-Effekt'."[4]

In einem alten Text der indischen Heilkunst Ayurveda findet sich die Aussage, „alles in der Welt, absolut alles", könne Medizin sein, vorausgesetzt, es werde zur richtigen Zeit und am richtigen Ort eingesetzt.[5] Das sollten wir uns merken. Alles kann Medizin sein, aber aus der Sicht der westlichen Biomedizin ist dieses *Alles* trügerisch und falsch, weil es nicht richtig „pharma" ist. Den Name Placebo für alles zu verwenden, was vermeintlich unwirksam ist, brachte nur Verwirrung in die Welt, und seit in klinischen Arzneimittelstudien neue Substanzen in ihrer Wirkung an einem Placebo gemessen werden, ist dieses zu einem bloßen Steigbügel und Metermaß herabgewürdigt worden.

Immer noch steht dieses Placebo (und der Placebo-Effekt) mahnend und störend in der Landschaft. Allenthalben stößt man auf Paradoxien, die man im Mittelalter als „Unlösbarkeiten" verstand. Henry K. Beecher setzte 1955 mit seinem Aufsatz „The Powerful Placebo" das Wort auf die Tagesordnung. Placebos erzielten, so schrieb er, „echte Effekte auf echte Körper", und diese Körper gehörten 35% aller Patienten. Dann versuchte man, eine „Placebo-Persönlichkeit" herauszuschälen, aber die Daten wollten das nicht so richtig stützen, auch wenn es tatsächlich Menschen gibt, die stärker darauf ansprechen als andere. Es scheint, dass der Placebo-Effekt eine allgemein gültige, bei allen auftretende Wirkung besitzt.

4 Walach, Weg mit den Pillen! (2011), S. 82
5 Chopra, Die Rückkehr des Rishi (1990), S. 105

Ignorieren oder integrieren?

Fabrizio Benedetti meinte 2009, all die Unsicherheiten über den Einsatz von Placebos in der medizinischen Praxis zeigten „unsere Unwissenheit über ein Phänomen, das früher den Status eines Ärgernisses in der klinischen Forschung innehatte und heute Gegenstand der wissenschaftlichen Forschung ist".[6] Deutlicher sagen es die Wissenschaftsphilosophen Johansson und Lyncøe: „Der Placebo-Effekt ist eine Anomalie."[7] Eigentlich dürfte es ihn nicht geben.

Wenn ein Fach (wie hier die Medizin) vor einer unauflösbaren Anomalie steht, muss es sein übliches Denken umkrempeln – oder die Anomalie in sein Gedankengebäude einbauen, wenn es ihr nicht gelingt, sie zu ignorieren. Was vielen Disziplinen mit vielen Anomalien gelang, die sich später dann für ihr Ignoriertwerden „rächten", indem sie richtig wichtig wurden. Auf dem Prüfstand steht das Konzept vom Menschen als Maschine, das jedoch, wie man fairerweise sagen muss, die westliche Medizin nie vertreten hat; es ist ihren Gegnern das, was der Medizin „Placebo" ist.

Die westliche Medizin ist zu erfolgreich, als dass sie sich ganz neu definieren müsste. Sie könnte aber ihre Vorstellungen erweitern und den Placebo-Effekt mit einbeziehen, doch dafür müsste er grundlegend erforscht werden. Fachleute meinen seit vielen Jahren, man solle den Placebo-Effekt untersuchen und stärken, anstatt ihn ausschalten zu wollen. Dadurch könne sich die Medizin selber heilen.[8]

Ein Passus der Bundesärztekammer in ihrem verdienstvollen 200-seitigen Bericht „Placebo in der Medizin" (2010) macht deutlich, welche Konfusion durch den Begriff „Placebo" entstehen kann. Es gebe den Vorschlag, „auf die Gabe von reinen Placebos oder auch von Pseudo-Placebos gänzlich zu verzichten und sich stattdessen den

---

6 Benedetti, S. 255

7 Johansson/Lyncøe, Medicine & Philosophy (2008), S. 236

8 Evans, Placebo (2003), S. 17

Placebo-Effekt (oder richtiger: die Placebo-Reaktion) zunutze zu machen".[9] Ein Placebo-Effekt ohne Placebo, geht das? Natürlich, weil Placebo vieles sein kann, nicht nur eine Pille oder eine Kapsel, und das wichtigste Placebo ist unbestritten, wie bald deutlich werden wird, der Arzt und die Ärztin. Und alles kann ja Medizin sein!

Der therapeutische Kontext, die Begegnung von Mensch zu Mensch, muss wieder seine zentrale Bedeutung erhalten. Die westliche Gesellschaft hat die Technik, die nur Mittel sein sollte, zu einem Zweck gemacht, und das menschliche Miteinander leider zu einem Mittel reduziert. Automaten, Geräte, Verfahren und Formalitäten haben überhand genommen. Das *Was* ist jedoch weniger wichtig als das *Wie* – so könnte eine Lehre lauten. Wie kann man sich den Placebo-Effekt nutzbar machen? Wie kann ihn der Arzt oder die Ärztin auslösen? Das würde eine Medizin bedeuten, die auf ihren Kern reduziert wird – menschlicher Austausch – und kaum mehr „Mittel" benötigte.

Die Existenz des Placebos und die Diskussion darüber hat zur Folge, dass man überall seine Wirkung sieht. Arthur und Elaine Shapiro halten den Glauben an das Placebo für derart übertrieben, dass er mehr Placebo-Effekt sei als je zuvor. Der Glaube an Placebo sei bereits ein Placebo-Effekt! Der paradoxe Begriff führt zu immer neuen Paradoxien. Darum ist mehr Aufklärung nötig und weniger Polemik.

Im August 2012 veranstaltete der Ethik-Rat der ETH Zürich die Tagung „Beyond the Placebo" auf dem Monte Verità in Ascona, bei dem beispielsweise Amir Raz für einen „globalen Placebo-Klimawandel" plädierte. Viele Referenten widmeten sich den ethischen Problemen, etwa der korrekten Information für Probanden klinischer Studien. Eine größere Offenheit sei möglich. Manche sehen das Thema schon auf dem Weg zum „mainstream", aber in einigen Vorträgen klang an, dass das Wissen über Placebos und ihren Effekt noch zu wünschen übrig lässt, sogar bei Hausärzten. Auch der wissenschaftliche Beirat der Bundesärztekammer fordert in seinem Bericht mehr Grundlagen-

9 Bundesärztekammer, Placebo in der Medizin (2010), S. 97

forschung. Placebo und Placebo-Effekt können eine Menge Verwirrung stiften. Darum muss das Problem von allen Seiten betrachtet werden.

Der Placebo-Gesang

Der Begriff *Placebo* ist lateinisch und entstammt dem Satz „Placebo Domino in regione vivorum“ und bedeutet wörtlich: „Ich gefalle dem Herrn im Reich der Lebenden.“ Es ist Vers 9 von Psalm 116, einem Danklied, das seit dem 12. Jahrhundert bei Totenmessen im Angesicht des Sarges gebetet wurde, weil der Verstorbene wohl nun einer höheren Existenz entgegenging. Der Sänger des Psalms „vereint sich mit der betenden Gemeinschaft im Tempel, eine Vorwegnahme der Gemeinschaft mit Gott, die am Ende seines Lebens auf ihn wartet“, so sagte Papst Johannes Paul II. am 26. Januar 2005, zwei Monate vor Ende seines eigenen Lebens, in einer Generalaudienz im Vatikan.[10]

Im Zusammenhang (Verse 8 bis 11) liest sich das so: „Ja, er [der Herr] bewahrt mein Leben vor dem Tod, seine Augen vor den Tränen, meinen Fuß vor dem Sturz. Ich darf wandeln vor dem Herrn im Lande der Lebendigen. Ich war von Vertrauen erfüllt, als ich sprach: ‚Gar tief bin ich gebeugt.‘ Ich sagte in meiner Bestürzung: ‚Alle Menschen trügen!‘“ Darin sind schon Elemente des Placebo-Effekts vorhanden, so das Vertrauen auf den, der mich retten wird, die Heilung („bewahrt mein Leben vor dem Tod“), das Trügerische daran und das fröhliche Weiterleben, denn über dieses „Land der Lebendigen“ sagt ein Bibel-Kommentar, man habe es sich „in alter Zeit nur im Diesseits, in einmal geschenkter Lebenszeit denken“ können.[11]

Dass der Psalmensänger wandeln darf vor dem Herrn, liegt an Hie-

---

10 http://w2.vatican.va/content/john-paul-ii/de/audiences/2005/documents/hf_jp-ii_aud_20050126.html

11 Die Heilige Schrift (1966), Altes Testament, S. 933

ronymus' Übersetzung von „deambulabo coram Domino": Ich spaziere mit dem Herrn. Origenes übersetzte in der altgriechischen Septuaginta freier und wählte das Verb für „wohlgefallen" (εὐάρεστειδαι), was im Lateinischen zu „placebo" wurde und in die Vulgata Eingang fand, die sich ab dem 8. Jahrhundert als offizielle Bibelversion durchsetzte. „Ich bin wohlgefällig" ist wohl die beste Übersetzung des lateinischen „placebo".[12]

Schmeicheln, amüsieren und gefallen

Die Männer, die im Hoch- und Spätmittelalter laut und effektvoll „Placebo" riefen, wurden für ihr Beten und Lamentieren bezahlt und wollten wohl auch der Trauergemeinde gefallen. (In der Hausarztpraxis will manchmal der Patient dem Arzt „gefallen" – und wird gesund.) Im 15. Jahrhundert bürgerte sich der Begriff Placebo für einen lügnerischen Heuchler und schmeichelnden Höfling ein, für den kalkulierten Umgang mit Gefühlen, wozu die „Schmeichelei der Kurtisanen" gehörte, wie Honoré de Balzac das nannte.

Peter Brueghel der Ältere (1586-1625) schuf schonungslose Darstellungen von Tod und Untergang, ohne Aussicht auf ein tröstendes Jenseits. Dieser Illusionslose garnierte sein Gemälde „een Placebo" aus der Serie von zwölf flämischen Sprichwörtern mit dem Reim: „Ich bin ein Placebo und so gesinnt / dass ich den Mantel immer hänge nach dem Wind." Sein Zeitgenosse, der englische Philosoph Francis Bacon, warnte, die Berater eines Königs könnten dessen „Wind" ausnützen und ihm, statt echten Rat zu erteilen, ein gefälliges „Placebo-Lied" singen. Da hieß Placebo also: Jemandem nach dem Munde reden, sich dem Trend anpassen.

1727 schrieb in Leiden der Medizin-Professor Herman Boerhaave: „Allein die allergeringste Bewegung des menschlichen Geistes ver-

12 Bundesärztekammer, S. 22

mag alle Wirkungen auszulösen, die man in der ärztlichen Praxis dem Arzneimittel zuschreibt." 1772 verwendete dann der Schotte William Cullen zum ersten Mal den Begriff und vermerkte: „I prescribed therefore in pure placebo ..."

1785 fand der Begriff Placebo Eingang in „Motherby's New English Dictionary": „Eine gängige Methode in der Medizin, dazu bestimmt, den Patienten eine Zeit lang zu amüsieren, aus keinem anderen Grunde." [13] Der französische Philosoph Voltaire (er starb 1778) hatte dies schon vorher gesagt: Der Arzt müsse den Patienten so lange „amüsieren", bis die Heilung eintrete (und später riet man dem Arzt: „Nicht einfach herumstehen, etwas tun!" Zyniker fügten hinzu: „Ehe es dem Patienten von selber wieder besser geht.")[14]

Thomas Jefferson (1743-1826), der US-Präsident, nannte das Placebo 1807 einen „frommen Betrug" (*a pious fraud*), nachdem ihm ein erfolgreicher Arzt gesagt hatte, er habe „mehr Brotpillen, gefärbte Wassertropfen und Pulver aus Hickory-Holzasche verwendet als alle anderen Arzneimittel zusammen". Er war ein Vorgänger des französischen Internisten Armand Trousseau (1801-1867), von dem man meinte, er habe als Erster häufig Placebos eingesetzt.

Die ältesten Behandlungsformen

Im Jahr 1823 führte der französische Staat noch dreiunddreißig Millionen Blutegel ein, weil das heimische Angebot erschöpft war, und noch hundert Jahre später war der Aderlass ein probates Mittel, das auch von progressiven Ärzten nach Schlaganfällen sowie bei Typhus und Lungenentzündung eingesetzt wurde. Es wird gerne betont, dass jegliches ärztliche Tun vor dem Pharma-Zeitalter Placebo-Therapie gewesen sei, dass man also die „Geschichte der nichtoperativen Medizin als die Geschichte der Placebo-Therapie" betrachten könne, wie

13 Dieterle, Psychophysiologische Untersuchungen (2002), S. 3
14 Spiro, Placebo (2005), S. 34

Shapiro es nannte. Gelungen ist ein Bonmot, das W. Grant Thompson aufbrachte: „Placebos sind die ältesten Behandlungsformen, die die Angehörigen des zweitältesten Gewerbes der Welt verschreiben.“[15]

Man kann aber getrost behaupten, dass Millionen Menschen in der Vergangenheit *trotz* der Behandlung ihrer Ärzte gesund wurden. In Molières Theaterstück „Der eingebildete Kranke“ (von 1673) wird über die Hauptperson gesagt, sie behaupte, die Behandlung dürften sich „nur robuste und kräftige Naturen erlauben, die stark genug sind, außer der Krankheit noch die Mittel auszuhalten“. Fast alle Menschen stürben an den Arzneien und nicht an ihren Krankheiten. Die, die nicht starben, heilten sich also selbst; der Placebo-Effekt rettete sie! Dennoch ist er der westlichen Biomedizin ein Dorn im Auge, wie Patrick Lemoine 2014 in einem Film des Senders *arte* sagte, und er fügte hinzu: „Aber da hat sie Unrecht: Sie vergisst ihre Ursprünge.“

820 Arzneimittel umfasste – von dem römischen Arzt Galen bis ins 17. Jahrhundert hinein, also 1500 Jahre lang – das Pharma-Arsenal der Medizin. Heute sind es in Deutschland über 80.000, von denen der Arzt oder die Ärztin vielleicht 300 gut kennt und verschreibt. In der Antike zählte man in China, Indien, Babylon und Griechenland 4785 Arzneimittel und 16482 Rezepte, die man fast zur Gänze als Placebos werten müsste.[16] Sogar die Cheyenne-Indianer verwendeten Pflanzen, von denen nur ein Drittel nachweislich wirken konnte. Das erste Verumpräparat im Westen war wohl das Chinin, Anfang des 17. Jahrhunderts entdeckt, und mit dem Aspirin begann 1900 die Epoche der pharmazeutischen Heilmittel.

In den 1920er Jahren kam der Begriff des „Leer-Medikaments” auf. Walter Cannons Aufsatz über den Voodoo-Tod lenkte 1942 die Aufmerksamkeit auf die Schnittstelle Körper/Seele, wie es Hans Selye zur selben Zeit mit seiner Stress-Forschung tat. 1955 verfasste Beecher den Beitrag „The Powerful Placebo“ – und seine Wirkung war wirklich „powerful“. Benedetti schrieb 2009, ein Placebo sei eine „unwirksame

---

15 Grant Thompson, The Placebo Effect and Health (2005), S. 29

16 Shapiro, Arthur K. und Elaine, The Placebo, S. 20, in: Harrington, The Placebo Effect (1997)

Behandlung plus der Kontext, der dem Patienten sagt, dass ein therapeutischer Akt ausgeführt wird". Das Ergebnis ist oft wirksam und verweist auf den Placebo-Effekt.

Der Placebo-Effekt

Das Placebo ist nur interessant, wenn es wirkt. Es geht um den Placebo-*Effekt.* Fabrizio Benedetti nennt die begleitenden Wirkungen ein „echtes psychobiologisches Phänomen", wobei sich das Gehirn einschalte: Es ahne einen therapeutischen Nutzen und nehme ihn vorweg. Auf jeden Fall handelt es sich um eine „Veränderung im Körper", und zwar, wie Howard und Daralyn Brody meinen, „aufgrund einer symbolischen Bedeutung, die man einem Ereignis oder einem Objekt in einem heilenden Kontext zuschreibt".[17]

Ansätze und Variablen

Placebo-Effekte „bestehen aus sich selbst erfüllenden Erwartungen; der Patient wird nur deshalb geheilt, weil er glaubt und erwartet, durch eine Behandlung zu genesen", definieren Johansson und Lynøe. Sie verwenden den Plural – Placebo-Effekte –, und auch die Bundesärztekammer merkt in einer Fußnote an: „Je nach klinischem Bild müsste man von verschiedenen Placebo-Effekten sprechen", die nämlich unterschiedliche neurobiologische Grundlagen hätten. Die Unterarten wären etwa (wieder nach Johansson/Lynøe) der Placebo-Effekt in Bezug auf die biomedizinische Behandlung, auf die psychotherapeutische Behandlung, auf die Heilung und die Selbstheilung (etwa durch Meditation). Doch hier bleiben wir, um eine komplizierte

---

17 Brody, Howard und Daralyn, Der Placebo-Effekt (2000), S. 24

Sache nicht noch weiter zu komplizieren, bei einem grundlegenden Placebo-Effekt.

Die ausschlaggebenden Erwartungen wären der „mentalistische Ansatz“, dem die Bundesärztekammer den „assoziativen Ansatz“ gegenüberstellt, mit der Konditionierung als Kernerfahrung. Wenn der Schmerz durch eine Injektion schwächer wird, ist dies eine Lernerfahrung, die sich anscheinend durch eine Injektion ohne Wirkstoff wiederholen lässt; der Körper ist dazu in der Lage.

Die wirkenden Variablen sind vor allem der Patient, der Arzt oder die Ärztin, die Art der Krankheit, die Art und Bedeutung der Behandlung und die Situation und die kulturelle Ausgangslage. Manche Autoren unterscheiden die Placebo-Reaktion vom Placebo-Effekt, der rein auf die Gabe des Mittels zurückzuführen ist. Die „Reaktion“ enthält noch weitere „vermengte Effekte“, etwa den natürlichen Krankheitsverlauf, statistische Fehler und Entwicklungen in der Zeit.

Um die Komplexität deutlich zu machen, folgt hier eine Liste möglicher Wirkfaktoren bei der Placebo-Reaktion: Kultureller Kontext (Glaube); Umweltmilieu; Instruktion (Suggestion); Vorbereitungscharakteristiken; Arzt-Patient-Beziehung; Patientenbedürfnisse; psychologischer Zustand; Symptomschwere (Angst, Stress); kognitive Schemata (Selbstschema); Selbstkontrolle; Erwartungen (Wirksamkeit, Ausgang); operantes Verhalten; symbolische Prozesse; Imagination (Vorstellung); verdeckte Übungen; Emotionen; klassisches Konditionieren; Spontanveränderungen.[18]

Wird ein Leiden nach einem kurzen Gespräch mit dem Arzt besser, dann müsste man den Arzt als Placebo betrachten; wird ein Leiden einfach so und rasch besser, wäre dies eine Spontanremission. Eine schöne Definition des Effekts ist „eine therapeutische interpersonale Dynamik als Antwort auf ein Angebot, zu helfen“.[19] Was genau hat die freundliche Überreichung eines Medikaments durch den Arzt bewirkt, und inwiefern wirkten andere Faktoren mit – etwa der natürliche Verlauf der Krankheit, zufällige Schwankungen, statistische Fehler? Diese

18 Nach White, Turksy, Schwartz, in: Dieterle

19 Kradin, The Placebo Response (2008), S. 122

vermengten Störungen kann man durch ein gutes Studiendesign einigermaßen ausschließen, aber ganz nie.

Placebo-Effekt durch das Verum

Der Placebo-Effekt scheint grundsätzlich auf einem anderen Weg vermittelt als der Verum-Effekt, auch wenn das Placebo in seiner Wirkung „echte“ Mittel nachahmt. Könnte man nun nicht vermuten, dass diese „wahren Arzneien“ auch Placebo-Effekte herbeiführen? Genau so ist es. Evans hat vermutet, dass im Fall eines Menschen, dessen Depression sich durch die Einnahme eines Antidepressivums bessert, 25% einer spontanen Besserung zuzuschreiben ist, 25% der realen Wirkung des Inhaltsstoffes und 50% dem Placebo-Effekt. Er schreibt: „Der Placebo-Effekt einer realen Arznei [drug] könnte stärker sein als der Placebo-Effekt eines reinen Placebos.“[20] Eine Paradoxie!

Man könnte allgemein sagen, ein Therapie-Erfolg setze sich aus der Wirkung einer Therapie und dem Placebo-Effekt zusammen, wobei man noch den natürlichen Verlauf der Krankheit einbeziehen müsse. Es gibt Mittel, deren direkter Einfluss auf den Menschen im Sinne von Heilung auf nur 10% zu veranschlagen ist, und ohne die Hilfe der Natur und des Placebo-Effekts wäre dieser Wert noch niedriger ausgefallen. Die Technik spielt eine geringere Rolle als das Verhältnis Doktor/Patient. Interessanterweise gibt es eine amerikanische Studie, die der Frage nachgegangen ist, worauf es beim beruflichen Erfolg ankommt. Zu 10% nur sei es die Leistung, lautete das deprimierende Ergebnis; zu 30% die Selbstdarstellung, zu 60% seien es die Kontakte.[21]

Das irritiert, denn bei Außenkontakten mit dem Kunden ist die Leistung im Grunde identisch mit der Selbstdarstellung; der Mitarbeiter muss „sich verkaufen“, das ist bekannt, und das Geblendetsein

20 Evans, Placebo (2003), S. 39

21 Grant Thompson, S. 150

durch einen guten Verkäufer erklärt viele schurkische Geschäfte. Und noch einmal 10%: Das Ergebnis von nur 10% aller Krankheiten könne die moderne medizinische Behandlung beeinflussen, meinte einmal Sir Douglas Black, immerhin ein früherer Präsident der Königlich Britischen Ärztevereinigung.

Daniel Moerman hat einmal einunddreißig placebokontrollierte Studien aus sechzehn Ländern begutachtet, in denen es um ein Medikament gegen Magengeschwüre ging. Wenn man die 1692 Patienten zusammennahm, wurden 76% der experimentellen Gruppe (sie bekam das Mittel) und 48% der Kontrollgruppe (Placebo) geheilt. Die „signifikanten" Studien, die also einen statistisch belegbaren Erfolg des Medikaments zeigten, war nur deshalb signifikant, weil weniger Patienten durch Placebo geheilt wurden. Das Placebo nimmt dem Verum also Klienten weg. In einer Studie hatten gerade die Patienten mit dem „echten" Mittel zu 48% Rückfälle – aber nur 9% der Placebo-Patienten.

Das bringt uns zu der Aussage, Placebo wirke unspezifisch. Spezifisch sein wollen die wahren Medikamente (dieser Gedanke kam in den 1880er Jahren auf), aber vielleicht ist die „undeutliche" Placebo-Wirkung heilsamer und gründlicher, weshalb es in der genannten Studie zu weniger Rückfällen kam. Die Heilung mit Placebo kann langsamer vor sich gehen, könnte aber „nachhaltiger" sein.

Beim Placebo-Effekt in den Studien gab es nationale Unterschiede. In Deutschland gab es eine höhere Rate Placebo-Heilung (63% im Vergleich zum Durchschnitt von 41%; in Dänemark lag die Rate besonders niedrig. In Deutschland ist man vielleicht weniger skeptisch als in Dänemark (90/91), aber man sollte keine voreiligen Schlüsse ziehen. Die Heilungen durch Placebo streuten von 10 bis 90%, und bei einigen Spitzenwerten müsste ein Pharma-Manager glücklich sein, wenn sein Medikament ihn erreichen könnte.

Angeborene und erworbene Faktoren

Der Placebo-Effekt ist genau die Schnittstelle, an der deutlich wird, dass das Modell „Mensch als Maschine" therapeutische Phänomene nur unvollständig verständlich machen kann. Es wird noch nicht klar gesehen, dass der Placebo-Effekt nicht etwas anderes ist als die Wirkung eines Verums, sondern untrennbar mit dieser verbunden. Beide Wirkungen sind unmöglich auseinanderzuhalten. Kradin (2008) wies darauf hin, dass das Gehirn mit seiner Komplexität und Konnektivität (innere Verbundenheit) die Kriterien für ein chaotisches, nichtlineares System erfüllt.[22]

Er nennt die Placebo-Antwort in seinem Modell eine Kombination von angeborenen und erworbenen Faktoren. Sie sei nicht exakt vorherzusagen und hänge von den Anfangsbedingungen ab. Ein Mensch, der am Montag auf ein Placebo gut reagiert, zeigt am Mittwoch vielleicht überhaupt keine Reaktion. Der Grad der durch den Placebo-Effekt zu erreichenden Verbesserung sei durch die Wahrscheinlichkeit beschränkt, daher die Rückbildung schwerer Pathologien nicht zu erwarten.[23]

Dylan Evans vermutete: „Wenn Medizin eine evolutionäre Neuerung ist, kann sich die Placebo-Antwort nicht durch natürliche Selektion entwickelt haben. … Sie ist vermutlich ein Nebenprodukt der Immunkonditionierung." Nicholas Humphrey gibt zu bedenken, dass der Placebo-Effekt eine Art Reserve des Körpers sein könnte. Immunagenten sollten bei Krankheit mit Vorsicht eingesetzt werden. Man solle nicht gleich alles dem bakteriellen oder viralen Eindringling entgegenwerfen, sondern sich eine Reserve bewahren. Wenn Hilfe kommt, ist Hoffnung; dann lasse die Reserven heraus, die durch das Placebo mobilisiert werden. Es ist vielleicht wie beim Doping, das geschützte Reserven des Körpers anzapft.[24]

---

22 Kradin, S. 176
23 Ebd., S. 195
24 Evans, S. 115/117

Am besten wirkt der Placebo-Effekt bei der Schmerzlinderung, bei Depressionen, bei Angstzuständen und Magengeschwüren. Wenn das Placebo wirkt, wird es auch oft von Nebenwirkungen begleitet, die denen echter Arzneien ähneln. Das ist kein Wunder, wissen doch die meisten, was darunter zu verstehen ist und dass sie zu erwarten sind; und so werden sie prompt auftreten. Doch das Gehirn kann auch Positives reproduzieren: Herbert Benson hat den Placebo-Effekt als „erinnertes Wohlbefinden" umdefiniert. Er meint, das Gehirn habe bestimmte Heilungsabläufe gespeichert: Es seien Signale, die an die „innere Apotheke" geschickt werden können, um die Ausschüttung von heilenden Substanzen zu aktivieren.

Nicht zu genau hinschauen

Interessant ist, dass in einer Studie bei Patienten mit dokumentierter Koronararteriensklerose die Placebo-Wirkung geringer war (9%) als bei Patienten, deren Gefässbefund nicht überprüft worden war (25%). Das verführt zu der Ansicht, nicht zu genau hinzuschauen, nicht alles täglich mit Bildern zu dokumentieren; das System in Ruhe zu lassen und ihm eine Chance zu geben. In der Parapsychologie ereignen sich Phänomene nur, wenn nicht zu scharf hingesehen wird, und die Quantenphysik kennt den Effekt, dass ein Elektron nicht reagiert, wenn es andauernd beobachtet wird. Das grelle Licht verschreckt das Geheimnis. Ein Arzt hat über das Placebo-Phänomen geschrieben: „Je genauer man analysiert, desto unklarer (*murkier)* wird alles."

Ärzte halten den Placebo-Effekt gern für Einbildung, aber niemand konnte nachweisen, dass er nicht existiert. Er ist eine wissenschaftliche Anomalie, denn es handelt sich um eine Wirkung ohne äußere Ursache, wenn man als Ursache den Wirkstoff eines Heilmittels beschreibt.

Doch einen Auslöser gibt es, und das ist bisweilen ein geplanter Arztbesuch: Schon den Termin ausgemacht zu haben, führt manchmal zu einer entscheidenden Besserung, und wenn der Termin vor der Tür steht, wünscht man fast, es gehe einem schlechter, um nicht unmotiviert vor dem Arzt erscheinen zu müssen. Nicht selten führt daher die Angst vor dem Zahnarzt dazu, dass kurz vor Betreten der Praxis die Schmerzen verschwinden.

Der Placebo-Effekt kümmert sich nicht darum, wie er genannt wird: Er wirkt. Ein Begriff wie „Selbstheilung“ oder „Glaubens-Effekt“ wäre schlüssiger und weniger missverständlich.

Heilung von innen

Ein Placebo zu geben, heißt ja nicht, nichts zu geben: Es ist ein Heilungsversuch. Mit einem Patienten zu reden, ist bereits ein Heilungsversuch. Wenn keine äußeren Ursachen für einen Effekt festzustellen sind, muss die Ursache im Inneren liegen. Walach meint: „Heilung kann immer nur von innen heraus kommen, wenn sie echt ist. Alles, was von außen kommt, dient nur der Unterstützung dieser Selbstheilung.“[25] Ein anderer Autor argumentiert: „Wenn wir akzeptieren, dass Placebo kein ‘Therapeuticum universale‘, sondern eine an sich unwirksame leere Hülle ist, mit dessen Hilfe wir ein ‘Behandlungsdrama‘ inszenieren, dann müssen wir die Placebo-Effekte dem Behandlungsdrama und nicht der leeren Kapsel zuordnen.“ Eigentlich alles ganz logisch.

Bei Arzneimittel-Gaben und Begegnungen mit Therapeuten können wir also sagen, dass der menschliche Faktor im Mittelpunkt steht. Der Patient sucht eine Bedeutung seiner Krankheit, bekommt sie vom Arzt geliefert – und gesundet. Doch das klingt zu abstrakt. Es ist die menschliche Zuwendung, die Hilfe bringt und Hilfe zur Selbsthilfe ist. Der Placebo-Effekt und der Arzneimittel-Effekt sind gelungene Hilfen zur Selbsthilfe und die Früchte von Liebe und Sympathie. Es ist vielleicht so einfach.

---

25 Walach, S. 9

Francis Peabody, medizinischer Forscher im Harvard der 1920er Jahre, sagte einmal: „Die Behandlung einer Krankheit kann völlig unpersönlich erfolgen; aber die Sorge um den Patienten muss absolut persönlich sein. … Das Geheimnis der Versorgung des Patienten liegt in seiner Fürsorge für ihn.“[26]

Der Placebo-Effekt liefert uns die Früchte der Fürsorge. Zwei Menschen begegnen sich in einem Klima von Vertrauen und Heilserwartung – und alles wird gut. Da kann man noch so viel herumrechnen und tausende Studien anstellen: Der menschliche Faktor entzieht sich, weil er zentral ist und im wahrsten Sinn des Wortes unberechenbar und unschätzbar.

Ist das nicht verrückt? Bisweilen reibt man sich die Augen und fragt sich: Ist das wahr? Gesundung ohne etwas? Doch es ist ja nicht „ohne etwas“. Der Placebo-Effekt könnte als Begriff dann verschwinden, wenn alle wüssten, dass man sich selbst heilen kann, dass der Körper sich selbst heilt, dass die Pille überschätzt wird.

---

26 Siegel, Prognose Hoffnung (1994), S. 91

2

Die überschätzte Arznei

Die Pille, global betrachtet

Die Pille ist sicher die klassische Form, in der Arznei gereicht wird. Sie stellen wir nun in den Mittelpunkt. Sie ist, wie der Placebo-Effekt, eindeutig demonstriert, ein Vehikel, das nur innerhalb eines therapeutischen „Drumherums", im Sinne des „Heilens im Kontext", ihre Wirkung entfalten kann. Sie (die Pille) transportiert die heilende Substanz in den Körper, wie die Hostie bei der christlichen Eucharistie das mit heiliger Substanz tut, weshalb sie früher „Medikament [phármakon] der Unsterblichkeit" hieß. Die Transsubstantiation – also die Wandlung von Wein und Hostie zu einer geistigen Speise – geschieht symbolisch in der Arztpraxis, wenn der Arzt oder die Ärztin das Rezept ausfertigt. Das beglaubigt den Pakt: Du wirst gesunden. Nimm hin, meine Tochter, und gehe in Frieden. Sie hat nun etwas in der Hand, Brief und Siegel auf den Heilungspakt. Doch bis die rettende Substanz eingenommen werden kann, wird noch der Gang zum Apotheker fällig.

Im Mittelalter gab es die „Ess-Zettel", auf die man einen Wunsch schrieb und sie dann verzehrte, um sich die Bedeutung einzuverleiben. Das Wort, der „logos", war zentral. Emotionen können vielleicht die Wirkung von Nahrung verändern, indem sie diese mental aufladen.

Die Pille ist auch eine Art Speise, und in einer psychoanalytischen Theorie wurde sie mit der Muttermilch gleichgesetzt.

Was drinsteckt

Der Erzähler Wolfdietrich Schnurre hat einmal über Lyrik geschrieben: „Sie hat Kapsel-Charakter. Umschließt, was man meint."[27] Bei Kleist, fast 200 Jahre früher, müssen die Wörter den „Geist einhüllen" und dafür sorgen, dass „der Gedanke, den sie einschließen, erscheine", was fast gleichlautend auch Herder gesagt hat: „Wörter sind nicht bloß Zeichen, sondern gleichsam die Hüllen, in welchen wir die Gedanken sehen." Im Inneren ist also die heilende Substanz, ist der Geist und der Gedanke; das Wort (die Substanz) muss auf fruchtbaren Boden fallen, es kommt zu einer Begegnung wie bei Michelangelo, wo Gottvater mit seinem Zeigefinger den Finger des liegenden Menschen berührt – mit großen Folgen.

Goethe hat in seiner „Italienischen Reise" über ein „Büchlein" geschrieben, man nehme es „wie andere für Speise, da es eigentlich die Schüssel ist. Wer nichts hineinzulegen hat, findet sie leer."[28] Das Leermedikament. Oder ist die Schüssel etwa auch voll? Brian Molko, Sänger der englisch-luxemburgischen Rockband „Placebo", sagte über deren Album „Loud Like Love" von 2013, es „gehört mir nicht mehr. Jeder kann darin finden, was er will." In den 1990er Jahren benannten sich englische Bands nach Drogen, und die Alternative war die Band Placebo, deren zweites Album an das Nichts erinnerte, das beim Placebo immer durchschimmert: „Without You I'm Nothing": Ohne dich bin ich nichts. Ein französischer Artikel über die Band hatte den hübschen Titel: „Placebo wiederholt uns den Effekt."

Ist eine Placebo-Pille (und eine „echte" Pille) ein Schlüssel, der aufschließt? Viele bekommen denselben Schlüssel (dieselbe Pille) – und

27 Schnurre, Kassiber und neue Gedichte (1979), S. 190
28 Goethe, Italienische Reise (1981), S. 416

alle gesunden. Das ist das eigentliche Heilungswunder. Dieser Schlüssel wirkt wie ein Zauberwort oder wie ein Zauberstab, den das wahre Wort begleitet – wie bei Harry Potter. Auch an das Zepter wäre zu denken, das Symbol des Herrschers, das an den Stab mit den gewundenen Schlangen erinnert, den Äskulap-Stab oder Heroldsstab, den der Bote Hermes oder der „Hochzeitslader" mit sich trägt.

Vermittler und Fetisch

Die Pille ist jedenfalls ein Vermittlungsobjekt, das Heilkraft vom Therapeuten zum Patienten überträgt. Das „Mittel" als Wirksubstanz ist ja nur eine Abwandlung des „Mittlers", der wiederum nichts anderes ist als das „Medium", ob als paranormal begabte Person oder als Fernsehen, Radio und Zeitungen, die Medien zwischen der verwalteten Welt und den Bürgern.

Die Pille ist also eine Botschafterin, ist das Medium zwischen Heiler und Kranken und nimmt eine derart große Bedeutung ein, dass in ihr, der Pille, das wertvolle Heilritual und sogar die Heilung konzentriert und verdinglicht erscheint. Die Placebo-Pillen werden auch in vertrauten Schächtelchen ausgeliefert, auf denen womöglich „P-Tablette" steht, und unter Inhaltsstoffe heißt es dann: „Lactose-Monohydrat, Magnesiumstearat, Kartoffelstärke" etc.

In der alten Zeit gab es Priester-Ärzte, die sich als Zwischenhändler in Städten zu den Heilgöttern begaben, um deren Schutz auf den Wohnort ihrer Klienten und diese selbst herabzuflehen. In der französischen Region Poitou versahen meist alte Frauen den Dienst, zwischen dem Grab der wundertätigen heiligen Radegonde und dem Aufenthaltsort derer zu pendeln, die nicht reisen konnten oder wollten.

Bisweilen konnte sogar ein Dritter geheilt werden. Christus tat dies auf das Bitten von jemandem, und der Bittende war auf dem Prüfstand, sein Glaube war entscheidend. In der Magie des Mittelalters behandelte man das Schwert, das die Wunde geschlagen hatte, und es galt das

„pars pro toto“: Ein Blutstropfen des Kranken oder eines seiner Haare konnte behandelt werden, auch wenn sich der Patient hunderte Kilometer entfernt aufhielt, und so hielten das auch manche Indianerstämme. Analog dazu konnte eine Haarsträhne der Hildegard von Bingen einen Kranken heilen, wenn sie ihm auf die Brust gelegt wurde, und vermutlich genügte es, wenn er glaubte, dass die Strähne von Hildegard stammte.

Im Mittelalter glaubten die Menschen zwar, dass Gott die Wunder bewirkte – und dennoch riefen sie Heilige an, wenn sie sich Wunder wünschten. Diese waren „die idealen Kandidaten für die Vermittlung“, Mittler also zwischen Gott und dem Menschen wie sonst nur die Priester.[29] Der klassische Bote Hermes bewegt sich in einem Zwischenreich zwischen Nichtsein und Sein, und Karl Kerenyi schrieb so pathetisch, wie man vor hundert Jahren schrieb: „Der Urbote und -Mittler bewegt sich zwischen dem absoluten Nein und dem absoluten Ja (Tod und Leben) … Er steht da auf einem Grund, der keiner ist, und schafft den Weg.“[30]

Hermes, der Totenbeschwörer und Geleiter der Toten in den Hades, hält seinen schönen goldenen Stab vor sich hin. Bei den Römern hieß er Merkur (das Bewegte, der „Geist“ der Alchemie), und er war der Gott der Händler und der Diebe, immer gewitzt, und laut Horaz hat er „die thessalischen Wachtfeuer und die Troja feindlichen Lager umgangen“. Dem Boten eignet also immer etwas Zwielichtiges, der Betrug spielt immer mit. Das Medikament (oder das Placebo) verspricht und verheißt etwas, doch der Empfänger der Botschaft muss ihr Glauben schenken …

Bei indigenen Völkern sorgt für die Vermittlung der Fetisch oder sorgen die Fetische, die für kleine Götter stehen, denn der Große Schöpfer ist unerreichbar weit weg und unansprechbar. „Was sind Medikamente für uns?“, fragt der französische Psychiater Jean-Louis Chassaing. „Haben wir sie nicht zu einem Fetisch gemacht?“ Auch die Pille ist ein Stellvertreter der Heilgottheit. Der Fetisch, der nur ein

29 Scott, Miracle Cures (2010), S. 30
30 Kerényi, Hermes der Seelenführer (1944), S. 90

angebeteter Teil ist, wirkt auch nur auf einen Teil. Jeder Heilige war oft nur für ein spezielles Leiden zuständig.

So ist das auch mit den Pillen. Sie wirken nach Meinung ihrer Befürworter spezifisch und werden für Sonderaufgaben eingesetzt. Es gibt so viele von ihnen und so viele Produkte in dieser Gesellschaft. Je mehr es gibt, desto mehr wollen sie sich voneinander abheben. Marx sprach vom Warenfetischismus; und der Fetischismus verehrt einen Teil, den er für das Ganze nimmt. Diese westliche Gesellschaft ist hoch spezialisiert und hat das Ganze aus dem Blick verloren.

Ein Placebo wirkt unspezifisch, was nur ein Ausdruck dafür ist, dass wir nicht genau wissen, worauf und wie es wirkt. Aber auch beim echten Mittel treten unspezifische Wirkungen auf, man kann sie nicht ausschließen. Diese Unklarheit ist den Pharmazie-Anhängern ein Gräuel. Sie sind wie Ödipus, der auf das Rätsel der Sphinx eine klare Antwort wusste. Die Sphinx lässt alles offen, und ihre Antwort lässt den hoffen, der hoffen kann. Ödipus legt sich fest (und begreift dann doch nicht, was abläuft). Die neue Physik jedoch gibt der Sphinx recht. Die Welt ist nichtlinear und chaotisch, nicht eindeutig und binär, wie es Ödipus gern gehabt hätte. Darum gibt es auch keinen eindeutigen Weg, der zum Placebo-Effekt führt. Auch die Therapie kann unspezifisch sein, denn vieles kann helfen, und Kreativität hilft immer. Das Wie ist wichtiger als das Was.

Das Placebo ist eher ein Roman, denn wir sind im Unklaren, die Handlung ist nicht wirklich passiert (hat keinen „Referenten“ in der Außenwelt), und ihre Wirkung auf die Leser ist eine symbolische, nicht auslotbare. Das „Verum“ wäre ein Sachbuch, das behauptet, etwas Bestimmtes über diese Welt auszusagen, und dies tut es in unmissverständlicher, profaner Sprache. Als die Poesie noch geschätzt wurde, konnte der italienische Dichter Giacomo Leopardi sagen, die poetische Sprache bestehe darin, „unbestimmt“ zu sprechen oder „nicht genau bestimmt“ und immer „weniger bestimmt als das prosaisch-vulgäre Sprechen“. Das Placebo: Unspezifisch wie Lyrik und die Sphinx; das Verum: Spezifisch und klar wie Prosa und Ödipus, wenngleich diese Klarheit über viel Unklarheit hinwegtäuscht.

Die echte Arznei ist geschriebene Sprache, die trotz der vierlei Kombinationen von Wörtern ein grobes Instrument bleibt. Aussagen schwarz auf weiß wollen klar sein, lassen aber Missverständnisse zu – Nebenwirkungen. Das Placebo ist die gesprochene Sprache, die durch Andeutungen, Mimik und Tonfall weitaus mehr transportiert als Text, nämlich auch Gefühle und Hoffnungen.

Das echte Mittel, das Verum, ist Yang, ist männlich, ist die Sonne, die Klarheit, und wirkt (angeblich) spezifisch. Das Placebo in seiner Wirkung ist weiblich, der Mond, Yin, das Verborgene, unspezifisch und im Geheimen wirkend. Der Placebo-Effekt ist elementar und heilsam, der Arzneimittel-Effekt etwas Sekundäres, auch wenn Mediziner uns das Gegenteil plausibel machen wollen.

Die „Magie" von Arzneimitteln

Wenn wir über das Placebo nachdenken, müssen wir zuerst wenigstens ungefähr wissen, wie ein Verumpräparat wirkt. Der Lyriker Glenn Calquhoun hat dazu einen scherzhaften Dialog verfasst.

Sie fragte mich, wenn sie eine Pille für ihr Herz und eine Pille für ihre Hüften und eine Pille für ihre Brust nähme, wie es käme, dass sie alle wüssten, zu welchem Teil ihres Körpers sie sich zu begeben hätten. Ich erklärte ihr, dass die aktiven Metaboliten in jedem Pharmazeutikum eine räumliche Konfiguration annehmen würden, die sie zu einem genauen Interface mit Rezeptormolekülen auf der zellulären Oberfläche der beteiligten Zielstrukturen führen würden.
Sie sagte mir, ich solle sie nicht verscheißern.

Ich sagte ihr, dass jede Pille eine unterschiedliche Form hätte, so wie jeder Teil ihres Körpers eine unterschiedliche Form hätte, und es würde nur funktionieren, wenn beide dieser Formen zusammenpassten.

Sie entgegnete, ich hätte kein Recht, über die Form ihres Körpers zu reden.

Ich sagte, dass jede Pille ein Schlüssel sei, und ihr Körper sei zehntausend Schlüssellöcher.

Sie sagte, das würde sie nicht so einfach schlucken.

Ich sagte ihr, dass sie mit Magie arbeiteten.

Sie entgegnete, warum ich das nicht gleich gesagt hätte.[31]

Die Arzneien, die wir schlucken, bleiben „unglaublich grobe Instrumente“, meint der englische Autor Dylan Evans. Das Problem sei, sie an den Ort zu bringen, wo sie wirken können. Die Medikamente werden im Dünndarm aufgelöst und gelangen ins Blut. Nur in denjenigen Zellen wird eine Wirkung hervorgerufen, die mit den entsprechenden Arzneistoff-Bindungsstellen ausgestattet sind, also Enzyme oder Rezeptoren, die wie Schlösser (Calquhouns „zehntausend Schlösser“) auf den Membranen der Zielzellen sitzen.

Wenn dieser Vorgang ein einfach zu steuernder wäre, gäbe es keine unerwünschten Arzneimittel-Wirkungen (UAW), die berüchtigten Nebenwirkungen, die desto stärker sind, je stärker eine Medizin wirkt. Es ist, als feuerte man eine Salve auf ein Ziel ab und nehme das Risiko in Kauf, dass auch andere Objekte getroffen werden, was natürlich Evans Recht gibt. 1998 hieß es, Nebenwirkungen von Medikamenten seien die siebthäufigste Todesursache in den Vereinigten Staaten.[32]

Die angeblich so spezifisch wirkenden Mittel oder „drugs“ beziehen sich auf Rezeptorkategorien, nicht auf bestimmte Rezeptoren. Ein Morphin gegen Schmerzen erreicht die Rezeptoren im Schmerz-Netzwerk des Gehirns, dockt aber auch in der Umgebung an, verursacht also etwa Verstopfung. Ein Serotonin-Antagonist erhöht die Verfügbarkeit von Serotonin auch an anderen Stellen als den gewünschten.[33] So sehr präzise, also exakt auf die fragliche Stelle abzielend, sind Pharmazeutika also nicht. John Virapen, der in seinem Buch „Nebenwirkung Tod“ aus der Pharmabranche berichtete, zitierte den Chef eines inter-

31 In: Calquhoun, Playing God (2002)

32 Walach, S. 14

33 Walach, Placebo Effects … (2013), S. 199

national tätigen Unternehmens mit den Worten: „Es ist tatsächlich so, dass im Durchschnitt aller Medikamente die Wirksamkeit bei 50% liegt, und für die 50% … ist, was immer sie [die Käufer] dafür ausgeben, vergeudetes Geld."[34]

In einem populären Schlüsselroman über die Pharma-Industrie von Arthur Hailey erläutert die Hauptperson, Celia Jordan, ihrem Sohn, wie das so sei mit Medikamenten: „Was du dir zuerst merken musst, ist, dass eine Arznei und jede Arznei eine dem menschlichen Körper fremde Chemikalie ist. Sie wird hineingetan, um etwas zu korrigieren, das im Körper nicht gut läuft. Doch wie die Arznei Gutes tun kann, so kann sie auch schaden. Den schädlichen Teil nennt man die Nebenwirkungen."[35]

Die sind nicht bei jedem Patienten gleich. Die einen bauen ein Medikament schnell ab, die anderen langsam. Die Pharmakogenetik erforscht, welche Substanzen in welcher Dosierung am besten wirken. Man versucht also, die Nebenwirkungen klein zu halten, was eine zu häufige Einnahme durchkreuzt. Es wurde beobachtet, dass nicht verschreibungspflichtige Medikamente, zu oft genommen oder zu stark dosiert, eben etwa die Kopfschmerzen hervorrufen, gegen dessen Bekämpfung sie gedacht waren. Zu viel hat manchmal denselben Effekt wie zu wenig.

Generika unter Placebo-Verdacht

Die Pharma-Industrie setzt Milliarden um, aber ein neues Medikament anzudenken, es zu entwickeln, zu erproben und auf den Markt zu bringen, ist extrem teuer und dauert Jahre. Nun gibt es die wirkstoffgleichen Nachahmerpräparate, die Generika. Sie sind billiger und soll-

34 Virapen, Nebenwirkung Tod (2008), S. 150
35 Hailey, Strong Medicine (1985), S. 352

ten dem Gesundheitssystem Ersparungen einbringen. Der Arzt muss bestimmen, ob jemand Anspruch auf das Originalmedikament hat: Er macht ein Kreuz in ein Kästchen und streicht „aut idem" (oder ein gleiches) durch. Nun greift der Placebo-Effekt: Patienten sind überzeugt, dass nur das Original ihnen hilft, und sind durch keine Argumente davon zu überzeugen, dass ein anderes denselben Dienst leistet.

Manche Patienten rasteten schier aus, hieß es in einem Artikel im Oktober 2014. Das Argument, dass eine angebliche Unverträglichkeit für das Original vorliege, halten manche Mediziner für Einbildung, und hier vermutlich zu recht. Paradox ist das schon: Das originale Medikament erhält Placebo-Charakter, weil es für „überlebensgroß" gehalten wird. Dabei könnte man über das (originale) Placebo mit Gauler/Weihrauch (1997) sagen: „Das Placebo erreicht die Wirksamkeit vieler Medikamente und übertrifft sie in seltenen Fällen gar."[36] Doch man gibt lieber viel Geld aus, weil gut sein muss, was etwas kostet. In Studien lässt sich dann nachweisen, dass Originalarznei tatsächlich besser wirkt.

Bei einer Feier in Berlin erzählte ein iranischer Student, eine Tante habe immer ein bestimmtes Medikament aus Deutschland bekommen. Doch dann galten strengere Regeln, die Ausfuhr wurde beschränkt. Was tun? Der Student macht der Tante weis, es habe gedauert, aber nun hätten sie das Mittel. Sie packten ähnliche Pillen in die Originalpackung und überreichten sie der Tante, die es, wie üblich, in höchsten Tönen pries. Das ist der echte Placebo-Effekt!

Der Amerikaner Richard Kradin bemerkte, der häufigste (unbewusste) Placebo-Einsatz durch Ärzte erfolge, wenn diese eine Behandlung verschreiben, die sie nicht selber als unwirksam erkennen. Die Medizin schwimme in einem Meer aus Placebos und nehme es nicht wahr. Er schrieb: „Es gibt kaum eine effektive Behandlung, deren Wirkungs-

36 Gauler/Weihrauch, S. 43

weise gut bekannt ist, und in einigen Fällen haben Ärzte absolut keine Ahnung, wie die Verschreibung sich tatsächlich auswirken wird."[37]

Der amerikanische Arzt Oliver Wendell Holmes sagte 1860, wenn man alle verwendeten Medikamente auf den Grund des Meeres schicken würde, wäre dies besser für die menschliche Rasse, aber schlechter für die Fische.[38] Damit drückte er aus, dass die Medikamente seiner Zeit eher schädlich als wirkungsvoll waren, aber auch eineinhalb Jahrhunderte später könnte man diese Aussage unterschreiben.

Neue Medikamente wirken sofort effizient und erzielen Erfolge. Dann aber verlieren sie etwas an Wirkung, und das nennt man den „Decline-Effekt". Das wussten die alten Mediziner, die sagten: Verwende eine neue Methode, solange sie noch heilen kann. Das war schon vor fast 900 Jahren so. Im Jahr 1287 wurden am Grab von Thomas von Cantilupe (1218-1282) hundertsechzig Wunderheilungen verzeichnet, im darauf folgenden Jahr noch zweiunddreißig, im Jahr 1300 nur noch neun und 1312 nur noch eine Heilung. Der Kredit des Heiligen war dann aufgebraucht, und die Gläubigen schauten sich anderswo nach einem noch „unverbrauchten" Heiligen um.[39]

Dieses Phänomen konnte durch das Sprechen über ein Arznei unglaublich verstärkt werden. In der Antike hielt man schnell einmal eine Heilpflanze für eine „Panazee", ein Allheilmittel, und schrieb ihr alle möglichen wundersamen Heilungen zu. Eine Generation später waren die Illusionen dahin, und das Kraut wurde gar verteufelt und seine positive Wirkung abgeleugnet. Der Enthusiasmus der Alten ist der Skeptizismus der Jungen. Ausgewogen zu urteilen, ist nicht unbedingt die größte Stärke des Menschen.

---

37 Kradin, S. 65

38 Fecteau, L'effet placebo (2005), S. 54

39 Scott, S. 86

Am Rand der Medizin

Dann gibt es Präparate am Rand der Medizin, deren Wirkung umstritten ist. Dazu zählen die Anti-Aging-Cremes, mit denen die deutschen Apotheken im Jahr 2012 immerhin 180 Millionen Euro Umsatz machten. Die Mittel „beleben nachweisbar die straffenden Hautfasern“, heißt es in einer Zeitschrift der Apotheken, aber Fachleute sind skeptisch. Dennoch gibt es „positive Rückmeldungen“, denn irgendwie helfen Cremes immer, und die hohen Kosten verführen die Kundin dazu, eine Wirkung festzustellen: Ein gewisser Placebo-Effekt, denn man will glauben, dass man nicht Geld umsonst ausgegeben hat.

Viele Kochbücher sind von Ärzten verfasst worden, und viele von Nicht-Ärzten veröffentlichte enthielten Rezepte, wie man für Kranke kochen solle. Hippokrates sagte, wer den Patienten nicht mit Nahrung heilen könne, der könne auch die Drogen des Apothekers weglassen. Deepak Chopra schreibt: „Das Ideal der Alten war ein Gesundheitszustand, der nicht einmal den Gedanken an Krankheit zuließ ... Mit anderen Worten: Gesundheit war wie Freiheit... Es wurde spontan gelebt, man zog seine Kraft aus der Luft, der Sonne, der Nahrung und der Philosophie, und je spontaner man sein konnte, desto stabiler stand man da.“[40] Der arabische Arzt Ar-Rasi (Abu Bekr Muhammed ben Sakerija), vom Abendland Rhases genannt, hinterließ nach seinem Tod 925 in einer Truhe voller Aufzeichnungen – sie wurden später zu dem Werk „al-Hawi“ – eine Reihe Koch- und Einmachbücher.

Für den Gesunden ist Nahrung nicht so wichtig. In Indien verfolgten Wissenschaftler eine große Gruppe von Bettlern, die lange Zeit mangelhafte Nahrung erhalten hatten: Zu wenig und auch zu wenige Vitamine. Doch nur bei 4% wirkte sich das körperlich aus. Bei den anderen hatte irgendwie der Körper den Mangel ausgeglichen, denn ihre Knochendichte und die Blutwerte waren normal. Man könnte sagen: Unser

40 Chopra, S. 31

Bewusstsein bestimmt die Art, wie wir die in der Nahrung enthaltenen Energiequellen verwenden. Schlechte Nahrung für einen Körper mit erweitertem Bewusstsein führt zu einem erstklassigen Körper, meint Brugh Joy, und gute Nahrung in einem Körper mit schwächlichem Geist führt zu einem schwächlichen Körper.[41]

Mehrere Autoren weisen darauf hin, dass der dramatische Rückgang der Sterbezahlen bei Krankheiten wie Grippe und Tuberkulose in den 1920er Jahren sowie die Zunahme der Lebenserwartung wohl eher der verbesserten Hygiene und einer besseren Ernährung geschuldet sind als dem medizinisch-technischen Fortschritt. Pest und Cholera können durch hygienische Maßnahmen begrenzt werden, und Nostradamus, Arzt und Alchemist, überlebte mehrere Epidemien, weil er darum wusste.

Auch Ivan Illich wies darauf hin, dass die Umwelt der wichtigste Einflussfaktor auf die Gesundheit der Bevölkerung sei. Die Todesfälle durch Krankenhauskeime und „menschliches Irren" in der Medizin addieren sich bei Illich zu einer „Epidemie unserer Zeit"[42], und vermutlich wird die hochtechnisierte Biomedizin so überschätzt, wie die Placebo-Wirkung unterschätzt wird.

Farben und Formen

Originalmedikamente verkaufen sich also besser als Nachahmer-Präparate, weil die „Aura" des bekannten Namens anzieht. Aber wenn kein bekannter Markenname im Spiel ist? Der Patient reagiert dann auf die Darreichungsform des Stoffes, und wir haben ja nicht nur verschieden große und verschiedenfarbige Pillen, sondern Trunke, Infusionen, Tropfen und Spritzen, um die Substanz in den Körper zu bekommen. Der Patient reagiert auf die Darreichungsform, daran gibt es keinen Zweifel.

41 Brugh Joy, Der Weg der Erfüllung (1993), S. 147
42 Illich, Limits to Medicine (1976), S. 33

In einer Studie wurden 27% Migräne-Patienten durch eine Pille schmerzfrei, aber 32% durch eine Spritze; und wiederum 27% ging es zu Hause besser, 32% im Krankenhaus. Gibt sie eine Krankenschwester im Krankenhaus, wenn sie das darf, hilft das sehr; gibt sie aber der Arzt im Krankenhaus, kann man vom maximalen Erfolg ausgehen. Das Placebo-Komitee der Bundesärztekammer schrieb: „Mit Schmerzen verbundene Injektionen werden für wirksamer gehalten als die orale Applikation." Das heißt: Besser wirkt die Spritze als die Einnahme der Pille mit Wasser vor der Mahlzeit.

Patienten versprechen sich anscheinend am meisten von den Kapseln. Bei einem Versuch mit Menschen, die unter Schlafbeschwerden litten, wirkte die Kapsel zu 81%, der Trunk mit 71%, die Tablette mit 49%. Eine Spritze hilft natürlich am besten.[43] Eine Pille wirkt kompakt durch und durch, während die Kapsel gewiss einen (magischen) Inhalt in sich trägt, was womöglich auch den Erfolg der „Pads"-Kaffeeautomaten erklärt, die den Preis für eine Tasse verteuern und dem Konsumenten den betörenden Geruch frisch gemahlenen Kaffees vorenthalten. Man ist eben gern Zauberer: Kapsel, Knopfdruck, fertig!

Größere Pillen wirken besser als kleinere, aber zuweilen haben ganz kleine Pillen den meisten Erfolg, weil wohl vermutet wird, dass in ihnen konzentriert die heilende Substanz lauert. Pillen sind rund, weil sie so leichter herzustellen sind. Tabletten müssen sich übrigens per Gesetz voneinander unterscheiden.

Die einem Medikament anhaftenden Eigenschaften (Farbe) sowie die ihm zugewiesenen Eigenschaften (Appetitlichkeit) sind nicht zu unterschätzen. Der Arzt gibt die Form, nicht die Substanz der Behandlung (die er nicht immer kennt). 1999 ermittelten Wissenschaftler die Farben von 2871 deutschen Oralmedikamenten und kamen zu dem Schluss, die Farbe Rot habe sich für Bluterkrankungen eingebürgert und Blau für Atemwegserkrankungen. Mittel für die Verdauung sollten braun sein. Schon 1952 hatten Birminghams Ärzte in ihrem Jahresbericht festgestellt, dass rosa Pillen eine größere Heilwirkung hätten, als

43 Gauler/Weihrauch, S. 20

medizinisch von ihnen zu erwarten gewesen wäre; erklärt wurde das damals mit „Suggestionen“. Nicht auszuschalten ist, dass die Farbe einer Pille zu einem ganz eigenen Geschmackserlebnis führt, angeblich bei 10% der Konsumenten.

In einer neueren Studie war Rot als Placebo-Mittel bei Arthritis-Schmerzen erfolgreich, bei Angst-Symptomen halfen besonders gut grüne (Oxazepan-)Tabletten, bei depressiven Störungen gelbe. Blau und Grün beruhigten Studenten in einer Studie besser als Tabletten der Farbe Pink. Die Pharma-Industrie macht sich diesen Signaleffekt zunutze und springt auf den Placebo-Effekt auf, auch wenn dies, denkt man sich einen Pharma-Manager, der an die „inneren Werte“ seiner Produkte glaubt, verrückt machen muss. Doch Automobile werden schließlich auch oft nach Form und Farbe gekauft.

Magie der Bilder und Namen

Übrigens bevorzugen Männer bei Beruhigungsmitteln anscheinend orangefarbene Kapseln, während Frauen sich von blauen Pillen den Erfolg versprechen. „Allerdings sind hinsichtlich der Farbwirkung kulturelle oder ethnisch bedingte Unterschiede zu beachten“, schreibt die Bundesärztekammer in ihrem Placebo-Bericht und gibt als Quelle dazu „Moerman 2000“ an.[44]

Daniel Moerman hatte bei der Befragung von italienischen Frauen ermittelt, dass sie mit Blau die Muttergottes assoziierten, die Kraft und Ruhe schenkt. Italienische Männer hingegen, so ergab eine Befragung, denken bei Blau eher an ihre Fußball-Nationalmannschaft, die Azzurri (die Blauen), also an Angriff und Energie. Sie wird eine blaue Pille nicht beruhigen. Blau sind übrigens die Viagra-Pillen.

Doch man erkennt auch Anklänge an die frühere Magie. Virgil A. Vogel nannte das die „Doktrin der Signaturen“: Gelbe Pflanzen helfen

44 Bundesärztekammer, S. 37

gegen Gelbsucht. Ähnliches heilt Ähnliches, wie in der Homöopathie. Noch in unseren Tagen kann man hören, dass Nüsse gute Gehirnnahrung seien – weil sie, wie die Walnuss, dem Aufbau des Gehirns gleichen.

Bei einigen Studien zeigte sich, dass bitter schmeckende Placebos besser wirken als gut schmeckende. Man denkt an den Sud, den man von der Mutter eingeflößt bekam, etwa bei Husten den Zwiebeltee (Rezept: 1 Liter Wasser, 15 Wacholderbeeren, 80 g Kandiszucker, eine Zwiebel mit Schale: alles kochen). Im Mittelalter rochen und schmeckten die Präparate des Arztes besonders ekelhaft, da Krankheit die Folge von Sünde war. Man sollte und musste leiden, um gesund zu werden.

Nicht zu vergessen sind die Namen der Medikamente. Die „richtige" Bezeichnung zu finden, kann anscheinend auch hunderttausende Euro kosten, denn Marktforschungsinstitute müssen erforschen, was gut klingt. X und Z kommen häufiger vor als in der Sprache und hinterlassen, wie ein Fachmann einer Zeitung sagte, das Gefühl von „Schnelligkeit und Effizienz".

Ein guter Name, der so leicht über die Zunge rollt wie das Medikament in den Schlund, könnte daher den Verkaufserfolg befördern. Einige Beispiele aus der umfangreichen Werbung einer Online-Apotheke: „Dolormin" hat den Schmerz (dolor) im Namen und spricht sich leicht. „Lasea" hilft bei Unruhezuständen und klingt auch ruhig. „Snup" ist ein Schnupfenspray, „euviril" stärkt natürlich die Erektionsfähigkeit, „orthomol" und „Priorin" und „Dulcolax" …

Die Namen von Arzneimitteln müssen etwas fremdartig klingen, denn es sind für das Unbewusste magische Substanzen. Die Ärzte und Ärztinnen lernen die Elemente des Körpers in dieser Sprache. Bis 1970 wurde die katholische Messe auf Lateinisch zelebriert, und so ist in den Namen der Arzneimittel unsere Vergangenheit und zusätzlich vielleicht etwas Religiöses aufbewahrt.

Volle Kontrolle?

Es ist seit sechzig Jahren gängige Praxis, Medikamente in der Erprobungsphase gegen ein Placebo zu testen. Wenn es sich im Duell als „siegreich“ erweist, also mehr Patienten durch das Präparat sich gebessert fühlen als durch das Placebo, ist die Wirksamkeit der Arznei erwiesen. Der Fachausdruck für das Verfahren lautet „randomisierte Placebo-kontrollierte Doppel-Blind-Studie“.

Randomisiert bedeutet, dass die Versuchspersonen zufällig in die Behandlungsgruppe oder in die Placebo-Gruppe gelost oder gelotst werden. Man will ja zwei vergleichbare Gruppen haben. Placebo-kontrolliert heißt, dass eine Gruppe ein Placebo erhält (die „Kontrollgruppe“); doppel-blind bedeutet, dass weder Ärzte noch Patienten wissen, wer ein Verum-Präparat und wer ein Placebo bekommt. Ein Versuchsleiter oder Datenauswerter weiß es. Weiß dieser es auch nicht, aber ein weiterer, höher angesiedelter Versuchsleiter, so wäre das tripel-blind. Hauptsache, einer weiß es.

Der Placebo-Effekt als Störgröße

Man kann ein neues Mittel auch durch eine Kontrollgruppe prüfen lassen, die die Standardtherapie erhält – dann weiß man, ob das „neue“ besser ist als das handelsübliche Präparat. Das ist die „aktive Kontrolle“. Wissen wollen die Forscher, wie gut die Substanz wirkt. Der pharmakologische Effekt interessiert sie, nur er, und der Placebo-Effekt gilt ebenso als „Störgröße“ wie andere Erscheinungen; denn einfach die Leute vor und nach der Therapie zu untersuchen und zu befragen, gibt ein falsches Bild.

Schon das Gefühl, Teilnehmer an einer Studie zu sein, bringt Leib und Seele anscheinend in einen besonderen Zustand. Wenn Menschen einen neuen Bezugsrahmen haben, kann sich das ganze System verändern. Die ersten Beruhigungsmittel in den psychiatrischen Krankenhäusern in den 1950er Jahren waren nicht besonders stark, aber die ersten Wirkungen motivierten das Personal, das bis dahin meist nur Wachpersonal gewesen war, sich mit den Patienten zu beschäftigen, was denen guttat und wiederum das Personal noch mehr motivierte. Bald machten Patienten unter Placebo dieselben Fortschritte wie mit echten Medikamenten.

Durch eine Studie wird etwas in Bewegung gesetzt, das nicht überblickbar ist, denn die infrage kommenden Variablen sind groß. Da können bei Patienten der natürliche Verlauf der Krankheit, spontane Besserung, die Fluktuation von Symptomen, der Rückkehr zum Mittelwert oder die Gewöhnung an Medikamente herangezogen werden. In der Placebo-Gruppe wirkt der natürliche Krankheitsverlauf plus der Placebo-Effekt, und in der Gruppe, die die echte Arznei erhält, kommt dann noch die Arzneimittelwirkung dazu.

Klinische Studien sind trickreich, und man sagt, eine perfekte Studie zu erstellen, sei ebenso schwierig wie das perfekte Gedicht zu schreiben. Man kann zur „historischen Kontrolle“ greifen, indem man die Ergebnisse mit früheren Daten vergleicht, man kann die „Wartegruppenkontrolle“ benutzen, was einen guten Vergleich zu einer Nicht-Therapie darstellt (denn die Leute auf einer Warteliste warten nur). Die Studienergebnisse sollen „reproduzierbar und valide“ sein.[45]

Der Placebo-Effekt greift ungeachtet aller Kontrollversuche bei allen. Schon bei Mitteln mit Wirkstoffen ist er zuweilen mit 75%, der Effekt des Wirkstoffs mit nur 25% angegeben worden, wie Kirsch und Sapirstein bei einer Untersuchung von neunzehn Doppelblind-Studien mit 2318 Patienten fanden.[46] Harald Walach entdeckte eine „paradoxe Effizienz“: Eine Arznei schneidet sehr gut ab, in einer zweiten Studie kommt eine andere Arznei schlechter weg, dennoch könnte das Gesamtergebnis für die schwächere Arznei besser sein als für die stärkere erste: Wegen des sich einmischenden Placebo-Effekts. Paradox ist das.

45 Bundesärztekammer, S. 70/71
46 Benedetti, S. 124

Der Placebo-Effekt ist so etwas wie das „Grundrauschen", gegen das sich der pharmakologische Effekt abheben soll. Dieses Grundrauschen ist jedenfalls immer da und begleitet jeden Heilungsvorgang. Es ist wie ein Schillern oder Atmen, und ist nicht zu fixieren – wie ein guter Geist. Es schillert aber auch, weil der Mensch ein komplexes Wesen ist, und es ist nicht immer gleich, was über klinische Studien einen Schatten wirft.

Die unmittelbare Situation wirkt stärker als dauerhafte Persönlichkeitsmerkmale. Bei einer Studie mit Psychotherapie-Patienten, über die Jerome Frank berichtete, war nach einer Wiederholung nach drei Jahren das durchschnittliche Ergebnis unverändert, allerdings gab es keinerlei Zusammenhang bei den einzelnen Patienten. Wer vor drei Jahren stark reagiert hatte, reagierte in der Neuauflage gar nicht.[47]

Die Pharma-Substanz soll ja „spezifisch" wirken: Genau auf die Stelle, wo es wehtut. Der Placebo-Effekt indessen ist allgemein wohltätig und „unspezifisch". Er hilft, und oft kann er durch das Ganze auch den Teil heilen, wie Sokrates in Platons Dialog „Charmides" schon bemerkte. Harald Walach betont, dass Arzneimittel meist nicht spezifisch genug seien. Man hätte es gern; aber wären sie so spezifisch, gäbe es keine Nebenwirkungen. Wie gut ein Medikament ist, welche Effektstärke es besitzt, ist nicht zu ermitteln, weil negativ ausgegangene Studien, die keinen Vorteil gegenüber dem Placebo erkennen ließen, nicht publiziert werden. Die Zulassung alleine sagt wenig.

Manchmal sind die unspezifischen Placebo-Wirkungen spezifischer als Pharmazeutika, denn der Körper weiß am besten, was er braucht, und lenkt seine Selbstheilungskräfte an die richtigen Stellen. Bei Schmerz zum Beispiel wirkt der Placebo-Effekt über opioide Pfade ganz zielgerichtet.

---

47 Frank, Die Heiler (1997), S. 209/210

Geheime Informationsflüsse

In den 1950er Jahren waren die ersten Ärzte von der Placebo-Kontrolle überzeugt, und 1970 sprach sich die mächtige amerikanische FDA (Food and Drug Administration) für dieses Vorgehen aus, das später perfekt in die seit den 1990er Jahren gepriesene „evidenzbasierte Medizin" passte. Durch den ehrenvollen Einsatz als Kontrolle eines Verum-Präparats wurde das Placebo freilich zum „Opfertier" im Medizingeschäft.

Die erste Doppel-Verblindung wurde 1835 in einem Wirtshaus in Nürnberg durchgeführt, als homöopathisch hergestellte Substanzen und wirkungslose Stoffe verteilt in hundert Gläsern untergebracht wurden. Nicht einmal die verteilenden Personen wussten, wer in Wirklichkeit ein homöopatisches Mittel erhielt. Erst der Arzt Paul Martini legte 1932 eine Methodenlehre vor, die einen Leitfaden für klinische Versuche darstellen konnte. Im selben Jahr stellte Harry Gold den ersten „Single-blind-Test" an. Die Ärzte wussten, was sie gaben, die Patienten nicht. Später ergab sich, dass Medikamente, die auf diese Weise erfolgreich waren, bei der Doppel-Verblindung sich als wirkungslos erwiesen.

Ärzte geben nämlich unbewusste Hinweise oder übertragen ihre Erwartungen auf die Patienten, ohne das zu wollen – wie in einer Episode, die Emilio Servadio aus einem Kongress in Mallorca 1977 überlieferte: Ein Abteilungsleiter in Maryland hatte seinen Mitarbeitern zwei Gruppen von Mäusen übergeben. Die erste Gruppe sei intelligent, die zweite minderbemittelt, schickte er voraus. Die folgenden Versuche bestätigten die Anfangshypothese – nur sagte der Abteilungsleiter hinterher, die Mäuse seien zufällig in die beiden Gruppen gelost worden. Die Mitarbeiter hatten sich von ihren Vorannahmen leiten lassen.[48]

Man kam zu dem Schluss, es sei besser, die Ärzte oder Mitarbeiter, die die Medikamente austeilten, wüssten auch nicht, ob es sich um

48 Cassoli, Il Guaritore (1979), S. 286/287

ein Placebo oder ein Original-Medikament handele. Das gilt auch für Tierversuche; Tiere fassen viele versteckte Hinweise und die Körpersprache auf. Der Amerikaner Gold prägte den Begriff „doppel-blind", und er wurde dann auch, schöner Zufall, „Goldstandard" in der Forschung.

1938 wurde Placebo zum ersten Mal als „inert control" ins Gespräch gebracht, als „starre Kontrolle". Dabei ist der Placebo-Effekt alles andere als starr. Die Randomisierung (zufällige Auswahl der Patienten) setzte sich erst 1948 durch, und auch da mussten Widerstände in der Ärzteschaft überwunden werden, der es nicht gefiel, dass der Zufall entscheiden sollte, wer ein „echtes" Medikament bekam und wer ein Placebo.

Auch bei der Doppel-Verblindung gibt es Probleme. Wie sich bei Nachfragen in siebenundzwanzig Studien an 13.000 Patienten erwies, rieten zwischen 65 und 71% der Ärzte und Patienten richtig, was sie gaben beziehungsweise bekamen; und im Zweifelsfall vermuten sie eher, das echte, wirksame Mittel bekommen zu haben. Nur eine stärkere „Verblindung" als tripel-blind könnte gegen den sogenannten „Experimentator-Effekt" absichern.

Bei einer Diskussion von fünfzehn Psychologen, Physikern und Parapsychologen im „Journal of Nonlocality" (Princeton) 2013 wurde über „E-Psi" diskutiert, wie dieser Experimentator-Effekt kurz bezeichnet wurde. Psi-Wirkungen durch den „Katalysator-Effekt" des Experimentators geben der Parapsychologie zu denken. Brian Millar ging so weit zu behaupten, dass die bedeutendsten Ergebnisse in dieser Disziplin den Persönlichkeiten der Experimentatoren zuzuschreiben seien: Rhine, Schmeidler, Schmidt. Die Ergebnisse seien untrennbar mit diesen vermutlich charismatischen Personen verknüpft. Ein Alchemie-Experte erinnerte in einem Buch an das Goldmachen im späten Mittelalter und fragte unverblümt: „Warum sollte es nicht möglich sein, dass der Experimentator auf den Stoff einwirkt und diesen verändert, in einer Weise, die vom Können des Künstlers abhängt?"[49] Der

49 Gebelein, Alchemie (2000), S. 97

Arzt oder die Ärztin haben diese Möglichkeit und ahnen vielleicht nichts davon.

Seit den 1980er Jahren soll sich, wie Steve Silberman 2009 in der Zeitschrift „Wired“ schrieb, die Stärke des Placebo-Effekts in klinischen Studien verdoppelt haben, obwohl die Medikamente nicht schwächer geworden seien. Es könnte auf einen unbewussten, willkürlichen Informationsfluss hindeuten, der über die Jahre den Placebo-Effekt immer weiter verbreitet; und auch Psi wirke, wie Brian Millar erläuterte, eher auf das „Grundrauschen“ ein, also auf die unspezifischen Effekte.

Anna Aragno argumentierte bei der Diskussion: „Es scheint, dass Wissen oder Kenntnisse, die eine kritische Schwelle überschritten haben, sich nicht nur innerhalb einer Population verbreiten, sondern von Kontext zu Kontext, indem sie sich in ‘Pools von allgemeinem Wissen‘ eingliedern.“ Das ist die Geschichte vom hundertsten Affen, die Lyall Watson popularisierte: Affen hatten gelernt, ihre Kartoffeln erst zu waschen, und als eine ganze Generation es gelernt hatte, sprang das Wissen (durch den „hundertsten Affen“) auf paranormale Weise über das Wasser hinüber auf die nächste Insel. Der Placebo-Effekt könnte sich dadurch weiter verbreiten.

Der Psi-Effekt ist nonlokal, hat also keine Wirkung auf etwas Bestimmtes in der Zeit. Es besteht eher ein Zusammenhang, der sich der Analyse entzieht. Wie bei der Heilung ist die Absicht wichtig, aber auch seelische Faktoren wirken mit: Im Princeton-Laboratorium erzielten je zwei Versuchspersonen, die einander emotional verbunden waren und gemeinsam versuchten, ein Ziel zu beeinflussen (Psychokinese), im Durchschnitt einen sieben Mal höheren Wert als zwei neutrale Versuchspersonen.

Dass sich zuweilen typische Nebenwirkungen des Verums in klinischen Studien auf die Placebo-Gruppe übertragen, liegt nicht an Psi, sondern hat ganz schlichte Ursachen. Was unter Umständen zu befürchten ist, erfahren die Patienten von den Ärzten, außerdem gibt es ja Gespräche zwischen den Teilnehmern einer Studie. Da wirkt ein „Halo-Effekt“, doch das Erstaunliche ist, dass der Körper die bekannten Symptome nachzubilden vermag.

Erste Versuche und noch mehr Lücken

Wie durchschlagend ein gelungener Test wirkt, zeigte Louis Pasteur 1881. Er wollte Zweifler von seinen Impfungen überzeugen und infizierte fünfzig Schafe mit dem Milzbrand-Erreger. Fünfundzwanzig von ihnen hatte er zuvor mit dem Anti-Milzbrand-Serum geimpft. Exakt diese überlebten. Das hatte nichts mit Placebo zu tun, anders als ein Versuch von Haywarth 1901, der die eisernen, elektromagnetisch aufgeladenen Stäbe, die Franz Anton Mesmer in Paris bei seinen gelungenen Kuren verwendete, durch bemalte Holzstäbe ersetzte: Vier von fünf Patientinnen erfuhren Linderung – derselbe Wert wie mit den Eisenstäben. Dabei könnte man schon von einem Placebo-kontrollierten Versuch sprechen.

Die heutigen Verfahren sind aufwendig, aber auch nicht wasserdicht. In den 1980er Jahren stieß man auf eine Lücke, die man „wash-out" nannte: Anscheinend hatte man Patienten vor dem Versuchsbeginn getestet, und wer zu gut auf ein Placebo ansprach, wurde ausgesondert. Danielle Fecteau schreibt von einer Studie, bei der 44% der Teilnehmer der Placebo-Gruppe ausgeschlossen wurden, weil sie zu gut reagierten; die Experimentatoren waren irritiert, als sie erfuhren, dass es diesen Personen sechs Monate danach immer noch blendend ging.[50]

Auch heute nimmt man manchmal, wenn ein Placebo zu gut wirkt, die „Placebo-Responder" (also die Patienten, die mehr als 50% Besserung hatten) aus dem Rennen. Doch dann, welche Überraschung, sprechen die vermeintlich resistenten Teilnehmer doch auf das Placebo an, oder in der medizinischen Diktion: „Probanden, die in Run-in-Phasen als Nonresponder identifiziert werden, zeigen in der klinischen Prüfung plötzlich einen Placebo-Effekt."[51]

Dylan Evans meinte, um wirklich Klarheit zu haben, bräuchte man a) eine experimentelle Gruppe (sie bekommt das Medikament, um das

---

50 Fecteau, S. 47

51 Bundesärztekammer, S. 60

es geht), b) eine Placebo-Gruppe, c) eine nicht zu behandelnde Gruppe (no-treatment group) sowie d) eine Gruppe, die ein Medikament mit Wirkstoff erhält, der die Nebenwirkungen des experimentellen Mittels erzeugt. Studien mit sogenannten „No-treatment-groups" sind ganz selten; von 1986 bis 1994 waren dies nur 4% einer Auswahl von Studien. Man müsste den Patienten mit ihren Beschwerden sagen: Warten Sie ab. Bei Studien bezüglich Psychotherapie kann man zum Beispiel Patienten untersuchen, die auf der Warteliste eines Psychiaters standen, aber nicht zum Zug kamen – verglichen mit denen, die behandelt wurden (die erwähnte Wartegruppenkontrolle). Es bleiben viele Fragen offen, aber man tut, als habe man alles im Griff.

Und dann trat der Zufall auf den Plan. Viagra wurde eingesetzt, um Bluthochdruck zu behandeln. Doch als die Forscher nach dem Test die ungebrauchten Pillen wieder einsammeln wollten, merkten sie, dass einige Männer sie ungern hergaben. Nachfragen erbrachten, dass sie ihre erektile Funktion verbesserten. In neu formulierten Studien war Viagra höchst erfolgreich.[52]

Es war ein objektiver Effekt. Aber zu vermuten ist, dass die männliche Potenz auf Placebo reagiert. Die vielen Potenzmittel, die weltweit im Umlauf sind, gehen oft auf magische Gedanken zurück und sind ohnehin meist sündhaft teure Placebos, wie die Substanzen, die aus den Stoßzähnen der Elefanten gewonnen werden. Leider führt dies zum Tod vieler Tiere in Kenia. Auch die Penisse von Tigern und Pulver aus Nashorn-Hörnern gelten in China und Vietnam als potenzsteigernd. Die Aphrodisiaka, die man seit der Antike kennt, meist in der Form von Gewürzen oder Speisen, sind vermutlich auch Placebos, die einen schönen Kontext herstellen mit Geruch und Geschmack, und von denen man einfach erwartet, dass sie wirken. Und so wirken sie.

52 Grant Thomson, S. 114

Placebo und Moral

Worauf deutet das folgende Beispiel hin? Placebo-Effekt oder nicht? Bei einer lange zurückliegenden Studie gaben Park und Covi (1965) ein Placebo, das sie als solches anboten. Sie sagten, sie gäben nun eine Zuckerpille, die jedoch schon vielen geholfen hätte … Und dreizehn von vierzehn Patienten ging es danach besser.[53] Man zog praktisch den Placebo-Effekt als Zeugen heran, ohne das Wörtchen Placebo verwenden zu müssen.

Placebo in der Praxis

Auch die Bundesärztekammer macht sich in ihrem Bericht „Placebo in der Medizin“ für diese Strategie stark: „Um dem Dilemma der angeblichen Täuschung zu entgehen, wird dem behandelnden Arzt empfohlen, seinen Patienten darüber aufzuklären, dass er eine Therapie bekommt, die wirken kann, deren Wirkmechanismus aber im Unterschied zu anderen Behandlungsverfahren weniger bekannt ist, wobei diese zudem oft den Nachteil größerer Nebenwirkung hätten.“[54] – Ist das nicht sensationell? Ärzte segnen den Placebo-Effekt ab. So kann man es also hindrehen. Das Placebo ist plötzlich eine potenziell wirksame, noch unverstandene Therapie – jedenfalls eine *Therapie*.

Ist es ethisch, das Placebo zu umschreiben? Um das Placebo ranken sich ohnehin genug ethische Probleme. Es kann nur wirken, wenn man es als echtes Mittel „verkauft“, den Patienten also im Unklaren lässt – oder ihn belügt. Platon jedoch meinte vor 2500 Jahren, nur wenn sie wie ein Medikament benutzt werde, könne eine Lüge nützlich und statthaft sein. Wenn die Lüge also sein Medikament ist, wird der Arzt

53 Jospe, S. 76/109

54 Bundesärztekammer, S. 95

ein reines Gewissen haben. Die Gewissheit, dass seinem Patienten geholfen werden wird, ist genug. Wenn der Arzt oder die Ärztin jedoch das Gefühl hat, den Patienten zu betrügen, kann dies das beiderseitige Verhältnis untergraben.

Die Bundesärztekammer: „Placebo kann im Einzelfall bedeuten, dass dem Patienten in Abhängigkeit von der jeweiligen Situation ein Placebo bzw. ein „add-on" verabreicht und damit ggf. eine andere Therapie vorenthalten wird." Add-on bedeutet, dass der Patient das Placebo zusätzlich zur Standardtherapie erhält, damit er trotzdem eine Therapie bekommt. „Die zweite Frage ist die fehlende Aufklärung (informed consent: Selbstbestimmungsrecht). Die Literatur zu ersterer Problematik ist allerdings erheblich geringer als zur Frage der Rechtfertigung placebokontrollierter Studien." Solche Studien bezahlt die Industrie, wogegen der Patient und sein Selbstbestimmungsrecht keine Lobby haben.

„Wird dem Patienten ein pharmakologisch unwirksames Mittel verabreicht oder ein Placebo-Medizinprodukt angewendet und ihm dadurch ein verfügbares Verum vorenthalten, so befindet sich dieses Verhalten in einem Grenzbereich zwischen Tun und Unterlassen." Das trifft nach einer Umfrage von 2003 immerhin auf 86% von 772 Medizinern zu, die einmal im vergangenen Jahr ein Placebo vergaben.

Weiter: „Das ärztliche Vorgehen muss lege artis und entsprechend dem (mutmaßlichen) Willen des Patienten erfolgen. Da der tatsächliche Wille des Patienten beim Placeboeinsatz zwar erfragbar wäre, dies aber den Behandlungserfolg gefährden oder zunichte machen würde, sieht sich der Arzt einer internen Pflichtenkollision auf Seiten des Patienten gegenüber. Dies ist kein Notstand, aber rechtlich einer mutmaßlichen Einwilligung angenähert. Diese Situation rechtlich vertretbar aufzulösen und durch die Placebo-Gabe eine heilsame Brücke zwischen Körper und Geist aufzubauen, wird durch die Besonderheiten des jeweiligen Falles bestimmt."

Die „heilsame Brücke zwischen Körper und Geist" durch die Placebo-Gabe, das ist ein schöner Begriff. Auch die Bundesärztekammer gibt zu, dass man dem Arzt die Entscheidung in jedem Einzelfall nicht abnehmen kann – aber dies impliziert, dass Placebo nicht gleichbedeutend ist mit Täuschung. Man will ja das Beste für den Patienten, und dieses Beste kann manchmal auch ein Placebo sein, und der Patient darf es nicht wissen, sonst wirkt es nicht.

Es kommt allein auf die bezweckte Heilung an, die Patienten-Autonomie hat keine Bedeutung. Es wird „bereits der Tatbestand der Körperverletzung ausgeschlossen, wenn der Arzt lege artis und mit Einwilligung eines Patienten einen Eingriff vornimmt. Darauf, ob die ärztliche Handlung letztlich zum Erfolg führt, kommt es nicht an."[55]

Lege artis ist also das Zauberwort: Nach den Regeln der Kunst. Der Arzt und die Ärztin sind Künstler, und es mag eine Kunst sein, in einem Einzelfall die richtige Entscheidung zu fällen.

Wahrheit oder Notlüge

Es mag einem falsch vorkommen, zu tricksen. Aber wenn nun der Trick oder die Taschenspielerei zum Erfolg führt? Beim Tischerücken griff Keith Batcheldor gern zu und schob, unerkannt von den anderen Teilnehmern, den Tisch mit der Hand an. Er simulierte ein paranormales Phänomen und rechtfertigte sich später so: „Dies schafft genügend intensiven Glauben, um dich in die Lage zu versetzen, das wirkliche Ding zu erzeugen. Solche Artefakte können entweder zufällig oder gewollt sein. Aber wenn jemand dem Tisch willentlich einen Schubs gibt und es nicht verrät, wird das vermutlich den gewünschten Effekt haben."[56] Tatsächlich bewegte sich nach diesem Anstoß meist der Tisch wie verrückt; das Eis war gebrochen, der Knoten geplatzt.

Oder in der Liebe: Eine zufällige Bewegung oder ein (gezielter) Schubs bringt den Anstoß für den körperlichen Kontakt, der bewusst

55 Ebd., S. 109, 112, 118/119

56 Playfair, If This Be Magic (2011), S. 165

nicht zu erreichen war, aber zwei Menschen zusammenbringt. Viele Phänomene des Gefühlslebens brauchen, um endlich manifest werden zu können, das Dämmerlicht der Bar oder das symbolische Halbdunkel undefinierter frei flottierender Strömungen. Liebe ist unspezifisch und eine Nachterscheinung der Natur wie der Placebo-Effekt.

Auch Schamanen greifen manchmal zu billigen Manövern, und man wird Täuschung und echte Effekte nie auseinanderdividieren können, so wie Pharma-Wirkung und Placebo-Effekt nicht zu trennen sind. Der Beobachter wird eine Menge Tricks sehen, die indessen dazu dienen, das Bewusstsein des Patienten zu verändern. Sein Glaubenssystem soll umgestülpt werden. Manche Heiler holen dann bei blutigen Operationen eine Masse aus dem Körper, zeigen sie triumphierend vor und werfen sie dann beiseite – und der vermeintliche Tumor war eine Hühnerleber. Bei den Kwiakutl in Südafrika wurde so etwas nicht als Betrügerei betrachtet, und Jerome Frank vermutete, dass die Patienten wissen, was abläuft, dem jedoch ihre „innere Zustimmung“ geben. Er vergleicht das mit dem Christen, der weiß, dass die Hostie beides ist, geistig-göttliche Speise und eine Oblate.[57]

Richard Cabot, Professor in Harvard, sagte 1903, er sei wie vermutlich jeder Arzt trainiert worden, Placebos zu verwenden. Doch „jedes Placebo ist eine Lüge … das Verschreiben von Placebos ist Pfuscherei.“[58] Nicht nur das: Heute ist es unethisch und eigentlich illegal. Die ethischen Erfordernisse sind so hoch, dass man beispielsweise auch bei Zweifeln an einer Behandlungsmethode (etwa einer Bypass-Operation) niemanden ohne den echten Eingriff nach Hause schicken würde; das Risiko ist hoch, die Regressforderungen sind es auch, denn ein Arzt würde sich dem Vorwurf aussetzen, seinem Patienten eine Behandlung verweigert zu haben.

Harald Walach meinte in seinem Blog im August 2012: „Wer einmal weiß, dass etwas Placebotherapie ist, kann sie nicht mehr naiv verkaufen. Insofern könnte rechtes Handeln und richtige Erkenntnis im

57 Frank, S. 99
58 Harrington, The Cure Within (2008), S. 63

Widerspruch stehen. Daher muss der therapeutisch Handelnde oft eine andere Wirklichkeit und 'Wahrheit' vertreten als der wissenschaftlich Forschende. … Samson, dem Delila die Haare geschnitten hat, verliert seine Kraft. Was ist wichtiger? Schwer zu entscheiden."[59]

Ärzte lehnen Placebos meist ab, weil es eine Störung des Arzt-Patienten-Verhältnisses durch eine Täuschung bewirkt. Allerdings gibt es den Placebo-Effekt auch, wenn man ausdrücklich ein Placebo gibt (und auch beim Verum), und darüber wird gewiss kein Patient informiert, weil das zu schwierig wäre. Hierüber muss noch mehr geforscht werden. Etwas wird passieren; nichts passiert nur, wenn man jemandem nichts gibt. Stimmt das auch? Wohl nur, wenn wir auf das Medikament fixiert bleiben. Stellen wir uns eine Ärztin vor, die sagt: „Sie werden gesund, ich sehe es, wir brauchen dazu nicht einmal eine Arznei. Das wird wieder. Ihr Körper schafft das."

Die Wahrheit oder eine Notlüge, das wird immer ein ethisches Dilemma bleiben. Der tibetische Mönch Lobsang Rampa empörte sich über einige harmlose Notlügen, mit denen ein alter Medizin-Mönch die Ängste einer sehr kranken Frau zu erleichtern gesucht hatte. Danach sagte ihm sein Lehrer, ein alter Lama, es gebe Ausnahmen zu jeder Regel: „Jede Münze, jede Scheibe hat zwei Seiten." Und er erzählte ihm die Geschichte der drei Kutschen, die der erhabene Buddha überliefert hatte. Dieser saß mit seinem Schüler Sariputra zusammen. „Wenn auch die Wahrheit vorzuziehen ist", so erörterten sie, „kann Güte manchmal zu einer Lüge führen, und eben diese Güte wiegt das Unrecht der Lüge wieder auf."

Ein Mann kam von Geschäften heim und fand sein Haus brennend vor. Darin spielten seine drei Söhne, die ihm nicht gehorchten, und wenn er hineinginge, könnte er nur einen aus den Flammen tragen. Also ruft er ins Haus: „Jungs, kommt heraus. Ich habe Spielzeuge hier draußen für euch, Kutschen, die von Bullen und Ziegen gezogen werden, und eine ist so schnell wie der Wind, weil sie von einem Hirsch gezogen wird. Kommt schnell oder ihr bekommt sie nicht." Die drei

---

59 http://harald-walach.de/2012/08/24/pseudomaschinen-1/

Söhne laufen heraus, und die versprochenen Kutschen [die Heilung], bekommen sie später dennoch.[60]

Der Freiburger Chirurg Kilian schrieb: „Dass ich ihr [einer Patientin] die Wahrheit sagen musste, stand für mich fest, denn es entspricht meiner festen Überzeugung, dass selbst die sogenannte 'barmherzige Lüge' immer eine Lüge bleibt und wie jede Lüge zerstörend wirkt."[61] Auch Johannes von Mikulicz-Radecki (1850-1905), der Lehrer Sauerbruchs, war felsenfest dieser Ansicht: „Die Wahrheit muss der Arzt immer sagen, niemals die Unwahrheit, um einem Kranken Erleichterung zu verschaffen, denn der Kranke hat einen Anspruch darauf, die Wahrheit zu erfahren."

Axel Munthe stellte seinen Freund Norström zur Rede. Warum er dem russischen Professor, den er zu ihm geschickt habe, alle Symptome von Angina pectoris erklärt habe? „Er wollte die Wahrheit wissen, ich musste sie ihm sagten, sonst hätte er mir nicht gehorcht", erwidert Norström. Munthe darauf: „Ich habe ihm nichts dergleichen gesagt, er gehorchte mir trotzdem. Er log, als er sagte, er wolle alles wissen und dass er den Tod nicht fürchte. Niemand will wissen, wie krank er ist, jedermann fürchtet den Tod und aus guten Gründen. Jetzt geht es ihm viel schlechter. Sein Leben ist von Furcht gelähmt, das ist deine Schuld."

Wie verhält man sich nun? Munthe erwähnte auch Jean-Martin Charcot, den berühmten Professor, der keine Widerrede duldete und keine Fehler einräumte … und dennoch „war er erstaunlich vorsichtig, eine tödliche Prognose zu stellen, selbst in offenbar hoffnungslosen Fällen. 'L'imprévu est toujours possible', pflegte er zu sagen." Das Unvorhergesehene ist immer möglich. Ein guter Spruch, der das eigene Gewissen nicht belastet, weil er den Vorzug hat, wahr zu sein.[62]

---

60 Rampa, Die Rampa-Story (1987), S. 22-25

61 Kilian, Hinter uns steht nur der Herrgott (1957), S. 240

62 Munthe, Das Buch von San Michele (1954), S. 150/228

Placebo in Arzneimittelstudien

Bei Arzneimittelstudien liegt der Vorwurf nahe, man enthalte Patienten eine wirksame Therapie vor, falls das zu erprobende Mittel Wirkung zeigt. 1986 wurde an Aids-Kranken das Mittel Azidothymidin ausprobiert. In der ersten Gruppe starb nur ein Patient, in der Placebo-Gruppe starben sechzehn, woraufhin die Studie abgebrochen wurde und alle Teilnehmer das Mittel erhielten. Über Rechtsfragen der medizinischen Forschung wurde in Deutschland schon um 1900 geschrieben. Erst seit 1976 gibt es spezielle gesetzliche Regelungen für Versuche mit Arzneimitteln und Strahlung. Vorher wurden betreffende Fälle als Körperverletzungs- und Tötungsdelikte verfolgt.

Man unterscheidet zwischen Heilversuch und Experiment. Medizinische Versuche, die im Interesse des Patienten liegen, nennt G. Fischer Heilversuche. Dem gegenüber stehen die wissenschaftlichen Versuche oder Experimente, deren Teilnehmer nicht Patienten, sondern Probanden sind.[63] Die Einwilligung der Versuchsperson ist unverzichtbar.

Die „American Psychological Association“ würde jedoch Täuschung mittels Placebo-Gabe zulassen, falls es im Rahmen einer Studie geschehe, die augenscheinlich hohe soziale und gesellschaftliche Bedeutung habe; wenn ein ähnlich effektives Vorgehen nicht in Reichweite ist; wenn die Bereitschaft der Teilnehmer ohne Betrug und Täuschung zu erzielen ist; und wenn die Täuschung am Ende aufgedeckt werde.[64] Bei der Existenz einer effektiven Medikation gilt es jedenfalls als unethisch, eine Placebo-Gruppe einzuführen – denn den Patienten dieser Gruppe wird, wie erwähnt, eine Behandlung vorenthalten.

---

63 Fischer, in: Hippius et al, Das Placebo-Problem (1984), S. 2-4
64 Benedetti, S. 243

Missbrauch von Placebo gab es gleichwohl bei Studien, die auch Menschen das Leben kosteten. Bei einem Vergleich von Medikamenten mit Placebo ging es hundertsechzehn Patienten, die einen Schlaganfall erlitten hatten, besser: Fünfzig hatten ein Placebo, sechsundsechzig ein Verum-Medikament erhalten. Allerdings starben 16% der Teilnehmer in der Placebo-Gruppe und 6,7% in der Verum-Gruppe. Es war wohl ein Versuch, der an den Grenzen des Ethischen lag.[65]

Diese Grenze überschritt 1954 eine US-Studie über die Polio-Impfung. In einer Zeit, als man von der Wirksamkeit der Impfung ausgehen konnte, wurden 200.000 Personen gegen Polio geimpft und 200.000 nicht. Bei den Geimpften gab es dreiunddreißig paralytische Poliofälle, bei den Nichtgeimpften hundertfünfzehn, und es gab auch Tote.[66]

Gegen Therapiestudien bestehen rechtliche Bedenken, und auch die deutschen Ärzte („Placebo in der Medizin") sehen „unüberbrückbar scheinende Meinungsverschiedenheiten in der Frage nach der Zulässigkeit placebokontrollierter klinischer Studien". Es sei schwierig, die Art der Beschwerden, die man einer Versuchsperson gerade noch zumuten dürfe, zu definieren. Die „psychologische und psychosoziale Komponente wird meist vernachlässigt."[67] Wie immer. Außerdem ist die Reproduzierbarkeit problematisch. Der individuelle Faktor Mensch wird durch statistische Methoden ausgeglichen, aber glücklich kann man darüber nicht sein.

1931 waren in Deutschland „Richtlinien für neuartige Heilversuche und die Vornahme wissenschaftlicher Experimente am Menschen" beschlossen worden. Dennoch wurde in Konzentrationslagern am Menschen experimentiert, auf allergrausamste Weise. 1947 legte das Nürnberger Ärzte-Tribunal ihren Zehn-Punkte-Kodex vor. 1964 dann kam die Helsinki-Deklaration des Weltärztebunds heraus, die dann am 10.

65 Gauler/Weihrauch, S. 55
66 Hippius, Das Placebo-Problem (1986), S. 81
67 Bundesärztekammer, S. 89

Oktober 1975 in Tokio revidiert wurde. Diese Kodizes waren immer noch von den Medizinversuchen der Nazis geprägt.

Wie die Bundesärztekammer betont, hält die revidierte Deklaration (erstmals Nürnberg 1947), die im Oktober 2008 in Seoul beschlossen wurde, den Einsatz von Placebos (Artikel 32) nur dann für vertretbar, wenn es keine andere wirksame Behandlung („no current proven intervention") gibt. Ausnahmen sind möglich, wenn „zwingende und wissenschaftlich fundierte methodische Gründe" vorliegen, um die Wirksamkeit und/oder Sicherheit einer Intervention zu bestimmen. Auch dürfen Patienten in der Placebo- und Kontrollgruppe nicht dem Risiko einer ernsten oder unwiderruflichen Schädigung ausgesetzt sein.

Neuro-Enhancement und Doping

Bei mancher Nachhilfe durch Medikamente werden ethische Probleme offenbar. Sie gehören zur Medikation und treten nicht nur beim Placebo auf. Ist das „Neuro-Enhancement" in Ordnung, das leicht abweichendes Verhalten durch eine Substanz korrigiert, also einen hyperaktiven Schüler zu einem funktonierenden Schüler macht? Wenn ich Alkohol zu mir nehme, um meine Hemmungen hinwegzuspülen – ist das nicht ein kurzzeitiger Eingriff in mein Wesen, um einen Erfolg zu erzielen? Der Erfolg heiligt die Mittel, heißt es im Volksmund.

Oder Viagra. Jemand läuft zu sexuellen Höchstleistungen auf, die einer Substanz geschuldet sind, die er sich zugeführt hat. Die Frau meint irrtümlich, ihre Attraktivität wirke dieses Wunder. Schon da tritt eine ethische Schieflage ein, und wir kommen rasch zur Doping-Problematik. DDR-Trainer sagten ihren Elevinnen, die turnten oder Leichtathletik betrieben, die blaue Pille „hilft, dass ihr euch besser erholt". Manchmal wurden leistungssteigernde Präparate auch „verdeckt" in die Nahrung eingeschleust: Das war verbrecherisch. Die Opfer zahlten mit lebenslangen Gesundheitsschäden dafür.

3

Was kann das Placebo und was wirkt?

Placebo, dieses Alles und Nichts, kann eine Menge. Bleiben wir erst bei den Fakten und den aussichtsreichsten Anwendungsgebieten. Unbezweifelbar kann ein Placebo durch seinen Effekt entzündliche Gelenkerkrankungen bessern, den Magensäurespiegel reduzieren, einen Blutzuckerabfall bei Diabetikern bewirken sowie die Veränderung der Pupillenweite, die Reduktion des Blutdrucks und die Steigerung der Herzfrequenz. Die Schmerzlinderung durch Placebo ist ein Faktum, und auch bei Depressionen ist die Erfolgsquote hoch.

Anwendungsgebiete

Chronische Krankheiten sind meist entzündlicher Natur; das gilt auch für Depressionen. Wir haben das autonome Immunsystem und ein erworbenes. Placebos können Entzündungen unterdrücken, die das angeborene Immunsystem erzeugt. Die entzündungsfördernden Prozesse stehen in Balance mit Prozessen, die diese wieder reduzieren. Ist die Balance aber gestört, kommt es zu chronischen Krankheiten.

Die Makrophagen verzehren fremde Zellen, und sie besitzen Rezeptoren für Neurotransmitter, diese Botenstoffe des Gehirns, und namentlich Rezeptoren für Acetylcholin, das vom Parasympathikus verwendet wird. Er ist für die Erholung zuständig (der Sympathikus für die Aktivität). Entspannung führt also zu einer Reduktion von Entzündungen, weil die Makrophagen aktiviert werden. Ein Placebo könnte so auch die Akute-Phase-Reaktion unterdrücken, das Anfangsstadium einer Enzündungsreaktion. Ein Placebo hilft nicht gegen virale und bakterielle Infektionen, und bei Krebs ist es für das Immunsystem zu spät.[68]

Schmerz

Bei einer Versuchsreihe mit Menschen, denen der Weisheitszahn entfernt worden war, erwies sich ein Placebo als gleichwertig mit einem Schmerzmedikament. Es war 1985 ein Doppel-Blindversuch, und zunächst hatte man einer Gruppe gesagt, das Medikament sei nicht lieferbar; doch dann, zwei Wochen später, konnten sie es doch einnehmen. Die Anti-Schmerzwirkung war eindeutig. Doch wurde bekanntgegeben, dass das endlich doch lieferbare Medikament – ein Placebo gewesen war.

Bei einer weiteren Studie mit Patienten, denen ein Zahn gezogen worden war, half diesen ein Ultraschallgerät, und die Schmerzen besserten sich. Das Gerät war aber in keiner Phase eingeschaltet worden.[69]

Bei der Schmerzbekämpfung ist der Placebo-Effekt anscheinend eine probate Methode, um das innere Opiat-Netzwerk zu aktivieren. In dem Gebiet im Gehirn, das für Belohnung und Motivation zuständig ist, werden Endorphine ausgeschüttet. Schmerzpfade gibt es im Gehirnstamm und im Rückenmark. „Die Placebo-Reaktion könnte auf Veränderungen bei den Neurotransmittern beruhen, die entsprechende Rezeptoren besetzen und dadurch bestimmte Kanäle öffnen oder schließen, die das Gehirn dazu veranlassen, seine Grundstimmung zu

68 Walach (2011), S. 102-105
69 Evans, S. 28 ff

wechseln, was dann wiederum die Krankheit beeinflussen könnte."[70] Diese Rezeptoren für Transmitter im Gehirn sind die „Mohnfelder des Geistes", wie der Mediziner Bausell schrieb. Sie sind wie Schlüssellöcher oder Satellitenschüsseln und warten auf die Endorphine.

Bei einer Studie 1978 hatten Patienten, die unter Schmerzen nach Operationen litten, durch ein Placebo Linderung erfahren. Als ihnen nach der ersten Gabe Naloxon verabreicht wurde, das die Rezeptoren für Morphin blockiert, war der schöne Effekt wieder rückgängig gemacht, die Schmerzen waren wieder da. Doch dies machte das Placebo „hoffähig", denn es bewies, dass eine objektive Wirkung vorlag.[71]

Schmerz ist ein Impuls, der vom Nervensystem übermittelt wird. Für Aristoteles war der Schmerz eine Emotion, für Descartes ein Gefühl, und die Internationale Vereinigung für die Studie des Schmerzes nannte ihn eine Erfahrung. Der Mensch wollte dem Schmerz immer einen Sinn, eine Bedeutung abgewinnen, und es gibt Millionen Schmerzpatienten – in Deutschland fünfzehn Millionen. Am häufigsten sind Rücken- und Arthroseschmerzen. Die Medizin konnte noch keine ausreichende Erklärung liefern. Das Mysterium des Schmerzes ist, wie Heidegger schrieb, verschleiert.

Worin liegt die Bedeutung des Schmerzes? Die jeweilige Kultur und die Situation prägt ihn. Es gibt sogar Menschen, die Schmerz schätzen – so die frühen Heiligen, die litten, wenn sie nicht litten, denn wen Gott liebt, den lässt er leiden. Papst Pius XII. sagte 1957: „Der Christ empfindet den Wunsch, den physischen Schmerz anzunehmen, ja sogar ihn zu suchen, um besser am Leiden Christi teilzuhaben, um der Welt und den sinnlichen Befriedigungen zu entsagen und sein Fleisch abzutöten."

Beecher brachte das Beispiel von Soldaten im Zweiten Weltkrieg, die Schmerzen weitaus besser ertrugen als Zivilisten: Für jene bedeuteten sie vielleicht Spital und Dienstbefreiung, für diese war der Schmerz verbunden mit ihrem Ruin. Amerikaner jüdischer und irischer Abkunft hielten Schmerz besser aus als etwa Italiener und Indi-

70 Spiro, Placebo (2005), S. 110
71 Evans, S. 57

aner, weil diese mehr in der Gegenwart leben, jene aber gewohnt sind, Pläne zu schmieden. Hier haben wir den Einfluss der Bedeutung beim Placebo-Effekt.

Depressionen

Auch bei Depressionen haben Placebos eine gute Wirkung. Sie wirken auf dieselben Gehirnareale wie Antidepressiva. Grob kann man sagen, bei Depressionen wirkten Placebos zu 60%, bei Ängsten zu 50%, bei Zwangsstörungen zu 25%.[72]

Bei Zellproblemen sorgen die Botenstoffe Zytokine in der Leber dafür, dass Akute-Phase-Proteine entstehen, die die Wundheilung unterstützen und Gewebeschädigungen entgegenwirken. Das Immunsystem, das in stetem Dialog mit dem Nervensystem steht, ist dabei als eine Art Sinnesorgan zu betrachten. Depressionen, Schmerzen, Geschwüre und Ängste könnten, wie bereits gesagt, entzündliche Reaktionen sein, und die Wanderung von Proteinen zu begrenzen, könnte helfen.

Es könnte auch helfen, sein Leben zu ändern, wenn das geht. Viele Depressionen kommen von außen. Im Februar 2015 wurde gemeldet, die meisten Fehltage durch Depressionen würden bei Pflegekräften und Mitarbeitern von Call-Centern registriert. Das sind freilich schlecht bezahlte Tätigkeiten mit Hoffnungslosigkeits- oder Fließbandcharakter, gegen deren Auswirkungen auch keine Pillen helfen.

Bei einer Placebo-Studie zur Behandlung von Schizophrenie wurde ein fantastisches Ergebnis erreicht: 80% der Gruppe zeigten Besserung. Wie die Wissenschaftler meinten, war diese wohl auf die vermehrte Aufmerksamkeit zurückzuführen, die im Rahmen der Studie die Patienten durch das Personal erhielten.[73]

Und bei einer Studie mit Tranquilizern waren 1974 zwei Gruppen zu insgesamt 384 Patienten zu je 70% gebessert: Die Gruppe, die ein

72 Kradin, S. 150 ff
73 Fecteau, S. 66

Placebo bekommen hatte und die mit einem Verum-Präparat. Dazu hieß es bei einem Symposium in München, gerade die Kollegen, die sich sicher gewesen seien, Placebo und Medikament unterscheiden zu können, wussten am Ende nicht mehr, wer was genommen hatte.

Komplex Psychotherapie

Es gibt vierhundert Arten von Psychotherapie, und alle scheinen effektiv zu sein. „Die Erklärung könnte sein, dass Psychotherapie nichts weiter ist als eine gute menschliche Interaktion zwischen Patient und Therapeut, und dass Vertrauen, Glaube, Erwartung, Motivation und Hoffnung … die für das erfolgreiche therapeutische Endergebnis verantwortlichen Faktoren sind.“[74]

Hans Eysenck verfolgte ab 1952 während zweier Jahre 7293 neurotische Patienten. 64% zeigten durch Psychotherapie eine Besserung, jedoch 72% der Kontrollgruppe, die nicht behandelt worden war. Hans Strupp und Suzanne Hadley machten 1979 den folgenden Versuch: Sie ließen fünfzehn Patienten durch professionelle Therapeuten und fünfzehn andere mit ähnlichen Störungen durch aufgeklärte Laien behandeln, meist Professoren. Beide Gruppen waren ähnlich verbessert.

Freud glaubte ja, die Psychoanalyse wirke, ob der Patient an sie glaube oder nicht. Er grenzte seine Psychoanalyse streng von Hypnose und damit verwandten Verfahren ab, die er als „Suggestion“ abqualifizierte; doch eben Erscheinungen aus diesen von ihm verteufelten Randgebieten – Kontakt mit dem Unbewussten – muss man heranziehen, wollte man unbedingt psychologische Heilung erklären.

Ist der Erfolg der Psychotherapie ein Placebo-Effekt? Ist es Psychotherapie, einen Placebo-Effekt einzuleiten?, fragt Grant Thompson. Jospe bejaht das: „Die ‘überflüssigen‘, ‘unspezifischen‘ und fast ‘unerwünschten‘ und ‘verunklärenden‘ Faktoren bei der Arzneimit-

74 Benedetti, S. 141

teltherapie und anderen Behandlungsformen sind exakt das, was einen hauptsächlichen Teil dessen ausmacht, worum es in der Psychotherapie geht."[75]

Mit den spezifischen Wirkungen (auf ein bestimmtes Problem) sieht es anders aus. Frank schreibt, es sei nicht gelungen nachzuweisen, dass „eine bestimmte Therapiemethode gegen die meisten psychischen Leiden erfolgreicher wäre als irgendeine andere. Dies deutet darauf hin, dass jeder spezifische Therapieeffekt einer einzelnen Methode überschattet sein könnte von der Wirkung heilkräftiger Elemente, die ihnen allen gemeinsam ist."[76] Das kann nur der Placebo-Effekt. Die Bundesärztekammer schließt deshalb: „Die allgemeinen und spezifischen Aspekte einer wissenschaftlich fundierten Psychotherapie gehören aber untrennbar zusammen und sind nicht, wie im medizinischen Placebokonzept, als Störgröße zu eliminieren."[77]

Psychotherapie ist die Essenz des Placebo-Effekts – menschliche Zuwendung. Es ist das, was der Hausarzt „verdeckt" leistet und im Hinblick auf ein spezifisches Problem. Nicht erstaunlich, dass Truax und Mitchell 1971 herausfanden, dass empathische, nicht besitzergreifende, warme und authentische Therapeuten erfolgreich sind.

Drogenwirkung

Im englischen Sprachraum sind „drugs" Arzneimittel. Der Drugstore war die Apotheke. Drogen sind für uns etwas anderes – sie berauschen. Tun sie das, weil sie auf den Organismus wirken oder weil wir wissen, dass sie uns berauschen werden? Gibt es bei der Drogenwirkung auch den Placebo-Effekt?

Erwartungen spielen auch da eine Rolle. Soldaten, die Pillen ohne genauere Erläuterung bekommen hatten, fühlten sich benommen und

75 Jospe, S. 109
76 Frank, S. 21
77 Bundesärztekammer, S. 42

schwach; anscheinend hieß Medikamente zu nehmen für sie, weniger effizient sein zu können.[78] Zwischen 1943 und 1963 wurden 2000 Studien über die Wirkung von LSD veröffentlicht. 1962 gab man dreißig Versuchspersonen LSD-25, zwanzig anderen nur Wasser, und auch viele von diesen erfuhren nach dreißig Minuten eine Veränderung ihres Zeitsinns und andere Wirkungen. 1971 rauchten zwanzig reguläre Nutzer von Cannabis Marijuana, zum Teil bekamen sie ein Placebo. Der stärkste Inhaltsstoff führte zu den stärksten Wirkungen, aber die Placebo-Wirkung übertraf die der schwächeren Inhaltsstoffe.

Bei einem Schamanen-Seminar verteilte der Referent Michael Harner, wie Larry Dossey einmal erzählte, eine braune Wurzel an die Teilnehmer. Sie sollten nun einmal hinausgehen und sich die Welt anschauen, schlug er vor und schürte damit Erwartungen. Tatsächlich hatten alle Teilnehmer einen veränderten Bewusstseinszustand. Doch es handelte sich nur um Ingwer.[79]

Selbstverständlich gab es auch Versuche mit Koffein im Kaffee und entkoffeiniertem Kaffee, wobei, wie man nun vermutet, der als entkoffeiniert verkaufte echte Kaffee weniger wirkte als der als koffeinhaltig angepriesene entkoffeinierte Kaffee. Das Gefühl ist so, doch physiologisch nachweisen lässt sich selbstredend nichts.

Das Herz

Weltweit sind fast 30% der Todesfälle auf einen Herzinfarkt zurückzuführen, 13% auf Krebs. Studien mit Placebo-Medikamenten verbieten sich hier; mit dem Herzen scherzt man nicht, obwohl die psychische Komponente bei Herzkrankheiten hoch ist und diese oft in einem Bezug zum kulturellen Umfeld stehen.

Wenn nun der Placebo-Effekt durch verstärkte menschliche Zuwendung aufgelöst wird, wirkt er auf das Herz und damit auf das Allge-

78 Jospe, S. 2
79 Dossey, Heilungsfelder (2012), S. 80

meinbefinden. In den USA waren im Jahr 1900 20% der Todesfälle Herzattacken zuzuschreiben; 1950 waren es schon 55%. Ab 1900 habe man auch begonnen, schreibt James J. Lynch in seinem Buch „Das gebrochene Herz“ (1977), „die Heilkraft menschlicher Kontakte immer mehr zu vernachlässigen“. Bei einer Studie verbesserten sich schon beim Pulsfühlen Herzarythmien, und manchmal verschwanden sie kurzzeitig ganz. Auf Intensivstationen merke man, dass das Herz „beinahe überempfindlich auf den alltäglichsten Kontakt mit anderen Menschen“ reagiere.

Erstaunlicherweise zeitigten Pseudo-Operationen des Herzens die klarsten Placebo-Reaktionen. Ein oft genanntes Beispiel ist das Abbinden der inneren Brustarterie, das in den 1950er Jahren zu einem besseren Blut-Zufluss zu den Koronararterien sorgen sollte, wenn an Angina erinnernde Beklemmungen vorlagen. Bald begann man an dem Nutzen der Operation zu zweifeln, und tatsächlich kam bei zwei Studien 1958 und 1959 heraus, dass es nach einer echten Operation 67% der Probanden besser ging, nach einer vorgetäuschten Operation jedoch 83%. 1958 wurde die Operation an dreizehn Patienten vorgenommen, von denen zehn gebessert waren; bei fünf wurde nicht operiert, und alle fünf fühlten sich besser.

Harald Walach schreibt auch anderen Eingriffen in Herznähe Placebo-Charakter zu, zumindest sei die Datenlage nicht gut. Nur bei schwer kranken Patienten sei ihr Nutzen erwiesen. Zu zweifeln sei an den „Medikamente abgebenden Umleitungen“, den sogenannten Stents, und auch an den Bypass-Operationen sei der psychologische Anteil hoch: Er wirke, wie die Daten belegten, bei einem Drittel der Operierten, und ein Viertel profitiert nicht von der Operation.[80]

Sogar bei einigen Patienten mit fortgeschrittener rheumatischer Herzerkrankung wurde noch im Operationssaal beschlossen, die Herzklappen nicht zu ersetzen. Dem Patient wurde das Ergebnis jedoch als Erfolg „verkauft“, worauf sie eine dramatische Verbesserung der Herzleistung zeigten.[81]

---

80 Walach, S. 120/121

81 Gauler/ Weihrauch, S. 34

Durch Operationen

Operationen retten Leben und heilen Knochen, aber auch bei ihnen gibt es einen Placebo-Anteil. Die Erwartung, der große Aufwand werde helfen, ist hoch, und die Zuwendung durch das Operationsteam ist enorm. Freilich fehlen die klaren Belege, da man aus ethischen Gründen heute bei niemandem so tut, als habe man operiert. Man muss sich mit zufälligen Anekdoten behelfen.

Eine vielsagende Studie, die viele Autoren anführen, stammt von Bruce Moseley. Er teilte 180 Patienten mit Arthrose im Kniegelenk in drei Gruppen auf. Eine Gruppe erhielt die Operation inklusive Ausschaben, eine nur einen Teil (Eindringen und Auswaschen), und bei einer Gruppe wurden nur die Einschnitte vorgenommen. Alle Patienten fühlten sich nach zwei Jahren gleich gut. Behandelt durch das „mächtigste Instrument der Medizin", die Chirurgie, würden Erwartungen und Hoffnungen erzeugt, Ängste beruhigt und Entspannung gefördert.[82]

Dieses Ergebnis müsste dazu führen, dass Arthrose-Operationen verschwinden. Aber was könnte man Patienten stattdessen bieten? Das Gefühl, operiert worden zu sein, schafft einen starken Placebo-Effekt. Man könnte indessen die Patienten mit dem Ergebnis der Studie konfrontieren. Ehrlich währt am längsten! Doch bleibt das Problem: Eine Therapie muss man Arthrose-Patienten verpassen.

Früher gab es Chirurgen, die um das Phänomen wussten. Norman Shure erzählte einmal von einem Kollegen, der bei Patienten mit emotionalen Problemen, die sich in Bauchschmerzen äußerten, nur einen „schrägen Schnitt im unteren rechten Bauchbereich machte" und diesen dann wieder zunähte. „Seine Ergebnisse waren hervorragend."[83] Bei Beckenentzündungen sagten manche Chirurgen: „Öffne den

82 Walach, S. 122/123
83 Brody, S. 45

Bauch und lasse ein wenig Luft und Licht hinein." Darauf trat tatsächlich ein Heilungserfolg ein.[84]

Der Leiter der chirurgischen Abteilung des jüdischen Krankenhauses in Berlin, der Chirurg James Israel, berichtete 1880 bei einer Ärztekonferenz die folgende Geschichte: Eine dreiundzwanzig Jahre alte Friseurin aus Litauen, die bei ihrer Menstruation stets an Erbrechen, heftigen Schmerzen und Herzklopfen litt, sollte operiert werden. Sechs Ärzte rieten zur „Castration". Israel schritt zur Operation, und nach acht Tagen fühlte sich die Patientin geheilt. Der junge Arzt sagte jedoch: „Nun, meine Herren, dieses wäre zweifellos eine schöne Heilung schwerer Hysterie durch eine doppelseitige Ovarienexstirpation, wenn ich solche in der That vorgenommen hätte ... Es handelte sich eben nur um eine mit allem Raffinement in Scene gesetzte Scheinoperation und Nachbehandlung, welche den Zweck verfolgten, der Patientin den Glauben an eine wirklich stattgehabte Castration beizubringen. Dieser Zweck ist glänzend erreicht worden."[85]

Schon 1915 stellte man eine „Operationswut" fest, die *mania operatoria passiva*, und Edward Shorter schreibt, dass dies „die Konsequenz eines halben Jahrhunderts von ärztlicher Seite auf die Bevölkerung ausgeübter Suggestion war, dass irgendwelche unspezifischen körperlichen Symptome durch periphere Organe verursacht seien".[86] Man kennt auch das „Münchhausen-Syndrom", das aus vorgetäuschten Leiden besteht, hinter denen das Ziel steckt, unter das Messer zu kommen. Shorter: „Damit wurden die Chirurgen mit einem Bumerangeffekt ihres eigenen Tuns konfrontiert."

Freilich gibt es auch die „aktive Operationswut" der Operateure, wie ihnen Kritiker des Medizinsystems vorwerfen. Auch der Medizinjournalist Frank Wittig zweifelt am Nutzen der Stents, die in Deutschland über 300.000 Mal jedes Jahr eingesetzt werden, um einem Herzinfarkt vorzubeugen. Er hält den Eingriff, der jedes Jahr eine Millliarde Euro in diesem Land kostet, für ein Placebo. Studien zeigen, dass ein Vor-

84 Gauler, S. 10
85 Shorter, Moderne Leiden (1994), S. 343/344
86 Ebd., S. 161

teil gegenüber medikamentöser Behandlung nicht vorliegt. Doch der Patient fühlt sich besser.

Tumore

Heilung von Krebs durch Placebo? Da winken die meisten Autoren ab: Belege dafür seien schwer zu finden. Es gibt immer wieder Anekdoten wie bei Danielle Fecteaux, dass Chirurgen einen großen Tumor vorgefunden hätten, den sie gar nicht operierten, dass die Masse aber einen Monat später verschwunden war. Nur einer von 10.000 Tumoren verschwindet von selbst. Freilich gibt es auch hysterisch bedingte Schwellungen und Tumore; und die bildgebenden Verfahren sind nicht narrensicher.

„Krebs ist komplex: keine einfachen Ursachen, keine Wundermittel, die schützen, keine Universaltherapien, die heilen." In dem Buch über unseren Körper seit der Steinzeit findet sich auch ein Zitat von Mel Greaves: „Unsere Gewebe sind so konstruiert, dass sie sich im Prinzip ständig am Rande des Chaos bewegen, und das Pendel kann in genau diese Richtung ausschlagen, wenn Zellen oder Gewebe chronischem oder lange andauerndem Stress, natürlichen oder endogenen DNA-schädigenden Substanzen oder Mutationen ausgesetzt sind."[87]

Jedoch schreiben Johansson und Lyncøe, sogar einige Arten von Krebs hätten „nicht auf nicht zu vernachlässigende Weise auf den Placebo-Effekt reagiert".[88] Auch andere Autoren geben zu, dass es Placebo-Wirkungen auf Krebs gibt.

1843 kam eine Frau, Miss Barber, mit einem Brusttumor zu dem Mesmeristen John Elliotson. Er empfahl wärmstens den Mesmerismus. Sie ging regelmäßig zum Therapeuten, und fünf Jahre später schrieb Dr. John Ashburner: „Miss Barber ist geheilt – das ist ein Faktum, an dem man nicht zweifeln kann." Es sei ihre Wahl gewesen,

87 Ganten u. a., Die Steinzeit steckt uns in den Knochen (2011), S. 195/196
88 Johansson/Lyncøe, S. 218

kommentierte Elliotson; sie habe womöglich mehr Glauben als ihr Arzt gehabt.

Bei dem Arzt Bernauer W. Newton trat durch Visualisierung bei 9 von 183 Krebspatienten eine Remission auf. Auch er meinte, zu zweifeln sei daran nicht. Der australische Therapeut Ainslie Meares heilte in den 1980er Jahren einige Patienten durch Entspannungsübungen, Zuhören, sanfte Berührung sowie den Rat, zu Hause zu meditieren. Er habe „den richtigen Geist mobilisiert und motiviert", meinte Meares. Doch alle diese nicht sehr gut belegten Fälle sind nur die Folge von ausgeübter Psychotherapie, vielleicht mit hypnotischen Anteilen, was womöglich die Selbstheilung aktivierte.[89]

In der bekanntesten und am häufigsten zitierten Placebo-Geschichte geht es um Krebs. Sie darf hier natürlich nicht fehlen. Der Psychotherapeut Bruno Klopfer veröffenlichte den Fallbericht 1957 als Kommunikation seines Kollegen Dr. Philip West. Der Mann, um den es ging, wird „Mr. Wright" genannt. „Ein Mann mit einem weit fortgeschrittenen Lymphoma, einem Krebs der Lymphknoten, hörte von dem noch nicht erprobten Mittel Krebiozen, das von vielen begeisterten Patienten als eine 'Wunderkur' bezeichnet wurde. Er bestand darauf, als Versuchsperson in einer klinischen Studie über die Arznei aufgenommen zu werden. Seine Ärzte stimmten zu, obschon sie der Meinung waren, er hätte nur noch zwei Wochen zu leben. Sein Zustand war besorgniserregend; er lag im Bett und rang nach Luft.

Zehn Tage nachdem er Krebiozen bekommen hatte, waren seine Tumore beeindruckend geschrumpft – 'wie Schneebälle auf einer heißen Herdplatte', so einer seiner Ärzte. Er wurde aus dem Krankenhaus entlassen. Zwei Monate später kusierten in den Medien entmutigende Nachrichten über die Arznei, und der Mann musste mit vergrößerten Tumoren in die Klinik zurückkehren. Seine Ärzte entschieden, ihm zu sagen, dass die ersten Proben Krebiozen, die er erhalten hatte, durch die Lagerung verdorben gewesen seien, dass jedoch eine neue Lieferung unterwegs sei.

89 Playfair, S. 67/78

Der Arzt spritzte dem Patienten weiterhin normales Wasser ein. Die Tumore schrumpften erneut, es kam zu einer dramatischen Heilung. Seine Gesundheit blieb mehrere Monate lang stabil, bis ein weiterer Bericht mit dem Titel ‚Nationale AMA-Studien belegen: Krebiozen wertlos bei Krebs‘. Keine zwei Tage später starb der Mann.“[90]

1957 wurde in der Zeitschrift als Titel des zitierten Aufsatzes „Psychologische Variablen bei Krebs“ gewählt. Der Placebo-Artikel von Beecher war erst 1955 erschienen, Placebo also noch nicht ein gängiges Wort. Bei der Geschichte fällt auf, dass der todkranke Mr. Wright „nicht ohne Hoffnung“ war, im Gegensatz zu seinen Ärzten; dass, als er von dem neuen Wundermittel hörte, „seine Begeisterung keine Grenzen kannte“ und er das als „seine große Chance“ sah. Mr. Wright war dann doch ein logisch und wissenschaftlich denkender Mensch, und sein Wohlbefinden hielt zwei Monate an. Nach seinem nächsten Zusammenbruch und dem Trick mit den angeblich verdorbenen Proben war die Heilung noch beeindruckender, und Wright sah aus „wie das blühende Leben“. Wiederum zwei Monate hielt er diesen Stand. Vermutlich war der Mann ein besonderes Exemplar: Ein unglaublicher Placebo-„Responder“ und in extremem Maß beeinflussbar und erregbar.

Bernie Siegel erwähnt jedoch in seinem Buch „Love, Miracles, and Medicine“, von dem er zwei Millionen Exemplare verkaufte, viele Beispiele von Rückgang und Verschwinden von Tumoren. Dies sei kein Zufall. „Wenn man diese Heilungen nur als ‘spontane Remissionen‘ definiere“, meinte er, „dann können die Ärzte nichts daraus lernen.“[91] Man übersehe gern die zwei außergewöhnlichen Patienten, die es schafften, wenn acht andere gestorben seien.

---

90 Dossey, Healing and the Mind, S. 77/78
91 Siegel, Prognose Hoffnung (1994), S. 66

Was wirkt

Der Placebo-Effekt hängt von vielen Variablen ab. Das Ritual, das den Rahmen jeden Heilugsversuchs bildet, sowie Arzt und Ärztin kommen später an die Reihe. Zunächst geht es um den Patienten und seinen Bewusstseinszustand. Erwartungen, den Willen und die psychologische Stimmung nennen Johansson/Lynøe, die Suggestibilität (Beeinflussbarkeit) und die Vorstellungskraft mögen außerdem eine Rolle spielen. Vertrauen und Hoffnung sind weitere Begriffe, doch über ihnen rangiert der Glaube, der näher untersucht werden muss, denn er ist zentral.

Der Glaube

Karl Löwith schrieb in „Wissen, Glaube und Skepsis", in früheren Zeiten habe man Wissen und Glauben einander gegenübergestellt. Man müsse jedoch unterscheiden, was bloße Meinung (*doxa* im Griechischen), was wahres Wissen (*episteme*) und was echter Glaube (*pistis*) sei. Kant nennt Meinen, Wissen und Glauben „Weisen des Fürwahrhaltens". Der Glaube der Heiligen ist nach Löwith ein „schwer errungenes unbedingtes Vertrauen", und wer an jemanden glaube, werde „sich ihm bedingungslos zuwenden, ihm völlig zugetan sein, ihn vertrauensvoll lieben und alles von ihm erhoffen". Glaube müsse der Einsicht vorangehen, forderte Augustinus, und er müsse auch der Vernunft vorhergehen.[92] Die Autorität, der wir Glauben schenken sollen, schenkt uns selbst den Glauben an sie. Der Glaube sei so allmächtig wie das wirksamste Heilkraut, sagte einmal Paracelsus.[93]

Glauben darf man nicht mit Wollen verwechseln; zum Glauben gehört auch Demut, und das wissen die Christen, die sagen: „Nicht mein

92 Löwith, Wissen, Glaube und Skepsis (1962), S. 7/9
93 Cassoli, S. 23

Wille, sondern der deine geschehe, Herr. Eine andere Instanz wirkt, die wir nicht zwingen können, die wir auch nicht zu etwas zwingen wollen sollten. Glauben bedeutet Verzicht auf das eigene Ich, auf die ganzen Verstrickungen, in denen die meisten Menschen heute leben, und auf die Vorstellungen, was sein sollte.“[94] Glauben bedeutet auch Unterwerfung oder besser Hingabe, was übrigens die wahre Bedeutung von „islam“ ist. Lolette Kuby meint, der Weg zur Gesundheit sei, sich ihr zu unterwerfen: Du willst, dass du die Krankheit aufgibst; du willst von dir, dass Gesundheit dich überkommen soll.[95]

Immer schon, und besonders Ende des 19. Jahrhunderts, bauten Ärzte auf den Glauben. Der französische Hypnosearzt Bernheim schrieb: „Der Glaube kann Berge versetzen, kann Wunder bewirken, weil der Glaube blind ist, weil er nicht argumentiert, weil er die Kontrolle unterdrückt und sich direkt auf die Vorstellungskraft auswirkt, ohne dazwischentretende Hintergedanken.“ Sein Kollege Jean-Michel Charcot schrieb über seine „Glaubens-Kur“ (Faith Cure), der Amerikaner William James nannte es „Mind Cure“ (Geistes-Kur), doch gehörten diese Männer zu einer Minderheit, zu einer Alternativkultur. „Faith Healing“ (Glaubens-Heilung) ist in angelsächsischen Ländern, was für uns Geistheilung ist.

„Nur der Glaube ist Wirklichkeit. (Auch der Irrglaube.) Nur der Glaube erschafft Wirklichkeit. Auch der Irrglaube.“, vermerkte Imre Kertész, Literatur-Nobelpreisträger 2002, in seinem Roman „Ich – ein anderer“. Was ich glaube, ist für mich wirklich, keine Frage. Der amerikanische Forscher J. S. Levin will positive Effekte durch den Glauben an Gott, durch regelmäßigen Besuch der christlichen Messe und regelmäßiges Beten ausgemacht haben. Er schrieb 1987: „Die Psychodynamik des Glaubens kann ununterscheidbar vom Placebo-Effekt sein, wenn jemand Gottes Segen erwartet (oder das nocebo, wenn jemand Gottes Zorn und Bestrafung erwartet!)“[96]

Im zweiten Buch der Könige im Alten Testament wird uns die

94 Siegmund, Georg, Wunderheilungen, in: Resch, Paranormale Heilung (1977), S. 571

95 Kuby, Faith and the Placebo Effect (2001), S. 217

96 Dossey, Healing and the Mind, S. 83

Geschichte von Hiskija erzählt, der dem Tod nahe war. Der Prophet Jesaja verkündete ihm vom Herrn, er möge sein Haus bestellen, denn er werde sterben. „Da drehte sich Hiskija mit dem Gesicht zur Wand und betete zum Herrn: Ach, Herr, denk daran, dass ich mein Leben lang treu und mit aufrichtigem Herzen meinen Weg vor deinen Augen gegangen bin und immer getan habe, was dir gefällt. Und Hiskija begann laut zu weinen. Jesaja hatte aber die innere Stadt noch nicht verlassen, als das Wort des Herrn an ihn erging: Kehr um, und sage zu Hiskija, dem Fürsten meines Volkes: So spricht der Herr, der Gott deines Vaters David: Ich habe dein Gebet gehört und deine Tränen gesehen. Nun heile ich dich. Übermorgen wirst du zum Haus des Herrn hinaufgehen; zu deiner Lebenszeit will ich noch fünfzehn Jahre hinzufügen."[97]

Im Neuen Testament heißt es (Markus 11,20-23): „Jesus sagte zu ihnen: Ihr müsst Glauben an Gott haben. Amen, das sage ich euch: Wenn jemand zu diesem Berg sagt: Hebe dich empor, und stürz dich ins Meer!, und wenn er in seinem Herzen nicht zweifelt, sondern glaubt, dass geschieht, was er sagt, dann wird es geschehen." Und er spürt, dass ihn jemand berührt hat und sagt zu der niedergesunkenen Frau: „Meine Tochter, dein Glaube hat dir geholfen. Geh in Frieden! Du sollst von deinem Leiden geheilt sein." (Markus 5,34)[98]

„Man muss bloß daran glauben", sagen die Leute. Ist das so einfach – einfach glauben? Blinder Glaube? Man kann ihn nicht erzwingen, aber wenn er vorliegt, öffnet die Möglichkeit, dass wahr wird, was wir glauben, weite Horizonte. Der Glaube ist zweifelsohne ein wichtiger Bestandteil der Placebo-Reaktion, doch die Stärke seiner Wirkung ist nicht die Stärke des Glaubens an die Medikation, weil praktisch eine unbegrenzte Zahl von Variablen mitspielt.

Auch bei der Hypnose, bei Telepathie und Psychokinese ist der Glaube entscheidend. Die Psi-Forschung hat Unterschiede gefunden: Die „sheep" oder Schafe, wie man die an Psi Glaubenden nannte, schneiden besser ab als die „goats", die Böcke, also die Skeptiker.

---

97 Die Bibel, S. 568 (20,1-7)
98 Ebd., Neues Testament, S. 79/66

Guy Lyon Playfair meinte: „Die einzige Hypothese, die allen Fakten zu entsprechen scheint, ist die, dass man Glauben an etwas haben muss. Es kann der Patient sein, der Heiler oder Hypnotiseur oder sogar ein Dritter. Der Glaube kann sich auf Gott richten, auf Jesus, den Großen Geist – fast alles Vorstellbare. Er kann sich auch ganz einfach auf den Arzt und seine Pillen richten und auf nichts sonst. Wunder, so scheint es, geschehen bloß durch einen festen Glauben an ihr bevorstehendes Eintreten."[99] Wie oft blockieren wir uns unnötigerweise durch die Annahme, etwas sei unmöglich!

Norman Vincent Peale verkaufte vor über fünfzig Jahren zwanzig Millionen Exemplare von seinem Buch „The Power of Positive Thinking". Er gab die Parole aus: „Nicht Glaube an Gott, aber Glaube an den Glauben." Das positive Denken war ein starker Trend und weckte das Interesse am Placebo, dessen Effekt noch 1997 einfach mit dem Positiven Denken gleichgesetzt wurde. Doch damit kam durch die Hintertür wieder das Schuldgefühl ins Spiel. Mir geht es nicht besser, weil ich nicht positiv genug denke! Norman Cousins meinte 1979, die Bewegung des Positiven Denkens hätte vielleicht mehr Schaden angerichtet als Gutes getan. Man vergisst, dass der Glaube an den Glauben leicht zu einem Glauben an die Machbarkeit wird, der in dieser Gesellschaft vorherrscht.

„Seeing is believing", sagen die Engländer: Wer sieht, der glaubt. Doch man kann den Spruch auch umdrehen: Wer glaubt, der sieht. Er sieht die Heilung und die Rettung. Doch vielleicht wird der Glaube „erst dann ein wirksames Heilmittel, solange er nicht als Glaube erkannt wird"?[100] Glaube sollte, um wirksam zu werden, blind sein und nicht einmal um sich selber wissen. Er muss da sein, unreflektiert und machtvoll. Herbeizaubern und beschwören lässt er sich nicht.

Aberglaube, laut Goethe die „Poesie des Lebens", sorgt ebenso wie der Glaube für den Placebo-Effekt. Er hat sich heute bei riskanten, nicht kalkulierbaren Tätigkeiten erhalten, etwa im Sport. Talismane und Ausrüstungsgegenstände, die bei einem Sieg oder einer guten

99 Playfair, S. 255
100 Schmid, Tod durch Vorstellungskraft (2000), S. 174

Leistung getragen wurden, sollen weiterhelfen. Die richtige Startnummer hilft, eine Münze im Schuh oder ein Billett der Verlobten. Früher hätte man das einfach „psychologische Wirkungen“ genannt. So werden neue Kräfte freigesetzt.

Das Wissen

Ein Wunder zeigt, wie tief der Glaube war. Doch aus dem magischen Kreis des Glaubens darf man nicht mehr hinaustreten, sonst ist man verloren. Alles rinnt einem durch die Finger; das Wissen zerstört den Placebo-Effekt. Erst wenn wir diesen – also die Selbstheilung – für normal halten, die Grenzen also hinausschieben, sind wir immun gegen das Wissen. Wer Herkunft und Geheimnis der Täuschung kennt, überwindet die Täuschung. Zerstörerisch aber ist der Gedanke: Eigentlich kann es nicht funktionieren; eigentlich hätte es gar nicht funktionieren können.

Playfair hat eine Geschichte erzählt, in der Glaube durch Wissen abgelöst wird, was alles zerstört. Es muss Mitte der 1950er Jahre gewesen sein, als der Arzt Albert A. Mason auf einen 16-jährigen Jungen mit der Hautkrankheit *Ichthyosiform erythroderma* traf. „Das machen wir mit Hypnose“, sagte Mason, und der Befall der Haut an einem Arm verschwand restlos. Ein Kollege sagte später fassungslos zu Mason, er solle sich doch einmal in der Fachliteratur informieren; die Krankheit gelte als unheilbar. Die Heilung des Jungen war dauerhaft, aber vier Jahre später gelang es Mason nicht mehr, ihn zu hypnotisieren, und er scheiterte desgleichen an acht ähnlichen Fällen. Es gelang ihm nie mehr, einen Fall von Ichthyose zu heilen. Man kann nur vermuten: Der Arzt meinte, etwas Unmögliches vollbracht zu haben, und das lähmte sein Vertrauen in sich.

Ähnlich die Episode um den Bettler Schang K’iu K’ai aus dem „Buch von Lieh-Tsü“, der im 4. Jahrhundert vor Christus lebte. Zwei Abgesandte des reichen Herrn Fan kommen zu ihm und brüsten sich, sie könnten Tote wiedererwecken und Arme reich machen. Sie machen sich lustig über den Bettler und versprechen ihm schließlich hundert Unzen Silber, wenn er sich über eine Felswand hinunterstürze. Der Bettler überlebt unbeschadet, holt noch eine Perle aus einem Fluss und geht durch Feuer, ohne Schaden zu nehmen.

Herr Fan ist verblüfft. Sie hätten ja nicht gewusst, dass er Tao besitze und sich eigentlich nur über ihn lustig gemacht. Was sei sein Geheimnis? Schang K'iu K'ai sagt: Er habe den beiden Abgesandten geglaubt, dass sie Tote erwecken könnten und ihn reich machen würden, sein Geist sei EINS mit den Dingen gewesen, und die Materie hätte ihm keinen Widerstand entgegengestellt. Wenn er jetzt aber bedenke, dass die Abgesandten ihn belogen hätten, erschrecke er: Er werde nie wieder im Leben sich Felsen, Wasser und Feuer unbefangen nähern können.[101]

Im deutschen Sprachraum haben wir als Illustration die Ballade „Der Reiter und der Bodensee" von Gustav Schwab: Der Reiter prescht dahin, reitet bald in der Dunkelheit über recht glattes, unbesiedeltes Land, und dann erspäht er ein Licht und fragt ein Mädchen, wann der Bodensee käme? Und er erfährt, er habe ihn, der zugefroren war, soeben überquert. „Da seufzt er, da sinkt er vom Roß herab, / da ward ihm am Ufer ein trocken Grab." Ein Autor landet einen Sensationserfolg, ein Sportler schafft einen für unmöglich gehaltenen Rekord … aber dann kommen die Selbstzweifel, und der Glaube an sich selbst ist dahin.

Wissen kann auch Ohnmacht sein. Wer das Falsche weiß, ist infiziert und kann das Wissen nicht mehr abschütteln. Es hat ihn durchtränkt. Er ist nicht mehr naiv. Etwa: Ich weiß, dass mein Partner mich betrogen hat. So sagt ja auch Josef K. in Kafkas Roman „Das Schloss": „Freilich, unwissend bin ich, die Wahrheit bleibt jedenfalls bestehen, und das ist sehr traurig für mich; aber es hat doch auch den Vorteil, dass der Unwissende mehr wagt … dem Unwissenden scheint alles möglich."[102] Der Unwissende ist irgendwie frei.

Wie viele Menschen erfuhren beim jährlichen Checkup von einer Ge-

101 http://sacred-texts.com/tao/tt/tt05.htm

102 Kafka, Das Schloss (1964), S. 84

schwulst oder einem Leiden, das womöglich noch Jahre nicht weiter gestört hätte, ließen sich operieren und lebten dann mit den Folgen. Die „Cochrane Collaboration", eine Vereinigung unabhängiger Medizinexperten, kam 2012 nach der Sichtung von vielen Studien mit 182.000 Patienten über neun Jahre hinweg zu dem Schluss, dass Vorsorgeuntersuchungen, die jährlich Milliarden kosten, keinen Einfluss auf die allgemeine Sterblichkeit haben. Sie führen eher zu einem manchmal schädlichen Wissen. Wer gesund ist, der freue sich.

Aber die Autorin mit dem Sensationserfolg und der Sportler mit dem Rekord wussten etwas, was sie nicht wussten, und sie verloren ihre Naivität. Doch Heinrich von Kleist bricht in seiner Parabel „Über das Marionettentheater" eine Lanze für das Wissen: Er setzt höchste Naivität mit höchstem Wissen gleich, wie überhaupt die Extreme sich begegnen. Bei ihm verliert ein 16-jähriger graziler junger Mann seine Anmut, weil er sich seiner Bewegungen zu sehr bewusst wird. Der Marionettenspieler erinnert daran, dass diese Grazie sich wieder einfinden werde, wenn „die Erkenntnis gleichsam durch ein Unendliches gegangen ist". Sie sei in der Marionette ohne Bewusstsein vorhanden oder aber in einem Gott, dem totalen Bewussstsein.[103]

Wenn man etwas erlernt und das Wissen hat, braucht man keinen Glauben mehr. Man glaubt an sich und nennt es nicht einmal Glauben: Man weiß: „Knowing, not thinking!", lehrte der indische Weise Krishnamurti. Und im Buch von Richard Bach über die Möwe Jonathan sagt dieser ihr Lehrer Ciang, als Jonathan vergebens versucht, sich woanders hin zu denken, er möge den Glauben vergessen.[104] Fürs Fliegen habe er ihm nicht geholfen, der Intellekt habe genügt. Es habe genügt, zu begreifen. Dann weiß man, dass man es kann. Es gibt keinen Zweifel mehr. Man weiß, anstatt zu glauben.

Für das Placebo-Problem tut sich da eine Lösung auf: Wenn sich überall das Wissen verbreitet, dass die Selbstheilung ein Faktum ist und Heilung unweigerlich eintreten wird, dann ist man über den Glauben hinaus. Alles wird klar. Die Patienten würden nicht immer ängst-

---

103 Kleist, zweiter Band (1977), S. 3459

104 Bach, Il gabbiano Jonathan Livingston (1973), S. 69

lich darauf schielen, eine Rezept ausgefertigt zu bekommen. Das Gespräch wäre genug, einer Pille bedürfte es dann nicht mehr.

Es bleibt ein Widerspruch: Ist es besser, tief zu glauben und sein Schicksal in die Hände eines Heilers oder einer Heilerin zu legen – oder ist es besser, sich selbst Verantwortung zuzuschreiben, an sich zu glauben? Ein aktiver Patient, denkt man sich, hat vielleicht bessere Aussichten, geheilt zu werden.

Die Erwartung, dass es mir besser gehen wird, ist auch Ausdruck eines gewissen Wissens. Sie spielt bei der Placebo-Reaktion auch eine Rolle.

Die Erwartung

Erwartung spielt bei der Schmerzlinderung durch Placebo eine große Rolle. Schmerzmittel sind weitaus weniger wirksam, wenn sie „verdeckt" gegeben werden. Dem Patienten zu sagen, dass er nun einen „painkiller" bekomme, führt immerhin zu einer Wirkung, die sechs bis acht Gramm Morphium entspricht. Patienten mit höheren Erwartungen erleben mehr Linderung. Anscheinend wirken Placebos und Antidepressiva auf ähnliche Bereiche im Gehirn.

Es gibt wenige Studien zum Thema Erwartungen und Placebo-Effekt, obwohl dies eine entscheidende Rolle spielt. Die Erwartungen im Grundgerüst hat das „blancierte Placebo-Design": Der erste Patient erwartet Verum, bekommt Verum; der zweite erwartet Placebo, bekommt Verum; der dritte erwartet Placebo und bekommt Placebo; der vierte erwartet Placebo und bekommt Verum. Was geschieht?

Wer erwartete, eine hohe Dosis Nikotin zu bekommen, dafür eine Zigarette ohne Nikotin erhielt, spürte einen dahingehenden Placebo-Effekt; wer eine Zigarette ohne Nikotin erwartete, aber eine mit der Substanz bekam, bei dem reduzierte sich der Nikotin-Effekt.[105]

105 Benedetti, S. 69/140

In einem Buch über Fetischismus in Westafrika heißt es: „Der Heide, bewaffnet mit seinem Fetisch, fühlt sich stark. Er glaubt an ihn; er hat den Glauben, dass er ihm helfen wird. Er kann es sehen und fühlen. Er geht ans Werk, inspiriert mit dem Vertrauen auf den Erfolg. Dieses Vertrauen nimmt einen großen Teil des Kampfes im Leben ein." Ein Versagen wird mit einem Fehler bei der Handhabung der Instruktionen erklärt; beim nächsten Mal wird er alles richtig machen.[106]

Je höher die Erwartung, desto größer der Effekt: Diese Annahme trifft zu. Allerdings lauert um die Ecke schon wieder die Gefahr: Zu hohe Erwartungen können enttäuscht werden, was einen in die Krise stürzen lässt. Erwartungen und die Ausschüttung von Endorphinen ist laut Evans dasselbe. Allerdings gilt, was auch für den Glaube zutrifft: Am besten weiß man nichts von seinen Erwartungen. Am besten hat man sie (*als hätte man sie nicht*, wie es über das Tao heißt). Es zeigt sich obendrein, dass Selbstauskünfte trügerisch sind. „Bewusste mentale Prozesse müssen überhaupt nicht verhaltensrelevant sein", zeigt laut Bundesärztekammer die Selbstregulationsforschung.[107] Man weiß nicht richtig, was in einem passiert.

Ärzte sollen „Erwartungsvertrauen" einflößen. Das gelingt, auch wenn es nicht so sein soll wie in einer Studie, bei der es um zehn Bilder von Menschen ging, die mit maximal + 10 (Erfolgstypen) oder – 10 (Versager) bewertet werden konnten. (Die Bilder ließen den Schluss nicht zu, sie waren neutral.) Nun sagte man zwei Versuchsleitern, es gehe nur um die Wiederholung einer vorherigen Studie; einer erfuhr, seine zehn Bilder wären zuvor mit + 5 bewertet worden, der andere, das Ergebnis hätte – 5 gelautet. Und zwei Drittel der Teilnehmer folgte den Versuchsleitern. Dazu hieß es: „Das verblüffende Ergebnis war, dass der 'Versuchsleiter' seine Erwartungen sehr rasch übermittelte. Sie wirkten sich schon auf die erste Antwort der Versuchsperson aus – was besagt, dass sie sich mitteilen müssen, während der Leiter grüßt, sich hinsetzt und die Instruktionen vorliest." [108] Vielleicht doch Telepathie?

106 http://sacred-texts.com/afr/fiwa/fiwa10.htm
107 Bundesärztekammer, S. 58
108 Frank, S. 172/173

Unsere Erwartungen werden dabei auch durch die Beobachtung der Erwartungen anderer beeinflusst. Beim Placebo-Effekt und bei der Heilung haben wir es immer mit einer Wechselwirkung biologischer und kultureller Faktoren zu tun. Auch wenn jeder alleine mit seinen Beschwerden auf dem Stühlchen im Wartezimmer sitzt, ist er doch eingebettet in seine Welt und nimmt die anderen Menschen wahr, orientiert sich an ihnen.

Die Konditionierung

Ein Placebo wirkt im Anschluss an eine wirksame medikamentöse Therapie weitaus besser – Erwartung ist so etwas wie Konditionierung. Die Konditionierungs- und die Erwartungstheorie (der Glaube an die Zukunft) schließen einander nicht aus. Für den Körper ist die Erwartung eine Konditionierung, wie auch die Bundesärztekammer betont. Die Pille ist ein unkonditionierter Stimulus, der mit einer Reaktion gekoppelt wird. So kommt es zu einer unbewussten Lernerfahrung.

Es gibt Ärzte, die die Konditionierung für wichtiger als die Erwartung halten. Kinder mit Asthma reagieren, wenn sie ihre Bronchodilatatoren begleitet von Vanilleduft einnehmen, schon positiv, wenn sie ein Placebo mit Vanilleduft erhalten. Der berühmteste Versuch stammte von Pawlow, der Hunden ihr Essen gab und dies mit einer Glocke untermalte; später reichte die Glocke allein, um den Speichelfluss anzuregen. Der konditionierte Stimulus (CS) wäre die Glocke, die den unkonditionierten Stimulus (US), das Essen, begleitet; hinterher sorgt CS allein für Reaktionen: Für die konditionierte Antwort (CR). Konditionierung wird am besten als eine Quelle des Glaubens gesehen.[109]

Wenn man erst ein Mittel erhält, das wirksam ist, und am nächsten Tag ein Placebo, ist die Wahrscheinlichkeit hoch, dass es ebenso

109 Evans, S. 87

gut wirkt. Bei Angina pectoris kann das sechs Monate so bleiben, bei Arthritis-Schmerzen auch dreißig Monate. Bei der Chemotherapie, wie aus Essen bekannt wurde, kann man auch wochenlang Kortikoide geben, dann ein Placebo, und die Zahl der weißen Blutkörperchen sinkt weiter. Der Körper hat gelernt.

Ist das nun eine Konditionierung oder die Erwartung? Konditionierung ist wohl die Erwartung des Körpers. Dreht man allerdings die Reihenfolge um, kann man damit rechnen, dass auch das „Verum“ ins Leere läuft. Psychologische Erwartungen und eine Konditionierung sind vermutlich nicht zu trennen. Dennoch kann man nicht pauschal sagen, dass das klassische Konditionierungsmodell auf den Placebo-Effekt zutrifft; vielleicht gilt es nur für den Placebo-Effekt in Bezug auf biomedizinische Behandlung, den ersten der vier von Johansson und Lyncøe genannten. Die klassische Konditionierung erklärt Effekte bei Schmerz, Depression, Parkinson und dem Immunsystem.

Die Vorstellungskraft

Im Januar 2015 erschien ein Band mit dem Titel „Vorstellungskraft“, der Beiträge zu Kulturkritik und Mediengeschichte enthält. In der Einleitung schreiben Siegfried Mattl und Christian Schulte: „Zum Komplex Vorstellungskraft gehören neben dem Begriff der Einbildungskraft auch die Kategorien ‘Phantasie‘ und ‘Imagination‘, die bis ins 18. Jahrhundert weitgehend gleichbedeutend sind und im deutschen Idealismus semantisch ausdifferenziert werden. Vorstellungen, mentale Bilder werden entsprechend als Effekte der Einbildungskraft begriffen. Vorstellungskraft begegnet man heute indes vor allem in psychologischer Ratgeberliteratur, der es um eine Optimierung der Kreativität zu tun ist.“[110]

110 Mattl/Schulte, Vorstellungskraft (2014), S. 9

Schon im 16. Jahrhundert berief sich Paracelsus auf drei „Ecksteine“ seiner „Magia naturalis“: Das Gebet, den Glauben und die „Imagination: wenn die selbige in unsrem Gemüt recht angezündet wird, kann sie mit dem Glauben leicht überein kommen.“[111]

Schon in einem Bericht des Biologen de Jussieu (1748-1836) über den Magnetiseur d'Eslon, einem Schüler Mesmers, heißt es: „Die übrigen Kommissäre haben ebenso wie ich selbst mehrere Wirkungen beobachtet, welche allein von der Imagination abzuhängen scheinen. Allein auch die Magnetiseure verwerfen die Imagination nicht völlig.“ … Die Bewegungen hingen … „gewiss von einer heftig erregten Einbildungskraft ab“[112]. Manche Autoren meinen, dass in der Frühzeit des Menschengeschlechts die „Einbildung“, dass etwa ein Fremdkörper ein inneres Leiden verursacht habe, die häufigste Ursache für seelische Erkrankungen darstellte. Aber auch später gab es Menschen, die man nicht von ihrer Überzeugung abbringe konnte, sie hätten einen Frosch oder eine Schlange verschluckt, die nun im Inneren ihr Unwesen trieben.[113]

Einbildung sei auch Bildung, spottete der Volksmund, und die „Einbildung“ wurde oft verteufelt oder instrumentalisiert, um den Gegner zu diffamieren. „Alles bloß Einbildung“, das haben Tausende Menschen hören müssen, die naiv ein paranormales Erlebnis berichteten. „Blühende Phantasie“, heißt es dann.

Um die Vorstellungskraft konkret umzusetzen, soll man sich den geglückten Ausgang vorstellen, als ob er bereits eingetreten wäre, raten viele Weisheitslehren. Als Jesus von der Kraft des Glaubens sprach, der einen Felsen ins Meer stürzen lasse, ergänzte er noch: „Bei allem, um was ihr betet und fleht, glaubt, dass ihr empfangen habt, und es wird euch zuteil werden.“[114] Klarer ist das in einer anderen Übersetzung: „…glaubt nur, dass ihr es schon erhalten habt, dann wird es euch zuteil.“ Die Identifikation muss aber konkret sein: Ein Bild oder ein

---

111 In: Werke, Band 5 (2010), S. 134

112 Schneider, Der animale Magnetismus (1950), S. 223/226

113 Baur, S. 37

114 Bibel, NT

Wort, ein Name. Harald Walach erwähnt in seinem Buch eine Heilerin, die, nach dem Rezept für ihre Erfolge gefragt, antwortete: „Ich stelle mir vor, wie es sein soll, und so wird es dann.“[115]

In dem Buch „Illusionen“ des amerikanischen Autors Richard Bach sagt der „Messias“ Don dem Erzähler: „Den Glauben kannst du vergessen. Er dient dir zu Null. Was man braucht, ist die Vorstellungskraft … dann ist dir alles möglich.“[116]

Die Vorstellungskraft ist die Grundlage des geistigen Heilens. Ihre Beherrschung, erklärte einmal William Brugh Joy, sei der wesentliche Kern aller alten Mysterienschulen und aller hermetischen Lehren. Man nennt sie auch Visualisierung, und sie erfordert „eine hervorragende Beherrschung jener Teile des Geistes, welche Objekte, Ideen und Ereignisse zu erschaffen vermögen. Sie ist eine ererbte Fähigkeit des menschlichen Bewusstseins, die nur wenige Menschen für sich beanspruchen und noch wenigere jemals beherrschen. Dass sie funktioniert, ist nicht zu leugnen.“

Daher wirbt er für die Visualisierung: Man solle sich visuell vorstellen, „wie die Krankheit sich tatsächlich bessert, wie sie immer weiter zurücktritt und schließlich durch normales, gesundes Gewebe ersetzt wird. Kümmern Sie sich nicht darum, wie dieser Vorgang geschieht. Der Körper selbst weiß, wie er die Krankheit beseitigen kann, auch wenn Ihr Bewusstsein es nicht weiß. … Sprechen Sie zu Ihrem Körper. Erklären Sie ihm, dass Sie alles tun wollen, was nötig ist, um ihm bei der Heilung zu helfen, und er wird sich selbst heilen. Ihr Körper wird Sie heilen!“[117]

Es wird und man wird, was man sich vorstellt. Schauspieler werden zu ihrer Rolle. Menschen, die andauernd „Tölpel“ gescholten werden, stolpern dann auch. „Give a dog a bad name and hang it!“, heißt es in England: Gib einem Hund einen schlechten Namen, und du kannst ihn gleich aufhängen! Vielleicht lässt sich das auch umdrehen. Vor über

115 Walach, S. 183
116 Bach, Illusioni (1989), S. 115
117 Brugh Joy, S. 168/176

hundert Jahren glaubte man in den USA, wenn jemand vor dem Spiegel ein lächelndes Gesicht zeige, werde sich sein seelischer Habitus verändern; und eine aufrechte Haltung, lange eingeübt, könne den Geist beeinflussen. Der Karlsruher Graphologe Hermann Ritter meinte in den 1930er Jahren, wenn man seine Schrift verändere, dass sie selbstbewusst wirke, müsse sich unweigerlich die Lebenseinstellung ändern.[118]

Gedanken sind Dinge. Wenn jemand eine „Trugwahrnehmung" hat, reagiert das Gehirn wie bei einer echten Wahrnehmung. Auch „elektrische" Wirkungen sind belegt. Schon 1860 hat man Experimente angestellt, die zeigen, dass die Vorstellungskraft ebenso wirkt wie ein „wirkliches Geschehen".

Über ein solches des französischen Professors Jakobsen heißt es: „Der mit geschlossenen Augen daliegenden VP [Versuchsperson] wird eine Elektrode auf eine beliebige Stelle des rechten Armes gelegt, die angeschlossen ist an ein Galvanometer mit Verstärkeranordnung. Alsdann wird der VP aufgegeben, sich auf den bloßen Gedanken zu konzentrieren, sie beuge den rechten Arm. Bei Eintritt dieser Vorstellung zeigte das Galvanometer elektrischen Strom an. Es trat jedoch kein Strom auf, wenn VP ihre Vorstellung auf die Bewegung anderer Körperteile richtete. Dagegen wurde der Strom erheblich stärker, wenn eine auch noch so schwache tatsächliche Beugung des Armes ausgeführt wurde, wie es ja in der Natur der Sache liegt."

Auch der Pendel reagiert zielsicher auf Gedanken. Der „Chevreulsche Pendel" stammt von Michel Eugène Chevreule (1786-1889), und sogar Sir Francis Galton, ein englischer Naturforscher, hat es ausprobiert. Man hänge einen Ring an einen Seidenfaden, halte diesen möglichst ruhig und denke, das Pendel möge nach links oder rechts ausschlagen – und es wird es zuverlässig tun.[119]

118 Schrödter, Grenzwissenschaftliche Versuche (1979), S. 53
119 Ebd., S. 67-69

Die Bedeutung

„Der Mensch und seine Gesellschaften konnten alle möglichen Schrecknisse überwinden, außer dem Zustand der Bedeutungslosigkeit.“ Das sagte einmal Carl Gustav Jung und betonte: „Man muss immer dem Gedanken und dem Gefühl folgen, das dir den größten Gehalt von Bedeutung gibt: Du musst dich durch die Bedeutung führen lassen.“ Der Schweizer Psychiater sagte einmal, ein Drittel seiner Patienten leide nicht unter einer definierbaren Neurose, sondern unter der Sinnlosigkeit und Ziellosigkeit ihres Lebens.

Er meinte zudem, Bedeutungslosigkeit hemme die Fülle des Lebens und sei gleichbedeutend mit Krankheit.[120] Eine Neurose war für ihn das Leiden einer Seele, die ihre Bedeutung nicht gefunden habe. Bedeutung mache eine Menge Dinge erträglich – „vielleicht alles“. Das Unbewusste des Menschen war für ihn ein Bild der Ganzheit. Es ist der sprechende Körper und das Medium der Gottheit. Indem man es zu Bewusstsein bringt und aktualisiert, schafft man für sich selbst die Bedeutung des Lebens.

Belastend sind Ereignisse des Lebens ja nicht von vornherein; es ist die Bedeutung, die ihnen der Mensch gibt. Wenn man eine Krankheit als Zeichen nimmt, so würde die Zeichentheorie sagen, dass sie zwei Bestandteile hat: Einerseits eine Spur oder Gravur, die „Präsenz“ der Krankheit in ihren Symptomen; andererseits, auf einer anderen Ebene, ihre „Funktion“, ihre Position innerhalb einer symbolischen Ordnung, also ihr Sinn oder ihre Bedeutung.

Einer Sache eine Bedeutung zusprechen, heißt, ein Zeichen mit seiner eigenen Zeichenwelt abzugleichen und eine Übereinstimmung zu finden. Die Frage nach dem „Warum“ wird beantwortet. Der Arzt oder die Ärztin macht einen Vorschlag, und wenn dieser mir schlüssig erscheint, habe ich eine Erklärung für mein Leiden – die Bedeutung ist da.

---

120 Jaffé, The Myth of Meaning (1966), S. 12/146

In der Physik ist die Bedeutung „relevante Information". Sie hängt immer vom Kontext des Gesamtsystems ab. Die Bedeutung einer Information drückt sich also in der Reaktion oder Wirkung aus, die sie hervorruft. Die Menge an „Pragmatischer Information" (PI), die eine Nachricht beinhaltet, zeigt sich in ihrer Wirkung auf das System. Die „PI" besteht aus einem Verhältnis von Erstmaligkeit und Bestätigung, aus Autonomie und Reliabilität.[121]

Die Bedeutungstheorie ist die Semantik. Es geht um den Sinn oder die Tragweite einer Aussage – und auch eines Symptoms. Von den Opfern von Unfällen hört man oft, sie konstruierten sich eine Vergangenheit vor und nach dem Unfall: Vorher sei alles noch wunderbar gewesen. Die Akten zeigen dann, dass das nicht stimmen kann. Aber die Patienten versuchen, dem Geschehen eine Bedeutung zu geben; ihnen erklärt es plötzlich alles, was in ihrem Leben nicht stimmt. Das Faktum liefert keine Bedeutung. Eine Geschichte tut es, sie führt zu Kontrolle. Ich erkläre mir mein Leben auf meine Weise.

1996 definierte eine international besetzte Expertengruppe den Placebo-Effekt neu, wie erwähnt als Bedeutungs-Reaktion, und Harald Walach fasste ihren Einfall kurz so zusammen: „Placebo-Effekte sind solche therapeutischen Effekte, die aufgrund der Bedeutung zustande kommen, die eine Intervention für eine Person hat."[122] Darin steckt, dass der Placebo-Effekt individuell ist, weil jeder eine andere Bedeutung ausmacht, und dass er komplex ist. Außerdem rücken Begriffe wie Erwartungen, Hoffnungen und Suggestionen in den Mittelpunkt.

Carl Gustav Jung hat die „bedeutungsvollen Zufälle" (oder Zusammenhänge) eingeführt, seine Synchronizitäten. Sie bieten eine Verbindung zwischen Geist und Kosmos, ich hier innen und das dort draußen. Oder: Ich bin das Hier innen und gleichzeitig das Dort draußen. Etwas beschäftigt mich – und ich lese es in einem Buch, das ich zufällig aufschlage. Die Synchronizität galt Jung als vierte Kraft neben Raum, Zeit und Kausalität. Die Episoden werfen ein Schlaglicht auf das mögliche Verwobensein aller Dinge mit Allem und sind ein Bei-

121 Lucadou, Psyche und Chaos (1995), S. 139-144
122 Walach, Plazebo und Plazeboeffekte (2002), S. 333

spiel für das kosmische Angeordnetsein. Kausalität bricht alles auf diskrete Prozesse herunter, was man „spezifisch" nennen kann, während Synchronizitäten keinen Grund und keinen klaren Mechanismus haben. Da passiert etwas durch ein Zusammenwirken vieler Faktoren, es passiert einfach so, und die Bedeutung ist plötzlich da, kristallklar.[123]

Beeinflussbarkeit

Deshalb ist es wichtig, dass ein Patient vertrauensvoll ist und suggestibel, etwaigen Suggestionen zugänglich. Er sollte bereit sein, dem Behandlungsschema zu folgen und – in der Hypnose – sich auf die Suggestionen (oder Befehle) des Hypnotiseurs einlassen. Die Placebo-Wirkung erklärte man sich früher durch Suggestionen, und dann, ab 1980, setzte sich der Begriff „positives Denken" durch, denn Selbstsuggestionen könnten ja auch helfen.

Der Begründer der Autosuggestion war der französische Apotheker Emile Coué, der zu Beginn des 20. Jahrhunderts seine Methode in Europa populär machte. Er sagte: „Ich habe keine Heilkraft, nur Sie!" Gedanken seien bestrebt, wirklich zu werden, und wichtiger als unser Wille sei unsere Einbildungskraft. Man solle sich sagen: „Es geht mir von Tag zu Tag in jeder Hinsicht immer besser und besser." Um 1920 war Coué so bekannt, dass das Münchner Komiker-Paar Karl Valentin und Liesl Karlstadt ein Lied über ihn schrieb:

> Bei jeglichem Weltschmerz und Weh/ bewährt sich Methode Coué.
> Mach dir frohe, gesunde Gedanken,
> dann wirst künftig du nicht mehr erkranken;
> wirst gesund bald an Körper und Geist,
> was dir Coué in Nancy beweist.
> Bist du dick oder krank und gebrechlich,

123 Jaffé, S. 153

bist du dürr oder krank oder sehr schwächlich;
glaub an Coué, den Prophet.
Du wirst sehn, dass es Dir in jeder Hinsicht
von Tag zu Tag immer besser geht.[124]

Noch 1930 kannte man den Placebo-Effekt nicht. Da gab es „Kuren durch Suggestion", und eine, die uns heute unethisch vorkommen mag, nennt Edgar James Swift in seinem 1931 erschienenen Buch „The Jungle of the Mind". Der Arzt Charles Buchanan war zu einer Frau gerufen worden, die an einer angeblichen Rückenmarksinfektion litt und nicht mehr laufen konnte. Er untersuchte ihren Rücken und sagte plötzlich: „Stehen sie sofort auf und gehen Sie." Sie könne nicht, antwortete die Frau. „Sie können. Ich befehle es. Stehen Sie auf", und der Arzt bot seine Hand als Hilfe an. Und dann kam sie aus dem Bett, stand da, und auf eine Aufforderung des Arztes hin ging sie durch das Zimmer und sagte: „Ich wusste, dass Sie mich heilen können." Ein derartiger Befehl ohne das begleitende Vertrauen wäre ins Leere gegangen. Swift nennt dann noch eine sehr unethische Behandlung einer hysterischen gelähmten Frau: Ein Arzt erzählte ihm, er sei mit einem Kübel Eiswasser in ihr Zimmer gekommen und habe gedroht, er würde sie mit dem Wasser überschütten; sie rannte davon. Ein heilsamer Schock.

Suggestion nennt Swift auch den Fall einer Frau, die unter Schlaflosigkeit litt und vom Nachtkästchen ihre Pille holte, die ihr auch half – es war aber ein Hemdknopf gewesen, den sie zu sich nahm. Aber es ist interessant, eine andere, ältere Theorie zu hören. Wie hat man sich eine Placebo-Wirkung mittels Suggestion erklärt? In Bethel, im US-Bundesstaat Connecticut, war in der Kirche der Christen eine Heizung aufgestellt worden, was viele nicht guthießen. Es schien richtig, beim Beten zu frieren. Die neue Heizung stand, und zwei Damen wurden prompt ohnmächtig, anscheinend durch die Hitze und die stickige Luft. Doch die Heizung war nicht in Betrieb gewesen.

Swift schreibt, Suggestionen zu erteilen, heiße, sie in den Geist ein-

124 Valentin, Sämtliche Werke (2007), S. 218/219

zuschleusen, ohne dass sie ins Kreuzverhör genommen werden können. Es gebe ein „Arrangement der Ideen", die man „mentales Setting" nennen könne, und bei den Damen in Bethel ahnte das „Setting" Hitze voraus, erwartete sie geradezu – außerdem hielten sie es für falsch, eine Heizung eingebaut zu haben.[125] Beim Placebo-Effekt gibt es ein gedankliches Gerüst, dem die Fakten nichts anhaben können; so mächtig sind unsere Überzeugungen.

Überzeugungen: Das ist ein Begriff, der auch noch hierher gehört. Jemand bezeugt etwas und überzeugt einen anderen, der fortan eine Weile immun ist gegen Argumente von der anderen Seite. Es geht auch um Immunität, an der alles abprallt, was nicht ins System passt. So ist der Mensch. Er will sich seine innere Ordnung nicht durcheinander bringen lassen, und von der tiefinnersten Ordnung, die ohne sein bewusstes Zutun Heilung erwirkt, weiß er nichts.

„Leider", wird von der Bundesärztekammer vermerkt, „gibt es derzeit keine systematischen Untersuchungen, die die Rolle der Suggestibilität des Patienten, die Suggestionskraft des Arztes und die Schwere der Erkrankung mit Hinblick auf den Placebo-Effekt exploriert haben."[126] Das ist verständlich. Es gibt zwar Studien zu allem Möglichen, doch diese Fragen zu operationalisieren, ist wahnsinnig schwierig, und wer sollte das finanzieren? Die Pharma-Industrie bestimmt nicht.

Mit Suggestionen heilte der Berner Arzt Paul Dubois eine Patientin mit einer psychosomatischen Querschnittslähmung. Er nannte sein Vorgehen „Persuasionstherapie". Die Frau war nach einem Wortwechsel mit ihrer Köchin zusammengebrochen. „Etwas Ernstes? Aber keine Spur. Nur eine Nervenschwäche – als Folge der Aufregung. In drei Tagen sind Sie wieder auf den Beinen!" – Dann nahm er die Angehörigen beiseite und sagte ihnen: „Sie haben gehört, dass ich gesagt habe, in drei Tagen wäre sie wieder auf den Beinen. Genausogut hätte ich auch drei Wochen, drei Monate oder mehr sagen können, denn ich habe schon Querlähmungen gesehen, die Jahre gedauert haben. Es hängt alles davon ab, was für Ideen sich die Patienten in den Kopf

125 Swift, The Jungle of the Mind (1931), S. 152/53 – 164/65
126 Bundesärztekammer, S. 59

setzen. Achten Sie also darauf, dass Sie es als selbstverständlich betrachten, dass die Genesung innerhalb der festgesetzten Frist eintritt. Tun Sie aber nicht bloß so, als ob Sie daran glaubten. Das würde nichts fruchten. *Glauben* Sie es – glauben Sie es alle miteinander!“ Am dritten Tag konnte die Patientin das Bett verlassen und wieder laufen.

Eine Frau mit Schmerzen beeinflusste Dubois so: „Sie sind kräftiger geworden, und auch das Füßezittern hat aufgehört. – Welches Füßezittern? – Mit dem Sie aufgenommen worden sind. Belanglos. Gehört zu den Symptomen. Die stammen sozusagen alle aus der gleichen Werkstatt, und wenn wir auch nur das kleinste davon beseitigen können, dürfen wir uns Hoffnung machen, dass wir es schaffen, sie alle miteinander zum Verschwinden zu bringen. … Fassen Sie Mut!" Das war schlau und half. Die Frau wurde geheilt.[127]

Das Ritual

Heilen findet immer in einem „psychosozialen Kontext“ statt. Im Rahmen eines Rituals, das den Patienten alltäglich geworden ist, werden Hoffnungen geweckt und Erwartungen bestätigt. Das Ritual ersetzt die Routine. Veränderung wird möglich.

Das Ritual schafft eine geschützte Umgebung, in der die Zufälligkeiten und die Zufälle des Alltags keine Rolle spielen. Schon der Weg zur Praxis löst uns aus der gewohnten Welt, und dann ist die Tür hinter uns ins Schloss gefallen. Wir betreten einen weiß gestrichenen Flur, erreichen einen Tresen und werden von einer jungen Frau angelächelt, hinter der an der Wand medizinische Diplome ihres Chefs oder ihrer Chefin hängen. Man möge einstweilen im Wartezimmer Platz nehmen. Stille und gute Zeitschriften. In leichter Beklommenheit harren wir der Dinge. Wir sind mit unserem Leiden allein, das wir gleich schildern müssen, und was wird die Diagnose sein? Das führt zu einer gewissen

127 Shorter, S. 417

Strukturauflösung der Psyche, die bereit wird, sich beeinflussen zu lassen und Neues aufzunehmen.

Dann kommt der Aufruf. Eintreten in einem Raum, in dem hinter dem Tisch der Arzt oder die Ärztin im weißen Kittel sitzt, die uns die Hand gibt und lächelt. Jetzt kommt unser Part. Wir müssen unsere Rolle spielen: Die des Patienten, der etwas will.

Rituale in Pergamon und Paris

Rituale schaffen Bedeutung. Etwas Wichtiges vollzieht sich. 2400 Jahre vorher, in Pergamon und Epidauros, wurde der Kranke, der die Heilstätte – das Asklepieion – betrat, zu einem strengen Fasten angehalten. Manche waren schon nach zwölf Stunden geheilt, andere blieben vier Monate, und sie konnten in unterirdischen Sälen Musik hören, einem Theaterstück beiwohnen oder sich athletischen Übungen hingeben. Am Abend legte sich dann der Pilger oder Kranke im „Abaton" zur Ruhe, dem Inkubationssaal. Er sah Medaillons mit Heilgeschichten an den Wänden und Stelen, die von Wundern kündeten. So vorbereitet, konnte er hoffen, dass Asklepios (Äskulap) höchstpersönlich ihm im Traum erschien oder aber ein Hund oder eine Schlange: Das wäre ein gutes Zeichen. In Pergamon ging der Kranke einen dunklen Korridor entlang, und an jeder Öffnung erzählte er von seinem Leiden und erzählte seine Träume, worauf ihm eine mysteriöse Stimme Antwort gab.

Franz Anton Mesmer, der 1780 in Paris meist Frauen von nervösen Anfällen und Lähmungen heilte, praktizierte in einer weitläufigen Praxis an der Place Vendôme. In der Mitte eines Saals stand ein Holzbottich, aus dem magnetisierte Stäbe ragten. Die Kranken richteten diese auf ihre befallenen Körperteile und bildeten auf ein Zeichen hin eine magnetische Kette, indem sie sich gegenseitig mit den Spitzen der Daumen und Zeigefinger berührten.

„Mit wachsender Spannung und Erregung erwarteten sie das Erscheinen des Meisters. Durch die tiefverhängten Fenster drang spärlich gedämpftes Licht in den Raum, schwere Teppiche und Wandvorhänge verschlangen die seltenen Laute und erhöhten das Schweigen und die Erwartung. … Auf einmal drangen vom Nebenzimmer herüber sanfte Akkorde des Klaviers, ein leichter Chor oder Mesmers Glasharmonika, bald beruhigend, bald aufreizend, bis die Spannung gesättigt und zum Überlaufen geladen war. Endlich trat Mesmer herein, langsam, ruhig, ernst – und durch die Kette der Kranken zitterte die erste sichtliche Erregung.

Mesmer trug oft ein langes lila- oder purpurfarbiges Seidenkleid wie ein Priester oder Magier und schritt langsam auf die schweratmende, bebende Kette zu, befragte leise den einen nach seinem Befinden, bestrich den andern mit seinem Magnetstab, während er seinen Blick tief in die Augen des Patienten versenkte. Einen berührte er überhaupt nicht, sondern zog in einiger Entfernung von ihm Kreise und Striche in die Luft. Bald traf er einen Kranken, der bei seiner Berührung in eine Krise verfiel, zu schreien, zu stöhnen, zu schwitzen begann und alsbald brach oft plötzlich der Bann des erregten Schweigens. Die Krise sprang da und dort über. Hier wand sich ein Kranker in Krämpfen, dort begann ein hysterisches Lachen, während sie an anderen Stelle der Kette zu schreien begannen.“[128]

Völlig anders verlief das Heilritual bei den !Kung der Kalahari-Wüste. Der Giraffen-Tanz fing irgendwann an, die Trommeln erklangen, die Frauen sangen und Männer und Frauen tanzten. Wenn einer spürte, dass die Energie *num* in ihm stark zu werden begann, geriet er oder sie in einen außergewöhnlichen Bewusstseinszustand, in dem sie sich vergaßen. Das konnte auch erst am frühen Morgen geschehen oder irgendwann, und dann wälzten sie sich auf dem Boden und sprangen auf, gingen zu Zuhörern hin und legten ihnen die Hände auf, umarmten sie, und so wurden alle, die greifbar waren, geheilt. Die ganze Gemeinschaft wurde damit geheilt.

Im Abendland findet sich regelmäßig in Lourdes, in den Pyrenäen, eine Gemeinschaft ein, die es nach Heilung verlangt. Wie bei den Pil-

128 Schneider, S. 200/201

gerreisen des Mittelalters sind Vorbereitung und Aufbruch bereits Teil des Rituals, das mit kollektivem Beten im Zug und im Bus beginnt und in Lourdes selbst sich vollzieht: Gottesdienste und Besuche in der Grotte prägen den Tag, und Höhepunkt ist jeweils die Prozession, eine gewaltige ästhetische und emotionale Erfahrung.

Bestandteile des Rituals

Der Amerikaner Jerome D. Frank behandelte in seinem Buch „Persuasion and Healing" die Rolle des Rituals und hob seine Bestandteile hervor. Patient und Praktiker haben einen therapeutischen Mythos oder ein „Narrativ" gemeinsam, bei dem im Mittelpunkt ein „überredendes" therapeutisches Ritual steht. Eine starke gefühlsmäßige Bindung zwischen den beiden Akteuren überträgt Sicherheit und Verständnis und sorgt für Entspannung und Angstlösung. Wichtig sind dabei die „Insignien", die den Patienten von der therapeutischen Fähigkeit des Heilers überzeugen.

In vormodernen Gesellschaften war der Schamane der Heiler und wies sich durch Rasseln, Federn und eine Maske aus. In der Arztpraxis von heute beeindrucken der weiße Kittel, Diplome, ein Stethoskop (falls es noch zur Anwendung kommt) oder vielbändige Werke der Medizin im Konsultationsraum. Heute ist es eher der Monitor, auf dem die Daten des Patienten erscheinen; man weiß anscheinend alles über ihn. Doch darüber gibt es nur episodische Berichte, die Wirkung der „Insignien" ist nie erforscht worden.

Auch Praktizierende der Komplementärmedizin haben ihre Diplome und ihre Art, mit rituellen Vorgängen dem Patienten Sicherheit zu geben. Die Situation bei einem Therapeuten ist ja immer eine neue und verlangt Aufmerksamkeit, ist vielleicht auch mit leichter Angst verbunden. Die Veränderung des Aufmerksamkeitsfokus und eine neue Ebene der Wahrnehmung sind immer anregend: Endogene Opioide werden ausgeschüttet und Selbstheilungsprozesse treten leichter ein.

Das Gespräch steht im Zentrum. Symptome werden genannt und Fragen gestellt. Bei schamanistischen Behandlungen wurde dem Kranken ein Sündenbekenntnis abverlangt, und dann wurde die Sünde benannt, und wenn sie einen Namen hat, „kann der amtierende Medizinmann vorschriftsmäßig mit ihr verfahren“, schrieb Webster 1942.[129] In der Arztpraxis wird eine Diagnose gestellt; so bekommt die Krankheit einen Namen. Was bekannt ist, kann bekämpft werden.

Die Nosologie benennt Krankheiten nach dem Symptom, der Ursache, der Entstehung oder dem betroffenen Organ. Es sind weltliche Begriffe, keine religiösen, und sie verlassen sich weithin auf Sichtbares. Der „Agent der Krankheit“ und sein Ziel, ein Körperteil, werden benannt, und alles gilt in einem Vorher/Nachher, das natürlich als Kausalität verstanden wird. Die Benennung der Krankheiten, unsere Magie, zeigt allerdings das „Profil eines ‘reaktionären‘ Denkens, das leidenschaftlich an der Immobilität der Dinge hängt, um die prekäre Ordnung der Menschen zu garantieren“, wie Michel Foucault (in anderem Zusammenhang) schrieb.[130]

Die Benennung, die Dingfestmachung der Krankheit in einem Namen, schenkt dem Kranken Entspannung. Doch das ist auch unglücklich, denn so hält der Kranke seine Krankheit, die er „hat“, für etwas von außen, das ihm zugeflogen ist und worum sich auch jemand da draußen – der Arzt oder die Ärztin – kümmern solle und werde. Das ist zu einfach und lenkt von der eigenen Verantwortung ab.

Zur Zeit der Antike, schreibt etwa Susan Baur, „herrschte sogar ein Gefühl, jede Störung sei eine individuelle Kombination von schlechtem Klima, unausgewogenem Temperament, mangelnder Ernährung und emotionaler Belastung, so dass Hippokrates und viele nach ihm jeden Fall mit dem Namen des Patienten bezeichneten, statt mit einer Krankheit“.[131] So hält es auch die Homöopathie, welche die Einzigartigkeit jeder Krankheiten herausschält. Oder gibt es etwa, so wie es

129 Frank, S. 102
130 Foucault, Die Ordnung der Dinge (1974), S. 336
131 Baur, Die Welt der Hypochonder (1991), S. 110

eine Gesundheit gibt, auch nur *eine* Abweichung von ihr, in verschiedenen Ausprägungen?

Aber wir wollen hier einfach ein magisches Wort und eine Bekräftigung schwarz auf weiß. Das Rezept wird dann schriftlich ausgefertigt, der Patient hat etwas in der Hand. Er bekommt noch einen weiteren Termin und verlässt die Praxis beruhigt. Und ein unsichtbares Auge wacht über ihn: „Kommen Sie nächsten Montag wieder."

Das größte Ritual ist freilich die Vorbereitung auf die Operation. Die Befragung des Patienten, seine Einwilligung, die atemlose Spannung. Wenn man aus der Narkose erwacht, hat man es geschafft. Man ist ein neuer Mensch.

Die Magie der Versicherung

Ein Ritual kann einem Sicherheit geben. Sogar Orakel dienten diesem Zweck. Sie geben ja zweischneidige Antworten, die aber gerne im eigenen Sinne ausgelegt werden konnten. Sie rechtfertigten früher das geplante Verhalten und gaben Mut. Heute mag die Unterzeichnung eines Versicherungsvertrags diese Rolle erfüllen. Zwar ist ein solcher keine Garantie dafür, dass einem nichts passiert, aber man fühlt sich sicherer, als könnte einem nun nichts mehr passieren. Man riskiert vielleicht sogar mehr.

Die „Magie der Versicherung" könnte man auch einen Placebo-Effekt nennen. Eine Schweizer Altenpflegerin berichtete von einer Patientin, die immer wieder gestürzt war. Nachdem sie einen Alarmknopf erhielt, den sie um den Hals trug, stürzte sie nie mehr. Sie wusste, dass man sie finden könnte, und das gab ihr Sicherheit. Der französische Psychiater Jean-Louis Chassaing erzählte von gleich mehreren Patienten, die sagten, sie trügen das Beruhigungsmittel in der Tasche mit sich herum. Aber sie nähmen nichts davon; schon zu wissen, sie *könnten* zu der Arznei greifen, beruhige sie. Das ist interessant: Ein Placebo-Effekt ohne Zuführung einer Arznei, die in diesem Fall sogar eine echte Arznei ist.

Das mitgeführte Medikament gleicht hier einem Amulett oder Talisman, und so werden wir zur Magie zurückgeführt. Jurij Andréitsch Schiwago trifft mit dem Gewehr in Pasternaks Roman einen jungen Mann, anscheinend tödlich. Der Doktor macht sich Vorwürfe und entnimmt dem Opfer dann ein goldenes Etui, in dem, zusammengefaltet, der 90. Psalm aufbewahrt ist („Dein Walten zeige sich an deinen Dienern, an ihren Kindern deine Herrlichkeit!"), – und da stöhnt der Mann, Serjoscha, auf. „Die Kugel war am Amulett der Mutter abgeprallt, und das hatte ihn gerettet." Schiwago pflegt ihn und lässt ihn laufen.[132]

In Süditalien trägt man einen Korallenzahn um den Hals, um den bösen Blick abzuwehren, im Spätmittelalter baute man fratzenhafte Gesichter oder hässliche Fabelwesen in luftiger Höhe an gotische Kathedralen, damit sie böse Geister abwehren sollten. Man wird daran geglaubt haben.

Die Placebo-Agenten: Arzt und Ärztin

Der amerikanische Arzt Meyer-Bisch fragte sich einmal: „Sind wir nicht alle falsche Ärzte, die anscheinend falsche Krankheiten mit falschen Arzneien behandeln?"[133] Dass Ärztinnen und Ärzte in eine Krise geraten und ihr Rollenverständnis hinterfragen, kommt vor, ist aber nicht die Regel. Ärzte kennen ihren Wert.

„Denn ich bin der Herr, dein Arzt", sagt Jahwe zu Moses im zweiten Buch, das dessen Namen trägt. Im Alten Testament singt Jesus Sirach das Lob des Arztes: „Schätze hoch den Arzt, so wie er nötig ist; denn Gott hat ja auch ihn erschaffen! Von Gott erhält der Arzt die Weisheit, vom König erntet er Geschenke. Des Arztes Kunst erhöht sein Haupt, auch vor Fürsten darf er stehen."[134]

132 Pasternak, Doktor Schiwago (1989), S. 383
133 Jospe, S. 7
134 Die Bibel, Altes Testament, Jesus Sirach 38,1 ff, S. 1112

„Die Rolle des Arztes und des therapeutischen Settings spielt offensichtlich eine große Rolle für den Therapieerfolg und damit auch ganz wesentlich für den Placebo-Effekt“, heißt es in dem Band „Placebo in der Medizin“. Der Arzt und die Ärztin ist überaus wichtig, und vielleicht versteht sich dies ja von selbst, was erklären mag, weshalb „es kaum zusammenführende Forschung zu diesem Thema gibt“, wie die Bundesärztekammer weiter schreibt.[135] Es wird ja alles erforscht, was es zu erforschen gibt, aber die Rolle des Arztes und seines Umfelds nicht. Seltsam. Dabei gab es Versuche, seinen Einfluss in Zahlen zu fassen.

64% der Patienten des optimistischen Arztes, 39% derjenigen des kühlen, zurückhaltenden Arztes gesundeten in einer Studie von K.B. Thomas (1987). Zwei Gruppen zu je 100 Patienten waren gebildet worden, und in jeder wurden auch verdeckt Placebos gegeben. Jedem Teilnehmer der einen Gruppe sagte, wie es ausgemacht worden war, ein zuversichtlicher Arzt: „Es wird Ihnen besser gehen.“ Ein Patient in Gruppe zwei hörte von einem vorsichtigen Arzt: „Ich weiß nicht, was Sie haben.“ Das Placebo spielte keine Rolle; den Patienten des Optimisten ging es besser. „Der Arzt ist ein mächtiger therapeutischer Agent“, schloss Grant Thompson.[136] Das klingt besser, als ihn als ein Placebo zu bezeichnen. Als psychisch Kranke in einer Studie Tranquilizer bekamen, war der Erfolg bei 77% durch den begeisterten Psychiater gesichert, und nur 10% waren trotz eines pessimistischen Heilers gebessert.

Mythologie und Geschichte

Chiron oder Cheiron galt als Sohn des Kronos, der der Nymphe Philyra in Rossgestalt beiwohnte. Er gehörte zu den Zentauren, von denen er sich aber nicht nur durch seine Abstammung, sondern vor allem durch seine

135 Bundesärztekammer, S. 171

136 Grant Thompson, S. 54

Gerechtigkeit, Milde und Frömmigkeit unterschied. Er war unsterblich, Erzieher und Freund vieler Heroen, lehrte Heilkunde, Jägerei und Leierspiel. Ein vergifteter Pfeil des Herakles brachte ihm eine unheilbare Wunde am Knie bei. Damit wurde er der erste „verwundete Heiler" der Mythengeschichte. Um nicht ewig dahinzusiechen, trat Chiron seine Unsterblichkeit an Prometheus ab und ging freiwillig in den Hades.

Chiron brachte Asklepios oder Äskulap, dem Heilgott der Griechen, Medizin bei. Der Götterbote Hermes hatte den kleinen Äskulap mit einem Kaiserschnitt aus dem Leib seiner Mutter Koronis geholt. Der Vater war Apollo. Auch Äskulap wurde als mild und hilfreich angesehen und galt Homer und anderen Dichtern als ein sterblicher Held, der den oberen Göttern gleichgestellt war. Sein Ursprung wird bei einem in der Erde hausenden thessalischen Ortsdämon zu suchen sein, der aus der Tiefe, wie viele solcher Erdgeister, Heilung von Krankheiten und die Kenntnis von Zukunft heraufsandte. Den Heros Asklepios trifft, weil er Tote zum Leben erweckt, des Zeus' Blitzstrahl, was nicht unbedingt eine Strafe darstellt. Es entrückte ihn aus der sichtbaren Welt hinauf zu einem erhöhten Dasein.

Äskulaps Tochter Hygieia verkörpert die Gesundheit, ihre Schwester Panakeia das Heilen mit Pflanzen, und „Panazee" oder Panacée heißt das Allheilmittel, das man gerne hätte. Äskulap brachte die Träume. Zu ihm gehört die Schlange, die seinen Stab umwindet: Sie war der Erde nahe und symbolisierte die Heilung, das Ganzwerden durch den Kreis (wenn sie ihren Schwanz ins Maul nimmt) und das Neuwerden durch das Sich-Häuten. Während der Pest 293 vor Christus wurde eine dem Äskulap gewidmete Schlange von Epidauros nach Rom transportiert. Sie sprang vom Schiff, und da, wo sie gelandet war, baute man dem Äskulap eine Statue – heute ist das die Tiberinsel, und von Rom verbreitete sich der Kultus rasch über ganz Italien.

Auch der Hirsch galt als Totemtier des Arztes, und seine Symbolpflanze war die Zypresse. Sie sprachen von der Göttlichkeit des Ärztegeschlechts und seiner Glieder. Meist wurde die Kunst vom Vater auf den Sohn übertragen.

Hippokrates (460-370) schöpfte seine Wissenschaft aus den Heilungsberichten des Tempels, in denen der Heilschlaf stattfand. Er verließ dann den Tempel und heilte außerhalb, trennte also die Funktion des Arztes von der des Priesters ab. So führte er die Medizin zu seinen Grundlagen: Dem Kranken die Gesundheit wiedergeben und Leben erhalten. Dabei, vor allen Dingen: nicht schaden! Der Hippokratische Eid beginnt so: „Ich schwöre und rufe Apollon, den Arzt, und Asklepios und Hygieia und Panakeia und alle Göttinnen und Götter zu Zeugen an …"

Zur Zeit des Hippokrates half man Unheilbaren nicht. Der arabische Arzt Ar-Rasi, der um 900 praktizierte, hielt das für falsch. Er sagte zum Beispiel auch: „Ein Arzt soll immer seinen Patienten glauben machen, dass es ihm besser gehen wird, und ihm Hoffnung auf Heilung geben, wenn er auch selbst nicht so sicher über den Ausgang ist."[137] Er wusste, wie wichtig der Glaube ist.

Ein thrakischer Arzt sagte zu Sokrates, überliefert von Platon: „Zamolxis, unser König, der ein Gott ist, sagt es so: Man kann die Heilung des Körpers nicht durchführen ohne die Heilung der Seele; und hier mag nun die Ursache dafür liegen, dass innerhalb des Griechenvolkes der größte Teil der Krankheiten nicht mit Erfolg von den Ärzten bekämpft wird. … Denn in den gegenwärtigen Zeiten ist es ein unter den Menschen verbreiteter Irrtum, es ist ein Hamártema, dass man ein Ärztetum für möglich hält, das nur in getrennter Weise für eine dieser beiden Sachen, für die Beruhigung der Seele oder für die Gesundung des Leibes wirkt." Platon führt in seinem Werk „Charmides" aus: „So muss denn sie, die Seele, an erster Stelle und mit der äußersten Sorgfalt behandelt werden, wenn man will, dass sich der Kopf und der ganze Körper wohl befinden sollen."[138]

Dann kam Galén, der griechische Arzt Galenos, dessen 16-bändige „Methodi medendi" noch im Mittelalter Verwendung fand. 1500 Jahre betrachtete man sein Werk als das abschließende Wort. Jedoch wies es, wie man erst spät herausfand, beträchtliche Lücken auf, die von seinem Autor mühevoll und phantasievoll theoretisch gestopft worden

137 Hunke, Allahs Sonne über dem Abendland (1984), S. 153
138 Platon, Band I (1990), S. 298/299

waren. Es fehlte einfach die Bestätigung durch Obduktionen. Im alten Rom gab es eine Arzt-Ausbildung, die sechs Monate dauerte. Gute Ärzte verdienten damals enorm viel, bis zu 600.000 Sesterzen im Jahr (hundert Mal der Mindestlohn).

Bis zum 18. Jahrhundert wurden in Europa die Geisteskranken wie vom Teufel Besessene oder Verbrecher „behandelt", wogegen im Orient viele Krankenhäuser Nervenabteilungen besaßen, und in Cordoba existierten um die Jahrtausendwende fünfzig Krankenhäuser. Während der Äther als Betäubungsmittel 1846 in Boston erstmals erfolgreich erprobt wurde, kannten die Araber schon viele Jahrhunderte vorher eine Vollnarkose durch einen Schwamm mit Haschisch, Wicken und Bilsenkraut, und Kompressen mit Rotwein beugten der Eiterung von Wunden vor.

Die arabischen Ärzte waren berühmt, und nach dem vielbändigen „Continens" von Ar-Rasi war der „Kanon der Medizin" von Ibn Sina (genannt auch Avicenna, 980-1037) das einflussreichste Lehrbuch der Medizin.[139]

Der verwundete Heiler

Deepak Chopra zitierte eine junge Ärztin: „Denn inzwischen spüre ich, wenn ich Patienten von Angesicht zu Angesicht gegenüberstehe, dass ich sie *bin*. Das Gefühl, wir seien voneinander getrennt, verliere ich. (…) Ich kann sie verstehen, ohne Vorwurf. Und ich will, dass sie wieder gesund werden, denn ich selbst bin es, der gesund werden will."[140]

Wenn das Herz des Patienten schneller schlug (gewöhnlich beim Beschreiben von Erlebnissen, die Angstzustände auslösen), dann schlug das Herz des Psychiaters ebenfalls schneller. Das beobachtete Milton Greenblatt aus Harvard.[141] Es gibt diese „Identitätsdiffusion" und die

139 Hunke, S. 160
140 Chopra, S. 215
141 Lynch, Das gebrochene Herz (1977), S. 139

Übertragung von Zuständen zwischen Arzt und Patienten. Auch Arzt oder Ärztin benötigen Vorstellungskraft. Sie waren vielleicht selber einmal krank und wissen, wie sich das anfühlt.

„Nur der verwundete Arzt heilt", sagte Carl Gustav Jung. „Nur dem Arzt, der tief ins Leiden des Patienten hineingeht, gelingt eine Heilung." Er habe früh bei seiner Arbeit im Burghölzli gelernt, sagte er einmal seinem Freund Laurens van der Post, „dass ich es nicht schaffte – und niemand schafft es –, einen Patienten weiter zu bringen, als er sich selbst gebracht hatte." Der Arzt war weitaus wichtiger als die Methode, und, wie Jung gerne sagte, es werde sogar der richtige Mann, der die richtige Methode verwendet, schrecklich scheitern, wenn er zum falschen Zeitpunkt eingreife.[142]

Der Leidende könne seine (psychische) Krankheit zuweilen auf eine gesunde Person übertragen, deren Kräfte dann den Krankheitsdämon überwältigen. Das ist die Theorie der Psychoanalyse: Übertragung und Gegenübertragung gehören dazu, und der Psychiater muss die Angriffe und Emotionen des Patienten ausbalancieren und in sich aufbewahren und aufarbeiten. Der Therapeut muss die eigenen Wunden annehmen und sich seiner Verwundbarkeit bewusst werden, das trage zu einem Sinn von Ganzheit bei, was schließlich auf den Patienten übergehe und ihm gestatte, dasselbe zu erleben. Der gute Analytiker muss „im Kern seiner Person zureichend verwundet" sein, darf jedoch keine größeren psychopathologischen Folgen davongetragen haben, dann kann er heilen wie ein Schamane.[143]

„Jesus, der verwundete Heiler" hieß vor einigen Jahren der Vortrag eines an Jung geschulten Psychotherapeuten und Kapuzinerpaters. Nicht zufällig bekannte der Chirurg, der den verunglückten amerikanischen Neurologen Oliver Sacks nach seinem Beinbruch öfter besuchte, er wisse, wie das sei; er habe das selbst schon durchgestanden. Und Kollegen sagen: „Sie haben die Krankheit, aber wir sitzen mit im Boot."[144]

In der Novelle „Krankensaal sechs" von Anton Tschechow landet

---

142 Van der Post, A Walk with a White Bushman (1986), S. 312

143 Merchant, Shamans and other Analysts (2012), S. 6/162

144 Hahn, Sickness and Healing (1995), S. 246

der Arzt Andrej Jefimitsch durch ein „Missverständnis", wie er meint, in der Anstalt, um deren Insassen er sich lange Zeit eher nebenher gekümmert hatte. Er wird geschlagen, und dann tauchte „der furchtbare, unerträgliche Gedanke in ihm auf, dass alle diese Leute, die jetzt wie schwarze Schatten hier im Mondlicht lagen, jahrelang, einen Tag um den anderen, dies alles hatten erdulden müssen. War es denn denkbar, dass er durch mehr als zwanzig Jahre das nicht gewusst hatte und nicht hatte wissen wollen?" Plötzlich ist er, den sein Gewissen quält, der verwundete Heiler, und dann, am Abend des nächsten Tages, da ihm alles gleichgültig ist, stirbt Andrej Jefimitsch.[145]

Das Vertrauen

Hippokrates sagte einmal: „Das Vertrauen ist der Schlüssel zur Fähigkeit des Heilens." Was für ein Vertrauen ist gemeint? Es muss nicht nur das Vertrauen des Patienten in den Heiler sein, das am besten ein „Erwartungsvertrauen" ist, sondern auch dessen Vertrauen in seine eigenen Fähigkeiten. Die Bundesärztekammer nennt als wichtige Faktoren beim Arzt dessen Fachkompetenz, das therapeutisches Setting und sein Rollenverständnis. Wenn alles stimmt, tritt ein fast übernatürliches Vertrauen auf, wie bei Chopras Vater, der ebenfalls als Arzt praktizierte:

„Allmählich, so glaube ich, hatten die Leute in Jabalpar den Eindruck, um vom Fieber geheilt zu werden, genüge es schon, wenn mein Vater nur an ihrem Krankenbett saß und ihnen die Hand hielt. Er glaubte fest an solche Maßnahmen (wie ich heute auch)."[146] Allein die Anwesenheit des Heilers könnte genug sein. Was genau er sagt, spielt dann keine große Rolle. Ein echter Meister, der aus einem erweiterten Bewusstseinszustand heraus wirkt, könnte mit beliebigen und alltäglichen Aussagen beste Resultate erzielen, Folge vielleicht

145 Tschechow, Krankensaal sechs, S. 95/96
146 Chopra, S. 54/55

seines Stimmklangs, seiner „Kontrolle der Klangwelten", wie Brugh Joy meint.

Die Geschichte der Medizin ist gewiss eine Geschichte der dynamischen Macht der Beziehung zwischen Arzt und Patient mit allen Rollenerwartungen und Übertragungen. Der Arzt mobilisiert beim Patienten Hoffnung und Optimismus, gewinnt sein Vertrauen, motiviert ihn indirekt. Nicht umsonst wird der Arzt als das am häufigsten gebrauchte Pharmakon beschrieben. Die Interaktionen von Patienten mit ihren Ärzten dürften per se therapeutisch sein.

Wir können den Nutzen eines neuen Medikaments bestimmen, aber nicht den Placebo-Effekt eines guten Hausarztes. Paracelsus sagte schon: „Sondern die Dinge alle sollen im Arzt anfangen; wenn sie im Anfange vorhanden sind, werden sie am Ende, das ist vom Kranken, auch gefunden werden." Die Ärzte können zwar kurieren, die Natur aber heilt; Placebos als solche kurieren nicht, sie heilen. Oft ist es so, wie Richard Kradin ergänzt: „Gott heilt; aber der Arzt streicht das Geld ein."[147]

Ferdinand Sauerbruch, der berühmte Chirurg, zitierte gern einen Spruch, der bei Homer in der *Ilias* zu lesen ist. „Ein Arzt ist so viel wert wie viele Männer." Und dann holt er aus: „Ich habe es oft gesagt: Die Medizin ist eine Naturwissenschaft, aber das Arzttum ist keine Naturwissenschaft, sondern das Arzttum ist das letzte und Schönste und Größte an Beziehungen von Mensch zu Mensch. Das Arzttum ist das Königliche; die Naturwissenschaften sind die Minister dieses Königs, die dienen müssen und nicht herrschen dürfen, und in dieser glücklichen Vereinbarung zwischen Arzttum und Wissenschaft, in dieser künstlerischen Vereinigung in der Person des Arztes entsteht das, was wir wieder brauchen: Der große Arzt, der Verständnis für alles Gewaltige an Wundern, Schönem und Großem hat, was uns im Leben und im kranken Leben klinisch, ärztlich und menschlich begegnet."[148]

Dieses Pathos kann man nur mit leichtem Sarkasmus relativieren, wie es Lawrence LeShan praktiziert hat: „Die Ärzte wollen Gott spie-

147 Kradin, S. 25

148 Sauerbruch, Das war mein Leben (1956), S. 345

len, obgleich doch so wenige dafür qualifiziert sind. Außerdem ist der Job schon vergeben." Und mit Bernie Siegels Erkenntnis: „Ich sage meinen Patienten oft, dass es zwei Möglichkeiten gibt, unsterblich zu sein. Die eine ist, Medizin zu studieren (Ärzte werden nicht krank und sterben nicht.) Und die andere besteht darin, jemanden zu lieben."[149] Vinzenz Hediger schreibt in dem Band „Vorstellungskraft": „Bemerkenswert an der Figur des Mediziners, den man sich als Träger eines privilegierten Wissens vorstellt, ist ja nicht, wie viel, sondern wie wenig die Medizin eigentlich über ihren Gegenstand weiß."[150]

Das System

„Der Arzt ist das kritische Element beim Heilen. Das Selbst als medizinisches Instrument und die Beziehung zwischen Kliniker und Klient ist die wichtigste 'Medizin'", bemerkte der Anthropologe Howard Stein. In der Praxis der Biomedizin soll der Heiler handeln, als wäre er gar nicht richtig anwesend. Vielleicht weist darauf der weiße Kittel hin, der Ärzte zu „Halbgöttern in Weiß" machte, wofür die weibliche Version anscheinend nicht existiert. Seit Mitte des 19. Jahrhunderts tragen Ärztinnen und Ärzte Weiß, und im Internet wird vermutet, dass weiße Wäsche als Kochwäsche besser von Keimen befreit werden kann. Vielleicht hat alles seinen Sinn: Der Soldat trägt Rot, damit man das Blut nicht so sieht, der Priester Schwarz, weil er die Sünden des Menschen auf sich nimmt (Stendhal behandelte in seinem berühmten Roman „Rot und Schwarz" Soldaten und Priester), während sich der Ärzt/die Ärztin ausblendet, rein ist, vielleicht dem Kranken seine Heilenergie zurückspiegelt und in diesem Sinne nur Agent ist, Katalysator, Zeuge.

Freud entwickelte von Grund auf ein neues Verständnis der Beziehung zwischen Arzt und Patient, in dem der Subjektcharakter des Pa-

149 Siegel, S. 89/295
150 Hediger, Technik, Trieb, Markt, Leben, in: Vorstellungskraft (2014), S. 129

tienten für diese Beziehung von Anfang an voll angenommen wird. Die Übertragungsphänomene müssen bearbeitet werden, und die Gegenübertragung des Therapeuten ist ebenso ein Instrument und kein Störfaktor. Ziel ist ein Hinausführen des Patienten aus der Abhängigkeit in der Regression in den emanzipierten Zustand des Erwachsenen und Gereiften.

Die Wirklichkeit sieht anders aus. Es herrscht, radikal formuliert, „eine neurotisch deformierte Praxis der Medizin, die weitgehend auf der infantilen Stufe des Doktorspiels regrediert bleibt. Der regredierte Patient bietet ausreichend Gelegenheit, mittels verschiedener Placebo-Rituale alle möglichen libidinösen und aggressiven Triebwünsche der verschiedensten Helfer zu erfüllen und dessen Omnipotenzansprüche aufrechtzuerhalten.“ Ivan Illich, von dem dieses Zitat stammt, meinte auch: „Um das professionelle Eingreifen des Arztes und seine weiße Magie von seiner Funktion als Ingenieur zu unterscheiden (und um ihm den Vorwurf der Quacksalberei zu ersparen), wurde der Begriff „Placebo“ geschaffen.“[151]

Je mehr die medizinische Wissenschaft gegen Krankheiten tue, desto weniger täten Ärzte für ihre Patienten. Die Ärztepersönlichkeit zähle immer weniger, und die zunehmende Arbeitsteilung habe die Krankenhäuser „ins Zeitalter der Kleinstaaterei zurückgeworfen“, behauptet ein Autor wie Spiro.[152] Man macht Hausärzte zu Pförtnern (Eintritt ins System) und zu Doppelagenten (für den Patienten; für die Kostensenkung).

Die Ankunft der evidenzbasierten Medizin signalisierte einen deutlichen Niedergang des Status des Arztes in der Gesellschaft, der in ihr sichtbar zunächst ein Hausarzt war. Er und sie, die Hausärztin, sind die Opfer des Erfolges der modernen Medizin. Ende des 19. Jahrhunderts waren 90% der amerikanischen Ärzte Allgemeinärzte; 1928 waren dies noch 74%, jedoch 1990 war ihr Anteil an der Ärzteschaft auf 4% geschrumpft, und weitere 8% waren Fachärzte für Allgemeinmedi-

---

151 Illich, Limits to Medicine (1976), S. 96/108
152 Spiro, S. 46

zin.[153] 1991 schrieb D. J. Rothman das Buch *Stranger at the Bedside.* Die Hausärzte waren zu den „Fremden am Krankenbett" geworden.

Norman Cousins – der Mann, den sein Humor heilte – plädierte 1979: „Wir wollen unsere Ärzte zurück. Placebo-Effekte arbeiten nicht ohne die persönliche Einbezogenheit eines Arztes. … Als Kultur glauben wir noch an das positive Denken, aber viele von uns denken auch, dass es nett wäre, wenn unsere Ärzte mit zur Formel gehören würden. Man weiß, dass es sich einsam anfühlen kann, krank zu sein, und weniger Menschen als je zuvor wollen die Reise zur erhofften Genesung völlig alleine antreten."[154]

Auch in den Unterhaltungsmedien fand man nun das Krankenhaus interessanter als die Arztpraxis (abgesehen im familienfreundlichen Italien, wo die betuliche Serie „Un medico in famiglia" seit 1998 ein Dauerbrenner ist): Die Serie „Schwarzwaldklinik" (1985 bis 1989) gehört in die Vor-Privatfernsehen-Epoche, in die gute alte Zeit. Danach war die US-Serie „Emergency Room" weltweit beliebt, und war dies der Medizin-Thriller, so war „Dr. House" mit Hugh Laurie der Medizin-Krimi, in dem dessen clevere Mitarbeiter sich mit Diagnosen exklusiver Krankheiten bewarfen und derjenige triumphierte, der die meisten Fälle gelesen und memoriert hatte. Die Patientin war das leere Zentrum und lag nur als Komparsin dekorativ in den Kissen, erlitt höchstens einmal einen Krampfanfall, aber eigentlich ging es um Fakten, Faktoren, Indizien und Indikatoren sowie um eine Diagnose. Die Krankheit war die Täterin und musste gestellt werden.

Oliver Sacks, Neurologe, war selber einmal Patient und äußerte sich so über einen Mitpatienten: „Was ich bei ihm fand, fand ich bei ihnen allen. Sie waren alle viel weiser als die Ärzte, die sie behandelten! Unter Ärzten, zumindest in Akutkrankenhäusern, herrscht ja das Vorurteil, ihre Patienten seien dumm."[155] Wie zum Ausgleich halten sie ihre Kollegen und Vorgesetzten für klug und über jeden Verdacht erhaben. „Der Medizinbetrieb in Deutschland ist ein Paradebeispiel für

153 Hahn, S. 134/35
154 Cousins, Der Arzt in uns selbst (1979), S. 138
155 Hahn, S. 271

Autoritätshörigkeit", hat John Virapen beobachtet. „Man wähnt sich in Wilhelminischer Zeit."[156]

Das Gespräch

Die „wissenschaftliche" oder „offizielle" Heilkunde befand sich immer – von den Tagen der Schule zu Salerno bis zur Gegenwart – in einem „dauernden und schwerfälligen Zustand der Ratlosigkeit", meinte der spanische Historiker Lain Entralgo. Die klinische Praxis orientierte sich immer mehr hin zur Pathologie, zum Herausfinden des Fehlers, zur Diagnose. Das lag an einem „Mangel der erforderlichen Geduld, die man braucht, wenn man vermittels der Überwachung der Lebensführung des Kranken oder vermittels des Dialoges mit ihm Befunde gewinnen will. … Alle die Ärzte, die im ausgehenden 19. Jahrhundert das Innenleben der hysterischen Kranken zu studieren begannen, mussten ihr Werk damit beginnen: Menschen einer großen Geduld zu sein."[157] Der Patient war ja ohnedies ein geduldiges Wesen, schon durch seinen Namen dazu gezwungen, der von dem lateinischen Adjektiv *patiens* kommt, geduldig.

In einem Buch von Richard Gordon gesteht der junge Arzt Pip seinem Berufskollegen und Freund Freddie: „Ich bin ein besserer Arzt, wenn ich nicht mit Patienten reden muss. Vielleicht hätte ich Anästhesist werden sollen!?" – „Warum nicht Pathologe?«, lachte Freddie. „Dann hättest du noch weniger Ärger mit deinen Patienten."

In Deutschland hatte 2012 ein Arzt im Durchschnitt acht Minuten Zeit für einen Patienten, während es in den USA neunzehn Minuten und in Großbritannien elf Minuten waren. Durchschnittlich sechzehn Arztbesuche pro Jahr zählt man in Deutschland – kann das sein? – gegenüber drei in Norwegen. Da wundert man sich nicht mehr, dass die Patienten darüber klagen, dass es im Wartezimmer immer voll ist und

156 Virapen, S. 71
157 Lain Entralgo, Heilkunde in geschichtlicher Entscheidung (1954), S. 142/157

der Arzt so wenig Zeit für sie hat. Die Patienten nehmen sich gegenseitig die Zeit weg. Ohnehin verführt die „Flatrate“ im Gesundheitswesen die Bürger zur Konsumentenhaltung: „Gehen wir heute mal zum Arzt, schaden kann's nicht.” Dann wartet man ab, was passiert, wie vor dem Fernseher. Die Patienten müssten mehr Verantwortung für ihre eigene Gesundheit übernehmen, fordert Professor Walach.

Ein anderer Professor, Detlev Ganten, fasste die Lage in der FAZ so zusammen: „Die Universitätskliniken sind unterfinanziert, die Ärzte komplett überlastet, den Patienten fehlt es an Zuwendung. Die Behandlungskosten steigen schneller als das Bruttosozialprodukt. Wir müssen deshalb über eine neue Medizin nachdenken und stärker präventiv tätig werden.“

Der Zeitfaktor ist ja wichtig, aber auch die Gesprächsführung ist es. Eine Analyse von hundertsiebenunddreißig Konsultationen bei zweiundfünfzig Allgemeinmedizinern brachte ans Licht, dass der Patient, der zur Erklärung seiner Beschwerden ausholte, bereits nach elf bis vierundzwanzig Sekunden wieder unterbrochen wurde. Den Patienten ausreden zu lassen, verlängert anscheinend nicht die Dauer der Konsultation (die bei der Studie von sechs bis elf Minuten dauerte). Denn 78% der Patienten sind (in einer Studie aus Basel) nach zwei Minuten schon wieder fertig; nur 2% reden länger als fünf Minuten.

Der Gesprächsstil von Ärztinnen ist patientenzentrierter als der von Männern, ohne es an Informationen mangeln zu lassen. Ärztinnen könnten einen größeren Placebo-Effekt erzielen als ihre männlichen Kollegen, vermutet die Bundesärztekammer, aber auch da, wie bei vielen Problemen, herrscht „erheblicher Forschungsbedarf“.[158] Die wirklich interessanten Faktoren am Placebo-Effekt, so muss der Schluss lauten, werden leider nicht erforscht.

Ärzte vertrauen dem geschriebenen Wort fast ebenso blind wie Bildern und brauchen nur etwas gedruckt zu sehen, um es zu glauben. Ein griechisches Zitat aus der Antike besagt: „Das Auge steht für Genauigkeit, das Wort für Wahrheit.“[159] Denn Bilder sind alles, was zählt.

158 Bundesärztekammer, S. 166/167

159 Spriro, S. 92

Wenn ein Patient sagt, er fühle sich wohl, und die Bilder das nicht stützen, was wird der Mediziner glauben? Er glaubt vor allem an sich und seine Kompetenz.

Der Arzt Jeff Kane erzählte vor einigen Jahren, er hätte vor einer größeren Gruppe von Ärzten über Selbsthilfegruppen Krebskranker sprechen sollen, und der Internist, der ihn vorstellen sollte, habe gefragt: ‚Was machen Sie denn genau?' – ‚Im Grunde höre ich Patienten zu.' – ‚Hey, das mache ich auch. Ich verbringe die ganze Zeit damit, mit meinen Patienten zu reden.' Damit meinte er: Zu seinen Patienten zu sprechen. Kane vermutete, es liege die gefürchtete „L-Blockade" vor: L für *listening*. Ärzte hören nicht zu.

Kane weiter: „Ich bat einen befreundeten Akupunktur-Arzt, mir zu sagen, wie er seine kommunikativen Fähigkeiten einschätze. ‚Ich denke, ich bin ziemlich gut darin', erwiderte dieser. ‚Ich sage meinen Klienten alles. Ich sage ihnen genau, was ich tun und nicht tun werde, was sie erwarten können und wie sie mich zu fassen kriegen, wenn sie Probleme haben.'" Die L-Blockade ist vielleicht weniger eine Sache allein der Ärzte, sondern ein Element unserer gegenwärtigen Kultur. Wir sprechen alle, ohne zuhören zu wollen.[160]

„Angemessen aufmunternder Umgang mit dem Patienten. Nonverbale Signale geben. Vermehrter Blickkontakt bzw. vermehrtes Anblicken des Patienten, geringe Sitzdistanz zum Patienten, offene Körperhaltung, Lächeln, bekräftigendes Nicken und gezielt eingesetzte Gestik." Das sind die Rezepte von „Placebo in der Medizin". Kann man Empathie lernen? Hier zeigt die Biomedizin wieder einmal, dass sie bei den Äußerlichkeiten beginnt und es damit genug sein lässt. „Angesichts der Bedeutung der ärztlichen Empathie für den Placebo-Effekt besteht die Notwendigkeit, das Erlernen von Empathie mit Hilfe adäquater Lernmethoden in die ärztliche Aus- und Weiterbildung einzubeziehen …" Man hat eigentlich immer gedacht, Empathie oder Einfühlung sei die Grundvoraussetzung für das Ergreifen des Arztberufs.

„Da unspezifische Wirkfaktoren im therapeutischen Kontext von

160 Kane, Overcoming the Dreaded L-Block

erheblicher Bedeutung sein können, lässt sich der Behandlungserfolg nur maximieren, wenn diese auch genutzt werden. Die Voraussetzungen in der ambulanten und stationären Versorgung sind derzeit nicht optimal." Es herrsche Ärztemangel und ein erhöhter Dokumentationsaufwand. „Man verschenkt einen je nach Krankheitssituation und Persönlichkeit beachtlichen Teil der Behandlungsmöglichkeiten, wenn man das Placebo-Thema in Aus- und Weiterbildung weiterhin vernachlässigt."[161]

161 Bundesärztekammer, S. 169/170/172

4

Gedanken zum Placebo

Der Katalysator

Ferdinand Sauerbruch schrieb am Ende seiner Autobiografie: „Wenn ich jedes Lebensschicksal erzählen wollte, in dem ich als Katalysator mitwirkte, wo bliebe dann meine eigene Geschichte. Sie wissen ja, ein Katalysator ist ein Ding, das nur die Rolle eines Statisten spielt, der allein durch seine Anwesenheit das Geschehen in Gang bringt und dann wieder davongeht."[162] Der Arzt ist ein wirkungsvoller Placebo-Agent. „Ein Katalysator ist ein Stoff, der die Geschwindigkeit einer chemischen Reaktion erhöht, ohne selbst dabei verbraucht zu werden und ohne die endgültige Lage des thermodynamischen Gleichgewichts dieser Reaktion zu verändern." So definierte Wilhelm Ostwald 1895 den Katalysator, und für seine Arbeit erhielt er den Physik-Nobelpreis. In Lebewesen laufen fast alle lebensnotwendigen chemischen Reaktionen katalysiert ab, etwa die Photosynthese, die Atmung und die Energiegewinnung aus der Nahrung. Die verwendeten Katalysatoren sind meist bestimmte Eiweiße, die Enzyme; und der Körper ist mithin ein Transformator, der Formen von Energie und Materie, also Nahrung, umwandelt zu sich selbst.

162 Sauerbruch, S. 456

Der Dramatiker Bertolt Brecht (1898-1956) war ein lebender Katalysator. Sein damaliger Schüler Egon Monk erinnerte sich: „In seiner Nähe wurde man produktiv, man fing an, zu arbeiten und nachzudenken. Man kam auf Dinge, die einem sonst nicht eingefallen wären."[163] Was hilft Wissen, das ein Mensch ins Grab oder in die Emigration mitnimmt? Brecht selber hat in seinem Gedicht „Legende von der Entstehung des Buches Taoteking auf dem Weg des Laotse in die Emigration" dem Zöllner ein Denkmal gesetzt, der den Laotse angeblich bat, seine Erkenntnisse niederzuschreiben. „Aber rühmen wir nicht nur den Weisen / Dessen Name auf dem Buche prangt! / Denn man muss dem Weisen seine Weisheit erst entreißen. / Darum sei der Zöllner auch bedankt: / Er hat sie ihm abverlangt."[164]

Für Brecht drückte sich Liebe als Produktivität aus. „Auch Frauen wurden in seiner Nähe produktiv", schrieb Monk zudem über Brecht, „sie arbeiteten besser und intensiver, auch wenn in diesen Fällen Zuneigung das bestimmende Moment war."[165] Natürlich: Die Liebe verleiht Flügel! Man wächst über sich hinaus, wenn die Geliebte in der Nähe ist. Da wird die Frau zur „magischen Wandlerin, die praktisch in der Lage ist, alles in luftige Anmut umzugestalten", wie der Chinese François Cheng einmal in einem Roman geschrieben hat. Wenn der Mann sich das Brustband einer Frau um den Kopf binde, könnten seine Kopfschmerzen geheilt werden, meinte Plinius, der keine Grenzen für die Macht einer Frau sah. Bei einer Studie stellte sich zum Beispiel heraus, dass Männer nach der Gabe eines Placebos weniger Schmerzen empfanden, wenn der Versuchsleiter weiblich war.[166] Auch die Geschlechterfrage spielt eine Rolle beim Placebo-Effekt.

Denken wir an ein Zeitungsinterview. Der Interviewer wird nur dann seinem Partner Bekenntnisse und Wahrheiten entlocken, wenn er sich zurücknimmt und es ihm gelingt, eine Atmosphäre des Vertrauens zu schaffen. Er lässt den Interviewten reden, nickt bisweilen,

163 Lang, Hillesheim, Denken heißt verändern … (1998), S. 103
164 Brecht, Ausgewählte Gedichte (1967), S. 53
165 Lang/Hillesheim, S.104
166 Bundesärztekammer, S. 160

wirft eine Bemerkung ein und wirkt ebenso als Katalysator. Lehrer tun das ja auch. Denken wir an John Keating, den Robin Williams 1989 in dem Film „Der Club der toten Dichter“ von Peter Weir verkörperte. Wer Glück hatte, erinnert sich vielleicht an einen Lehrer oder eine Lehrerin, der oder die Impulse gab.

Heiler verstehen sich meist als Kanal, durch den göttliche Heilenergie fließt. Künstler begriffen auch, dass etwas mit ihnen geschieht, dass sie Mittler oder Boten sind. Auch Sportler sind Katalysatoren und wecken innere Kräfte. Der Mann im Mittelfeld, der rackert und rennt, spornt die Mitspieler an, und der Konkurrent, der auf dem Rad hundert Meter vorne fährt, holt Kräfte aus einem heraus. Sie können ja nichts erzeugen, was nicht schon da wäre; sie schaffen es, etwas freizusetzen, was in uns schlummert.

Natürlich sind alle Werke der Kultur in der Lage, in jemandem etwas auszulösen oder ihn zu verwandeln. Sie sind unaufdringlich da, weisen auf etwas hin, lösen etwas aus, ohne dass man sagen könnte: Dieses Buch hat meinem Leben eine neue Richtung gegeben. Im Mittelalter war der sagenhafte „Stein der Weisen“, der Metalle in Gold verwandeln, Menschen ewig jung erhalten und sie heilen konnte, der größte Katalysator. Die Alchemisten, schrieb Irenäus Philalethes in der ersten Hälfte des 17. Jahrhunderts, wollten nicht einfach Gold und Silber „machen“, sondern sie suchten den Agenten, der homogen und spirituell genug wäre, mit dem Merkur (dem Geist) eines Metalls eine intime Bindung einzugehen und dessen wahre Natur zu Tage zu fördern (als Gold; als Gesundheit). Den Stein der Weisen, der auch kein Stein sei und sich in jedem Menschen finden lasse, bezeichnete er auch als „Medizin“.

Damit sind wir schon nahe dran an den Placebos, die einmal (von Edmeads) als Katalysatoren bezeichnet wurden für „die Transformation der Erwartungen zu den Wirkungen“. 80% aller Chemie-Erzeugnisse entstehen durch katalytische Prozesse. Geschehen vielleicht auch 80% aller Heilungen durch Selbstheilung, induziert durch Placebo?

Bluffen, vertauschen und täuschen

Das Placebo ist ein Nichts, kann aber bisweilen alles. Es ist vielleicht wie ein Joker im Kartenspiel, der nichts zählt, aber, richtig eingesetzt, für die höchste Karte im Spiel stehen kann und die Entscheidung herbeiführt. Der französische Soziologe Roland Barthes hat einmal über den Schriftsteller geschrieben, er sei „der Joker, ein Mana, ein Nullpunkt, der Strohmann des Bridge: notwendig für den Sinn (den Kampf), aber selbst bar jeden Sinnes“.[167]

Das Placebo mag, von außen betrachtet, Katalysator oder Joker sein, jedoch müssen wir unterscheiden, was es ist und was es tut. Es kann nur tun, was es tut, wenn es so tut, als wäre es ein Kraftpaket. Das Placebo schleicht sich verkleidet ein, und die Patienten glauben an die Verkleidung als „echte“ Pille. Die Wahrheit darüber würde die potenzielle Wirkung zerstören. Es ist wie ein Arzt mit Kittel, der vertrauenswürdig und gütig wirkt, aber nie Medizin studiert hat – oder wie der Bluffer im Poker am Spieltisch, der gleichmütig seinen Einsatz erhöht, obwohl er keinen Royal Flush, sondern nur zwei Achter in der Hand hat.

Der Bluff gehört zum Menschen. Der Mann spielt sich auf, um vor der Frau gut dazustehen, der Flüchtling, der sich eine Uniform besorgt hat, mimt den herrischen Offizier, ein Radrennfahrer greift aggressiv an, um die Mitbewerber einzuschüchtern, der Schüchterne tritt arrogant auf … Der 1929 geborene US-Karikaturist Jules Feiffer sagte im Sommer 2014 einer deutschen Zeitung, als Junge habe er sein Talent überschätzt; es sei „vollkommen ungenügend“ gewesen, er habe sich also an ein Trugbild geklammert, so lange, bis sich sein Traum erfüllt hatte und „mir die Erkenntnis meiner eigenen Unzulänglichkeit nichts mehr anhaben konnte“. Vielleicht überschätzen wir uns alle, sind Blender und selber Placebos?

---

167 Barthes, Die Lust am Text (2006), S. 52

Ein Placebo ist ein Pseudo-Medikament. Man merkt nicht immer gleich, was „pseudo“ ist. Seit dem Aufkommen der Mediengesellschaft haben wir Mühe, zu entscheiden, was echt ist und was getürkt. Erfolgreiche Produkte werden sogleich kopiert, und die Kopie ist manchmal erfolgreicher als das Original, von diesem kaum zu unterscheiden. Das Placebo liegt also im Trend.

Sein und Schein

Irgendwie geht es um Sein und Schein; aber wenn wir genauer darüber nachdenken, werden wir merken, dass wir von keinem Ding wissen, was es genau ist. Wir haben eine Meinung über ein Ding, und eigentlich gibt es nur Meinungen über Dinge, nicht Klarheit über das Sein der Dinge selbst. Francis Bacon, der Aufklärer, meinte: „Um den Geist auf die Ahnung der Essenz oder wahren Natur eines Dinges vorzubereiten, muss er gründlich von allen Vorurteilen gereinigt werden … Denn die Quelle allen Irrtums ist die Unreinheit unseres eigenen Geistes.“

Es gibt das Wahre und das Wahrgenommene; das Objektive (den Befund oder die Krankheit) und das Subjektive (das Befinden oder das Leiden), im Englischen „disease“ (Befund) und „illness“ (Befinden). Sein und Schein. Doch der Patient könnte sagen, sein „Schein“ sei für ihn das eigentlich Objektive; was interessiere ihn der Befund, er wisse, wie er sich fühle. Würden wir uns immer nur an den angeblichen Fakten orientieren, wir würden am Menschen vorbei handeln. Das tut die westliche Zivilisation seit vielen Jahren, und sie muss sich immer wieder korrigieren, weil ein engstirniger Empirismus unmenschlich ist.

Der Placebo-Effekt ist der schönste Beweis für Bacons und unsere „Unreinheit“. Es zeigt uns, dass wir in einer Traumwelt leben, die aus unseren Ansichten gewebt ist. Der Wunsch ist meist Vater des Gedankens. Nicht nur heilen wir, weil wir einer Pille eine Substanz „unterschieben“ – die ganze Welt funktioniert so. An der Börse entscheiden über den Erfolg die Erwartungen, die sich an ein Unternehmen knüpfen, und negative Erwartungen können dessen Ruin bedeuten, mag die Firma auf dem Papier noch so gut aufgestellt sein. An der Börse ist die Stimmung fast alles. Als im Sommer 2012 Mario Draghi, der Präsident der Europäischen Zentralbank, in London mit einer knappen Aussage den Euro stets zu stützen versprach, weckte er in der Wirtschaft Zuversicht und Vertrauen, und es ging bergauf mit der Währung.

Sein und Schein. Der englische Autor Graham Greene dachte sich für seinen Kurzroman „Der zehnte Mann" einen Geheimagenten aus, Tripp, der in einer erfundenen baltischen Stadt operiert, getarnt als Nähmaschinen-Vertreter. Er meldet regelmäßig in die Zentrale, doch seine Informanten hat er erfunden. Es gibt sie nicht. Dann kommt leider ein Mann aus der Zentrale vorbei, Cobb, und Tripp muss handeln: Er nimmt Cobb auf einen Spaziergang durch die Stadt mit und deutet hier und dort in einem Restaurant auf einen Gast und erklärt diesen zu seinen Informanten.

Cobb ist zufrieden, und wenn er die Leute verfolgen würde, so würde er sie bestimmt für Agenten halten, weil er daran glaubt. Selbst harmlose Briefe über Nähmaschinen enthalten geheimnisvolle Hinweise, kein Zweifel daran. Wo man überzeugt ist, dass etwas da ist, wird man etwas finden.[168]

Sein und Schein: Sollten wir nicht befragen, wie es um die Wahrheit des „Verums" steht? Ist das „wahre" Mittel nicht vielleicht eher ein vertracktes Geschenk, das uns alles zu leicht macht und uns vorgaukelt, wir bräuchten unbedingt eine Gabe aus der Hand des Heilers? Ist es also das Falsche, während das Placebo uns helfen will und den ersten Schritt zur Heilung darstellt? Das Placebo ist womöglich das Wahre, weil es nichts ist und uns zeigt, dass wir selbst uns heilen. Doch diese Wahrheit ist verborgen und muss anscheinend verborgen bleiben.

Das „Verum" zu geben, entspricht eher einer Inszenierung, deren Ausgang klar zu sein hat, weil der pharmakologische Stoff wirkt; die Placebo-Gabe ist dann die reine Offenheit mit dem Vertrauen darauf, dass das Gute schon passieren werde.

---

168 Greene, The tenth man (1985), S. 23

Placebo und Film

Die Welt der Medizin ist menschlich und dennoch eine Traumwelt wie der Film. In vielen Western wird ein Dorf von einer Bande beherrscht, und ein paar Outlaws kommen ihnen zu Hilfe, organisieren die Verteidigung und das Dorf wird gerettet. In den Filmen „Rio Bravo" und „El Dorado" von Howard Hawks, die nur wenige Jahre trennen, sind die Helfer ein paar scheinbar unfähige Typen: Ein ausrangierter Marshal (in beiden Filmen spielt ihn John Wayne), ein Trunkenbold, ein Behinderter, ein Indianer. Im Vorbild vieler Western, den „Sieben Samurai" von Akira Kurosawa, sind die Helfer eben sieben Samurai, die gegen die Bande eigentlich auf verlorenem Posten stehen müssten. Im Western mag man den Sieg des Schwachen gegen den arroganten Starken; das geht bis auf die Bibel und die Geschichte von David und Goliath zurück.

Dem Placebo jedoch sieht man nicht an, dass es „unbewaffnet" ist; es ist vom Marshal nicht zu unterscheiden. Es ist ein hilfloser Engel, als Marshal verkleidet. Es ist wie jemand, der in eine verschworene, aber mutlose Gruppe eindringt und alle mit Begeisterung entflammt, obwohl er nur seine Begeisterung mitbringt.

Das Nichts, um das sich alles dreht: Man darf auch an Hitchcocks „MacGuffin" denken. In vielen seiner Spionagefilmen erfährt man nicht, was die Agenten suchen, welchem Ding sie nachjagen. „Bei meiner Arbeit habe ich mir immer vorgestellt, die Papiere, die Dokumente oder Konstruktionsgeheimnisse der Festung müssten ungeheuer wichtig sein für die Personen des Films, aber ganz ohne Bedeutung für mich, den Erzähler", erläuterte Alfred Hitchcock.[169]

Der Arzt und die Ärztin sind sozusagen Placebo-Agenten, die „under cover" für die Heilung wirken. Darf man sie enttarnen und aussprechen, dass sie es vorrangig sind, die den Placebo-Effekt auslösen?

---

169 Truffaut, Mr. Hitchcock … (1998), S. 125/126

Die Tablette, verschrieben durch einen optimistischen Arzt oder eine enthusiastische Ärztin, ist ein Heilungsversprechen, ist die Geheiminformation, die der Agent weitergibt, auch wenn es sich um ein „MacGuffin" handelt, wenn ein Placebo verschrieben wird. Der Enthusiasmus ist wichtiger als das, was in der Pille steckt. Er trägt den Film, und die Schauspieler wissen es.

Noch eine weitere Variante ist vorstellbar: Ein Placebo ist vielleicht wie eine Kamera ohne Film. Wir meinen uns beobachtet, geben unser Bestes, erlösen alle und uns mit, und am Ende erfahren wir, dass es keinen Film geben wird; aber es hat funktioniert. Schön dargestellt ist das in der Kurzgeschichte „Festival" von Antonio Tabucchi (2009): Der Erzähler verteidigte früher in einem osteuropäischen Polizeistaat die Angeklagten, die der Staat verurteilen wollte, und dann wird ein Dokumentarfilmer zu den Prozessen zugelassen. Irgendwann geht diesem das Filmmaterial aus, und der Anwalt beschwört den Regisseur, trotzdem zu filmen – „Maestro", sagt er, „hier geht's um die Realität, nicht um einen Film" –, und die Urteile fallen wie bisher „großzügig milde" aus. Der leere Film beeinflusst die hohle Inszenierung; eine heilsame Lüge wirkt auf eine andere perfide und geplante Lüge und verringert das Böse.[170]

Die Soziologie nennt das den „Hawthorne-Effekt", wenn die reine Beobachtung zu verändertem Verhalten führt – da wirkte sich die Vorstellungskraft aus; man will gut dastehen.

Verwechslungen

Noch eine Assoziation, diesmal zum Theater. Verwechslungskomödien sind beliebt, eigentlich seit über 2000 Jahren, denn eine der ersten stammt vom römischen Komödiendichter Plautus, der von 254 bis 184 vor Christus lebte. „Menaechmi" wurde im Jahr 200 vor unserer

170 In: Tabucchi, Il tempo invecchia in fretto (2009)

Zeitrechnung aufgeführt, und es geht um eineiige Zwillinge, die auseinandergerissen werden und in Syrakus wieder zusammenkommen, dabei jedoch andauernd verwechselt werden. Der zweite Menaechmus (darum Menaechmi: die Mehrzahl) markiert den Irren, doch dem Arzt vorgeführt als Irrer wird der erste Menaechmus.

William Shakespeare führte in seiner „Komödie der Irrungen" 1594 dann zusätzlich ein zweites Zwillingspaar ein als Sklaven adeliger Zwillinge, und dann wird es erst turbulent! Zwillingsforschung ist außerordentlich aufschlussreich, denn immer wieder sieht man, dass Zwillinge, die früh im Leben getrennt wurden, viele kleinere Marotten gemeinsam haben, auch wenn sie völlig unterschiedlich aufwachsen. Zwillinge heiraten Ehepartner mit demselben Vornamen, üben denselben Beruf aus, fahren ein Auto desselben Typs und haben gleich viele Kinder.

Auch der Doppelgänger hat in Filmen und Büchern immer wieder seinen Auftritt. Manche Diktatoren setzten gleich mehrere Doppelgänger ein, um die Öffentlichkeit über ihren derzeitigen Aufenthalt im Unklaren zu lassen. Ein Doppelgänger könnte für den Diktator handeln, ohne dass es bemerkt werden müsste. Wir können nicht hinter die Kulissen blicken, wir sind konditioniert, und die üblichen Reaktionen werden ausgelöst. Placebo und Verum sind ununterscheidbar, und man kann es dem Körper nicht verdenken, wenn er jenes für dieses hält.

Das Geheimnis des Placebos liegt in dem, was man sich erwartet, nicht in dem, was es ist.

Täuschung

Täuschung ist in der Natur kein seltenes Phänomen. Manche kleinere Tiere tragen auf dem Körper schwarze Flecken, die Augen gleichen, um sie bedrohlich aussehen zu lassen. Bei hundertzwanzig Fisch-Arten ist das „Einschleichen" bekannt. Manche Männchen sind kleiner als andere, so dass sie fast Weibchen gleichen, und sie mogeln sich in Fisch-Harems ein und geben ihr Bestes, um sich fortzupflanzen. Damit kompensieren sie ihre Unterlegenheit den stärkeren Männchen gegenüber.[171] Auch Agenten schleichen sich in Organisationen ein und „unterwandern" sie, operieren *under cover* und werden für treue Angehörige des „Systems" gehalten.

Jemand verstellt sich, lügt, blufft oder heuchelt, um einem Ziel näherzukommen oder Bedrängnis von sich abzuwenden: Das ist so häufig, dass man es als normal einzustufen versucht ist. Jeder rechnet auch damit, dass der andere nicht ehrlich ist oder versteckte Motive hat. Diese „Tricks" deuten auf den Übergang von der natürlichen zur kulturellen Auslese hin, die man heute beobachten kann: Vom „Überleben der Stärkeren" hin zum „Überleben der Intelligentesten", wie uns in Aussicht gestellt wird.[172]

Wenn es um das Leben geht, ist jeder Einsatz gestattet. Im Zweiten Weltkrieg verwendete der deutsche General Rommel im Wüstenkrieg hölzerne Panzerattrappen, und die Amerikaner bedienten sich 1944 in der Normandie aufblasbarer Panzer. Das gehört zur Täuschung. Alles, was wertvoll war und Gewinn abzuwerfen versprach, ist vom Menschen kopiert worden – alte Bilder, Schmuckstücke, Ikonen, Geldscheine, Dokumente. Eine Pille zu „türken", ist im Vergleich damit simpel.

Harald Walach wies auf „Pseudomaschinen" hin, also Alarm-Attrappen (nicht funktionierende Videokameras) und Benzinsparvorrichtungen im Auto, die einen bewegen, langsamer zu fahren. Sie gaukeln vor, kausal zu funktionieren, wie echte Maschinen eben – und haben Wirkung, solange die Tarnung funktioniert, weil der Mensch ihnen diese Wirkung unterschiebt. Was er glaubt, entscheidet. Versuche mit einem fiktiven „Radionik-System", das Daten von Patienten über einen Kristall hinaus in das universale Energiefeld senden sollte – eine eindeutige Pseudomaschine – erbrachten erstaunliche Erfolge. Ähnlich dürfte es mit Magnetfeld-Therapien sein. Elektronische Geräte können in unserer Zeit sehr zur Heilung beitragen. [173] Phantasiemaschinen helfen!

171 Judson, Die raffinierten Sexualpraktiken der Tiere (2003), S. 95/96
172 Ganten u. a., Die Steinzeit …, S. 173
173 Walach, Placebo Effects (2013), S. 195

Die Ringparabel – eine Placebo-Geschichte

Der Mensch sorgt für die Wirkung. Eine frühe Placebo-Geschichte muss daher neu beleuchtet werden. Gotthold Ephraim Lessing verwendete für die berühmte Ringparabel seines Theaterstücks „Nathan der Weise“ (1779) eine Episode aus der Novellensammlung „Decamerone“ von Giovanni Boccaccio aus dem 14. Jahrhundert. In ihr fragt Sultan Saladin den Juden Melchisedech, welche Gesetze die wahrsten seien, die sarazenischen, die jüdischen oder die christlichen. Melchisedech antwortet mit einer Parabel: Ein kostbarer Ring macht den Erben, der ihn erhält, zum echten und vornehmsten unter ihnen. Er wird über viele Generationen vererbt, bis ein Vater drei Söhne hat, die er alle gleich stark liebt. Er lässt zwei Kopien des Rings anfertigen und sagt jedem der Söhne, er habe den wahren Ring bekommen. Nach dem Tod des Vaters kam die Frage auf, wer der wahre Erbe sei, doch da die Ringe nicht zu unterscheiden waren, blieb die Frage auf ewig unentschieden. Bei Lessing ist es Nathan, der Sultan Saladin die Ringparabel unterbreitet. Bei ihm lässt der sterbende Vater drei Kopien des Rings erstellen, der übrigens die Eigenschaft hat, seinen Träger „vor Gott und den Menschen angenehm“ zu machen, wenn er in dieser Zuversicht getragen wird. Wohlgefällig sein – das heißt ja wörtlich „placebo“ und könnte fast als versteckte Anspielung gelten. Die gewünschte Wirkung tritt offenbar ein, *weil* der Ring diese Kraft hat; aber sie könnte auch eintreten, wenn sein Träger nur an diese Kraft *glaubt*.

Nach dem Tod des Vaters gehen die drei Söhne vor Gericht, um herauszufinden, wer den echten Ring bekommen hat. Auch hier lässt sich das nicht sagen, und von den drei Kopien wissen die Söhne vermutlich nichts. Der Richter entscheidet weise, dass es keine Entscheidung geben könne: Die drei sollten weitermachen nach Kräften, und wer am beliebtesten werde, der habe wohl den richtigen Ring gehabt. Wer heilt, hat recht und hat wohl auf die „richtige“ Medizin gesetzt, Placebo oder nicht. Die Parabel ist auch im übertragenen Sinn zu lesen. Der „wahre" Ring interessiert eigentlich nicht, es geht nur darum, wohlgefällig zu werden vor Gott und den Menschen und Gutes zu tun. Es geht um die Wirkung, wie bei der Heilung.

Lessing (und auch Boccaccio) wollte uns sagen, dass keine der drei großen Religionen vor den anderen ausgezeichnet sei. Die Situation erinnert an die klinischen Studien, bei denen keiner der Teilnehmer weiß, ob er ein Placebo oder ein Verum bekommen hat. Sollten die Unterlagen darüber verloren gehen, hätte man nur die späteren Untersuchungsergebnisse der Teilnehmer, drei Heilverläufe also, und das beste Ergebnis würde nahelegen, dass der Proband ein Mittel mit Wirkstoff erhalten hat, aber sicher wäre es nicht. Und wie in der Ringparabel müsste man schließen: Ist es denn wichtig, ob es ein Mittel mit oder ohne Wirkstoff war?

Schein und Sein

Das Placebo öffnet uns eine Welt und verrät uns viel über uns.

Anscheinend ist für uns der Schein wichtiger als das Sein. Dieser Gedanke muss nochmals betont werden. Unser Bewusstsein bestimmt, was „ist". Das Bewusstsein bestimmt das Sein, umgibt die Dinge mit einem Hauch, den wir Bedeutung nennen; und damit arbeiten, darauf reagieren wir. Wir sind eine chaotische, regellose, labile Masse, unseren Stimmungen unterworfen und Opfer des äußeren Scheins. Das Bewusstsein legt etwas zwischen sich und seine Umwelt, das unsere echte Realität darstellt: Unsere Überzeugungen, Ansichten, Einstellungen.

Jedes Bewusstsein schafft sich so seine eigene Welt und sein eigenes Überlebensprogramm. Die vielen Wahrnehmungsysteme kommunizieren dennoch miteinander und haben Gemeinsamkeiten – zum Glück. Wirklich real ist für uns – das lehrt uns das Placebo –, was wir von den Dingen halten. Wir gehen mit unserer subjektiven Brille durch die Welt, von der wir wenig wissen müssen. Wie geschieht Heilung? Sie ist immer noch ein Wunder. Unbewusste Strömungen sind beteiligt.

Wir haben Erwartungen, Vorannahmen, Vorurteile – unsere „Annahmenwelt“. Wir sind nicht objektiv. Es ist, als hätten wir eine Brille auf, durch die wir die Dinge und Ereignisse sehen. Unser Filter lässt ungewohnte Ideen nicht durch; darum wurden viele Erfindungen gleich zu Anfang verteufelt, weil man sich deren Nützlichkeit nicht vorzustellen vermochte. Es hinderten die sogenannten Komplexe, wie Freud das nannte. Mentale Konstrukte, an denen abprallt, was nicht hineinpasst. Man nennt das auch „Framing”: Wir erreichen eine Annahme und legen einen Rahmen (frame) darum, wodurch wir widersprechende Informationen aussperren. Wir suchen Übereinstimmung, und wir suchen die Informationen heraus, die unsere Annahmen bestätigen.

Was wir glauben, sehen wir dann. Wir bestätigen uns laufend selber, und wer für verrückt gehalten wird, kann tun, was er will: Es wird als Beleg seiner Verrücktheit gewertet. Der Schweizer Max Frisch schrieb in den 1960er Jahren das Theaterstück „Andorra“, in dem Andri als Jude behandelt wird, weil ihn alle dafür halten, und wenn er Geld schätzte (wie alle), war das ein Beweis dafür. Doch Andri war, wie sich erst nach seinem scheußlichen Tod herausstellt, gar kein Jude, sondern ein Andorraner wie alle anderen.

Robert A. Hahn beschrieb es so: „In meinen Augen ist das menschliche Wissen, vielleicht unvermeidlicherweise, nicht perfekt. Unser Wissen beruht auf hartnäckige Weise auf Interpretationen, die von früheren Interpretationen geformt sind und durch Beobachtungen, die durch Interpretationen eingerahmt werden. Aber unsere Interpretationen und Beobachtungen werden objektiv eingeengt durch die physikalischen und anderen Realitäten, die wir beobachten. Fehlinterpretationen und falsche (unobjektive) Beobachtungen können zu Handlungen führen, die von unserem Irrtum zeugen.“[174]

Nach Harald Walach hat unser Gedächtnis eine „Durchschnittserwartung der Welt“ abgespeichert, die „wir anzutreffen erwarten, und unsere Wahrnehmung gleicht diese Erwartung mit der Wirklichkeit

174 Hahn, S. 71

ab". Da haben wir die geballte Erwartung, die beim Placebo-Effekt eine Rolle spielt. Nur das, was nicht mit der „Erwartung" übereinstimmt, wird registriert und verarbeitet. Reload! Wie beim Live-Ticker. Ein Versuchsleiter kann die Versuchsteilnehmer zum Beispiel in eine kollektive Hypnose versetzen, wenn er deren Aufmerksamkeit auf eine gewisse Aufgabe lenkt.

Nur 3% der Gehirnaktivität werden darauf verwendet, neue Informationen zu verarbeiten. Die dunkle Energie des Gehirns dient dazu, die Wirklichkeit immer wieder zu rekonstruieren, und unser „sporadischer Kontakt zur Außenwelt überformt lediglich diese kontinuierliche Aktivität zur Rekonstruktion von Wirklichkeit.[175]

Die Aura

Wir laden alles mit Bedeutung auf, umhüllen es wie eine Aura. Wenn ein Kunstwerk wie van Goghs „Sonnenblumen" viele Male reproduziert wird, verliert es seine Aura, die es nur im Museum hat: Da steht es für das damalige Hier und Jetzt, als der Maler es schuf. Die Aura oder der Nimbus – wie ein Heiligenschein – umgeben den Filmstar und den Fußballspieler. Diese Aura ist wie die Pille oder Tablette, der man nichts ansieht, die aber unhörbar spricht: Ich heile dich. Das ist seine symbolische Bedeutung. Die Pille ist das Symbol der Heilung, wie die Nationalflagge den Staat symbolisiert.

Wenn der Star uns zu nahe kommt, verliert er oft seine Aura, weil er sich als normaler Mensch zeigt. Manche Aura entpuppt sich, je näher man ihr kommt, als Vakuum. Darum gilt der Prophet gemäß jenes Spruches in seinem Heimatland nichts, denn da kennt man ihn als Mitbewohner und Menschen wie uns und kann sich nicht vorstellen, dass er ein außergewöhnliches Wesen ist.
Auch Vorgesetzte sind ganz normale Menschen. John Virapen, der

---

175 Walach, Weg mit den Pillen, S. 21-23

über seine Tätigkeit bei einem großen Pharmakonzern in dem Buch „Nebenwirkung Tod" ausgepackt hat, schrieb über seine damaligen direkten Chefs: „Und so kommt man zu dem Schluss, dass diese Personen nichts Besonderes an sich haben. Dass es alleine die Position ist, die ihnen eine Aura verleiht."[176] Das Placebo ist von der echten Pille ununterscheidbar und bedient sich bei dessen Aura, wie der Mond von der Sonne beschienen wird – und es funktioniert!

Alle Werbung versucht, ein Produkt mit einer Aura zu versehen. Slogans und Kampagnen sollen ein Objekt, das sich von anderen nicht unbedingt groß unterscheiden muss, auszeichnen. Ein Badesalz verspricht einen „Spaziergang am Meer", ein kleines Automobil die „große Freiheit". Je weniger sich Produkte voneinander unterscheiden, desto größer wird der betriebene Aufwand, ihnen eine attraktive Aura aufzuzaubern.

Der Vorteil der Aura ist, dass sie Raum bietet für unsere Hoffnungen und Träume. Wir laden den fernen „Star" (den Stern) und den „Promi" mit Bedeutung auf, sie werden Träger für alles, was wir uns wünschen. Geheimnisvolle Menschen wirken, weil man ihr Geheimnis mit eigenen Inhalten füllt. Man bewundert vielleicht auch den Doppelgänger eines Stars, weil man ihn nicht als solchen erkennt – und man glaubt der Placebo-Pille.

Quantität und Qualität

Unsere Sprache als Ausdruck unseres Denkens trägt mit bei zur allgemeinen Unklarheit. Aus Geschriebenem liest jeder etwas anderes heraus, unser Sprechen zirkuliert und kreist umher, und Tonfall und Mimik müssen der Bedeutung beispringen. Schon die Sprache ist „unspezifisch", wie es die Wirkung des Placebos ist. Sie hat viel Platz für Hintergedanken und Hineingedachtes. Am ausgeprägtesten ist das in

176 Virapen, S. 111

der Literatur. Jeder liest etwas anderes in ein Buch hinein. Wenn es um Inhalt und Gedanken geht, dann geht es um Qualität.

Klar und zielgerichtet, spezifisch also, ist das, was wörtlich genommen werden muss: Statistische Daten, mathematische Formeln, technische Anleitungen und Kurzbefehle. Sie sollen einen direkten Effekt erzielen. Aber täuschen wir uns nicht: Auch da gibt es eine Marge für Irrtümer, so „spezifisch" das Faktum auch dastehen mag, wer es umsetzt oder befolgt, ist ein Mensch in seinem Umfeld. Kommunikation ist stets mehr als die Ansammlung von Fakten, das Leben ist immer mehr. Die „Sapir-Wharf-Hypothese" besagt, dass unsere Wahrnehmung durch unsere Sprache strukturiert ist. Für etwas, was wir sehen und erleben, brauchen wir ein Wort und nehmen es aus dem alten Fundus, wodurch eine neuartige Erscheinung automatisch in ein altes Fahrwasser gerät.[177]

Das Placebo-Phänomen führt uns zu der Frage der Begrenzung unseres Wissens und generell zur Frage nach den Grenzen, denn es repräsentiert „das Unbekannte", weil sich sein Wirkmechanismus anhand von Modellen nur teilweise erfassen lässt.[178] Es gemahnt uns daran, dass nur zählt, was ich glaube: Zur Hölle mit den Fakten! Eigentlich dürfte es keine Reaktion bei einem Menschen geben, der eine Zuckerpille bekommt. Nun reagiert der Körper aber trotzdem, und Emotionen sind daran beteiligt. Die Placebo-Reaktion deckt den Widerspruch einer Gesellschaft auf, die auf Fakten und Technik basiert und sich für rational hält, in Wirklichkeit jedoch nicht genug vom Menschen weiß – dem Grundbaustein der Gesellschaft. Diese Technikgläubigkeit, dieses Vertrauen zu den Maschinen!

Auch die Körper behandelt man wie Maschinen, doch das einzig Reale ist das Bewusstsein, ist die Gedankenwelt. Mit ihm betrachten und modellieren wir die materielle Welt – und auch unseren Körper. Aber ist das wirklich so? Johannson und Lyncøe provozieren in ihrem Buch über Medizin und Philosophie: Der Engländer Gilbert Ryle habe geschrieben, Geist oder Bewusstsein (mind) sei eine menschliche De-

---

177 Kuby, S. 119

178 Gauler/Weihrauch, S. 13

finition, sei etwa ein „Geist in der Maschine". Wenn wir die Ansichten von Physikern hinzunehmen, dass es eigentlich keine Materie gibt, da alles aus denselben Teilchen bestehe, dann gelangen wir zu einem Monismus. Es gibt nur eine Substanz, so etwas wie einen Körpergeist oder einen Geistkörper oder eine Leibseele.

Wenn also Körper und Geist/Seele eins sind, kann also nicht eins auf das andere wirken. Dann könnte man weder von einem Placebo-Effekt noch von Psychosomatik sprechen. Aber wovon könnte man dann noch sprechen?

Effekte im Körper kämen dann durch eine Art Gleichzeitigkeit zustande, durch Korrelationen, durch Synchronizitäten nichtlokaler Art, wie sie Carl Gustav Jung ins Spiel gebracht hat. Das Konzept der Kausalität, das wir für logisch halten, ist nämlich philosophisch nicht nachzuweisen. Immer wieder hören wir, eine Idee habe sich jemandem „aufgedrängt", sei „irgendwie logisch" gewesen. Viele Initiativen kommen nicht aus heiterem Himmel, sondern entstehen durch Anstöße aus der Außenwelt, alles geht organisch auseinander hervor. Es ist alles miteinander verbunden, und Dinge geschehen, ohne dass man dafür Gründe angeben könnte.

5

Körper und Seele, Krankheit und Kultur

Beim Placebo-Effekt geht es entscheidend um die Wechselwirkung und das Zusammenspiel zwischen dem Körper und der Seele. Manche Menschen ahnen davon nichts, sie leben ihr Leben ohne Körper, und in einer Karikatur des Amerikaners Jules Feiffer sieht man einen Mann, der zu seinem Körper sagt: „Du hast Glück gehabt, dass ich dich brauche, um meinen Kopf herumzutragen; sonst würde ich dir den Laufpass geben!“[179] Bis der Körper krank wird; dann schrillen die Alarmglocken.

Man könnte durchaus Elsa Morante recht geben, die in einem Roman so drastisch formulierte: „Unser eigener Körper ist uns selbst so fremd wie die Sternenhaufen und die Gründe der Vulkane. Kein Dialog möglich. Kein gemeinsames Alphabet. Wir können uns nicht in sein nebelhaftes Gespinst hineinversetzen. Und in manchen entscheidenden Phasen bindet er uns an sich, wie ein Verurteilter an sein Rad geflochten ist.“[180] Das ist die Krankheit.

Wir spüren den Dialog nicht zwischen Leib und Seele, denn der Körper gehorcht „uns“ ja, und überhaupt: Wer sind „wir“? Wer spricht da? Die Finger gehorchen der Autorin, wenn sie ihre Sätze niederschreibt; da muss es ein gemeinsames Alphabet geben.

179 Brugh Joy, S. 68
180 Morante, Aracoeli (1992), S. 249

Das Leib-Seele-Problem

Seele und Leib: Wir wissen immer noch nicht, wie sie aufeinander wirken. Vertreter der Wissenschaft würden vielleicht mit Dylan Evans sagen, *mind* sei nur ein Ausdruck für das, was das Gehirn tue, und zwischen ihm und dem Körper gebe es chemische Boten, ohne die nichts passiere. Diese Boten können Dopamine sein, die bei guter Laune ausgeschüttet werden. Im Buch der Sprichwörter des Alten Testaments heißt es schon: „Ein fröhliches Herz tut dem Leib wohl, / ein bedrücktes Gemüt lässt die Glieder verdorren." Hildegard von Bingen behauptete: „Nur wenn die Seele heil wird, kann der Körper ihr folgen."

Psyche bezeichnete im Altgriechischen den Geist, und „Pneuma" war die Seele. Erwin Rohde, ein Altphilologe, wies darauf hin, dass sie auch Abbild (*eidolon*) genannt wird, und Abbilder „müssen wohl die Umrisse des einst Lebenden kenntlich wiedergeben".

In vielen Kulturen kannte man einen Geist, der dem Hauch oder Atem entsprach (im Norwegischen: *ånd*, Geist; *ånde*, Atem, Hauch) und eine Seele, die einem Schatten des Menschen glich. In der esoterischen Überlieferung braucht die Seele als Träger den ätherischen Körper, das Duplikat des physischen Körpers; und wenn man über das englische „mind" nachdenkt, so entspricht es wohl (schon aus dem Dreiklang body, mind, spirit) der Seele, jedoch vermehrt um das Bewusstsein, vielleicht am besten mit „Gemüt" zu übersetzen.

In der Esoterik und selbst in der Alchemie wurden „Geist" und „Seele" oft austauschbar benutzt. Dennoch gab es eine Triade: Geist, Seele, Körper. Das Christentum trieb mit seinem Konzil von Konstantinopel dem Menschen per Dekret den Geist aus und schlug ihn dem Heiligen Geist zu, von dem vor Augustinus, also etwa vor dem Jahr 400, nicht gesprochen wurde. Im mystischen Islam ist Geist „ruh", im Osten beheimatet, während der Körper zum Westen gehört, und die Seele schwebt zwischen beiden hin und her als eine Art Bindeglied und Pendlerin.

Der Seele entspricht der Gedanke, dem Geist das Wort, dem Körper die Handlung. In der Alchemie haben wir Merkur (Geist), Sulfur (Seele) und Sal (Körper). In der Musik entspricht der Rhythmus dem Körper, die Melodie der Seele, die Harmonie oder Klangfarbe dem Geist.[181] Die Seele heißt im Arabischen „nafs", und damit wird auch das Selbst bezeichnet (*nafas* ist der Atem), es ist der Ausdruck für mich. Meine Seele bin ich, der Geist kommt von oben.

Der Schlaf und der Tod brachten die Menschen zum ersten Mal auf den Gedanken einer Seele. Das Leib-Seele-Problem ist von der Philosophie in allen Spielarten durchdiskutiert worden, bleibt jedoch ein „Welträtsel", wie der Philosoph Marcus Knaup meint. Der Hylemorphismus von Aristoteles sei immer noch die Auffassung, die uns weiterführen könnte: Die Materie ist Potenz/Möglichkeit, die Form ist Vollendung (Entelechie). Die Materie und die Formkraft der Seele passen ineinander und gehören zueinander.[182]

Die vielen Spielarten des Leib-Seele-Problems sind etwa der Animismus, wenn nur Seelisches auf Körperliches wirkt, der Epiphänomenalismus (Seele und Geistiges sind nur Begleiterscheinungen des Körpers), der Idealismus (alles ist psychisch) und schließlich sein Gegenspieler, der Materialismus. Er wird „eliminativ" genannt, wenn er alles neurophysiologisch beschrieben sieht, „reduktionistisch", wenn Seelisches auf Körperliches rückführbar ist, sowie „emergent", wenn Seelisches auf einem körperlichen Hintergrund erscheint, die Wirkungsweise aber nicht erklärbar ist.

Gefühle, Gedanken und Träume sieht man nicht, und auch die Philosophie hatte ihre liebe Mühe mit ihnen. Johansson und Lynøe erläutern in ihrem Buch „Medicine & Philosophy", mentale Phänomene seien *Qualia*, die man früher Universalien nannte. Man war sich immer unklar, ob es sie wirklich gibt oder ob wir sie erzeugen. Doch es gibt intentionale Akte – wir richten unsere Gedanken *auf* etwas, denken *über* etwas nach, die Intention ist da – und die Qualia sind ihr Inhalt, um sie geht es. Sie müssen nicht unbedingt existieren: Wir sprechen

181 Gebelein, Alchemie, S. 243

182 Resch, Rezension (2014), S. 372

auch über Romanfiguren und Dinge aus Vergangenheit und Zukunft. Unsere westliche Biomedizin akzeptiert das.

Sie beruft sich auf den bereits erwähnten Epiphänomenalismus, hält also mentale Phänomene für wahr, glaubt aber nicht, dass sie im Körper etwas verändern können. Sie glaubt ferner, dass Gehirnzustände mentale Phänomene erzeugen können, als deren Begleiterscheinung, was das griechische „epi" bedeutet. Doch dies heißt nicht, dass Gehirnfunktionen dasselbe wären wie „intentionale Akte" oder Bewusstseinszustände. Wir sollten den Spruch von Arthur Eddington nicht vergessen: „Die Gehirnfunktion gleicht dem Bewusstsein ungefähr so, wie eine Telefonnummer ihrem Teilnehmer gleicht." [183]

Eine Substanz, ein „Körper-Geist-Gefüge"?

Zwar werden psychologische Zustände im Gehirn durch die bildgebenden Verfahren sichtbar, wie sich bei einer Studie von Leuchter 2002 ergab. Bei veränderten biologischen Zuständen werden sich auch die neurologischen Entsprechungen ändern. Was immer noch nicht beantwortet, woher Gedanken und Gefühle stammen. Ein Experiment von Benjamin Libet warf diese Frage auf: Neuronen, die zu einer Handlung führen sollen, feuern bereits 500 Millisekunden vor der bewusst gewordenen Absicht hierzu.

Vielleicht, so Johansson und Lynoe, sei der Einfall ein Nebenprodukt (Epiphänomen) seiner Vorbereitung, und wir sollten den Gedanken an eine Agentur, die handelt, vergessen. Es passiert einfach. So wirken eben Leib und Seele zusammen, untereinander verwickelt, und man kann nicht herausfinden, wer auf wen einwirkt. Es sind Geschehnisse in unserem Innenraum. Kein Agent.

Die neuronalen Netze erzeugen – im Denken der Biomedizin – als physikalische Einheit subjektive Erfahrungen, als Verbindung zwi-

183 Frohock, S. 202

schen diesen und der objektiven Welt. Dann gibt es noch das autonome Immunsystem. Jeder physische Zustand wird anders abgebildet, und es gibt Rückwirkungen und Feedbacks. So könnte, meinen Howard Fields und Donald Price, das Problem vermieden werden, wie der Geist auf den Körper wirkt. Die Signale wirken hin und her. Wir denken sozusagen mit unserem ganzen Körper, meinte der chilenische Neurologe Francisco Varela. Durch die Praxis des „Gewahrseins", der „Achtsamkeit", können wir Geist/Seele (mind) mit dem Körper verbinden. Wir sehen dann mit unserem ganzen Wesen, nicht nur mit den Augen. (Ein profanes Bild wäre: Der Körper als Automobil, der Geist am Steuer, die Seele als Beifahrerin.)

Vielleicht gibt es keine scharf bestimmbare Grenze zwischen Seele und Körper, zwischen Mikro- und Makro-Ebene; makro besteht aus mikro, der Körper ist mit Geist durchsetzt. Alle sind Beobachter und Beobachtetes, in Kreisläufen und Regelkreisen miteinander verbunden.[184] Johansson und Lynøe regen auch an, man könnte Leib und Seele monistisch als Eine Substanz sehen, und dieses Körper-Geist-Gefüge steht für William Brugh Joy „zwischen Materie und Nicht-Materie, genau an der Grenze oder manifesten Ebene mit allen anderen Dimensionen", deren Energien uns auch zur Verfügung stünden.[185]

Suzuki Roshi lehrte: „Die innere Welt ist grenzenlos, und ebenso ist die äußere Welt grenzenlos. Wir sagen 'innere Welt' und 'äußere Welt', aber in Wirklichkeit gibt es nur eine ganze Welt." Das Verwobensein von Seele und Leib wäre dann wie das Verhältnis des Körper-Geist-Gefüges zur Außenwelt: alles offen und durchlässig.

Damit wir von Psychosomatik sprechen können, müssen wir jedoch von einem Dualismus Leib/Seele ausgehen, der auch nicht zu vermeiden ist, wenn wir Energiekörper und den physischen Körper heranziehen. Doch sei eine Wirkung von Seele auf den Leib möglich, meinen Johansson/Lynøe, aus einem einzigen Grund: Der Symmetrie, da der Leib ja wohl auf die Seele wirkt.

---

184 Schmid, Tod durch Vorstellungskraft, S. 175

185 Brugh Joy, S. 182

Brandblasen und Stigmata

Wir erröten. Wir erbleichen. Unser Körper spricht. „Wir sind Geschöpfe von Symbol und Metaphern. Da unser Leben die Geschichte ist, die wir erzählen, wird unser Körper sowohl zu einer Landkarte als auch zu einer Metapher für das, was wirklich der Heilung bedarf. Unser Körper erfüllt das Drehbuch mit Leben, das unser Geist ihm zugedacht hat.“ [186] „Der menschliche Körper ist das beste Abbild der menschlichen Seele“, meinte einmal Wittgenstein. Der Körper gibt – wie bei Reich, Rolf und Feldenkrais – Hinweise auf seelische Zustände.

Der Körper, der zur Landkarte wird. Zwei Erscheinungen aus der Geschichte sind hervorzuheben: Die Stigmatisation und die Veränderung der Haut durch Hypnose. Zwischen 1880 und 1930 experimentierte man in der Hypnose häufig mit der Suggestion, die Versuchsperson, die einen kalten Gegenstand zu fassen bekam, habe sich verbrannt. Augenblicklich erschienen Brandblasen auf der Haut. Der Hypnotiseur berührte auch manchmal mit dem Finger die Stelle, an der die „Verbrennung“ auftreten sollte. Jeder hat sich einmal verbrannt, und das Körpergedächtnis hat die Information vermutlich gespeichert. Nun reproduziert die Psyche oder Seele an der passenden Stelle die „richtige“ Wunde. Erklärt ist dieses Phänomen noch immer nicht. Doch auch beim Gegenteil, der Entfernung von Ekzemen und Warzen, hat sich die Hypnose bewährt.[187]

Die Stigmatisation – die Wundmale Christi am Körper von Menschen – führte in der Theologie zu langen Diskussionen. Vor dem 13. Jahrhundert, also vor den Stigmata des Franz von Assisi, die etwa 1220, kurz vor seinem Tod, offenbar wurden, sind keine derartigen Fälle bekannt. Im 13. und im 14. Jahrhundert wurden je vier Fälle verzeichnet, im 17. Jahrhundert sieben und im 19. stieg die Zahl dann sehr stark an. Auch hier orientierte sich die Vorstellungskraft an den Vorbildern. Es war möglich, und es geschah. Der Mensch imitiert seinesgleichen.

---

186 Spezzano, S. 17

187 Stevenson, Reinkarnationsbeweise (199), S. 39/40

Herbert Thurston nannte die Stigmatisation „geradezu eine fromme Zwangsvorstellung“. In vielen Fällen habe sich eine Rötung gebildet, und Gestalt, Lage und Ausmaß der eigentlichen Wunden seien sehr verschieden; oft entsprechen sie der Lage auf der Christus-Statue, vor der die Stigmatisierte betete. Bis heute sind etwa dreihundertfünfzig Fälle bekannt (darunter nur fünfzig Männer), und siebzig der Stigmatisierten wurden heilig gesprochen. Bei vielen der Frauen zeigten sich andere Phänomene, darunter Lähmungen, Episoden von Hellsehen und außerkörperliche Erfahrungen.

Die Kriterien der Kirche lauten, die Stigmata müssten sich plötzlich bilden, sie müssten tiefgreifende Gewebeveränderungen darstellen, dürften nicht eitern und bei ärztlicher Behandlung nicht heilen. „Sie müssen sich trotz sorgfältiger Prüfung einer rein natürlichen Erklärung entziehen.“ Bei einer Tagung 1936 in Fontainebleau meinte jedoch Paul van Gehuchten, die Produktion von Stigmata läge nicht außerhalb der Möglichkeiten der Natur. In den meisten Fällen gingen ihnen starke Schmerzen an der betreffenden Hautstelle voraus, und bei großer Beeinflussbarkeit könnten sich durchaus vasomotorische lokale Störungen ergeben – die Wunden.

Bei der Tagung sprach Stanislas Fumet über die Zeichen und den Schmerz. Die Stigmatisierten hätten immer gesagt, dass ihnen die Stigmata grausame Schmerzen zufügten, und Schmerz sei eine Ressource, die Wunden seien voller Schönheit und ein „Zeichen der Liebe“.[188]

Wie könnten diese Zeichen zustande kommen? Muss man von Psychokinese sprechen, von einer „spukhaften“ Fernwirkung? Es scheint die Vorstellungskraft zu sein, die, angefeuert von einem starken Glauben, die Haut aufbrechen lässt.

188 In: Froissart, Douleur et stigmatisation (1936)

Psychosomatik

„Die Heilkunde war zu allen Zeiten psychosomatisch … abgesehen einmal von der Pathologie“, schrieb, mit einem Anflug schwarzen Humors, der spanische Medizinhistoriker Lain Entralgo.[189]

Bei der psychosomatischen Krankheit werde die körperliche Reaktion auf Kummer oder Stress vom Unbewussten instrumentalisiert. „Legitime“ Symptome lassen sich auf eine zugrunde liegende organische Krankheit zurückführen, für die der Betroffene anscheinend nicht verantwortlich zu machen ist. Also herrsche Druck auf das Unbewusste, legitime Symptome zu produzieren. Die Interaktion zwischen Ärzten und Patienten entscheidet darüber, wie psychosomatische Symptome sich im Laufe der Jahre wandeln. Das kulturelle Umfeld stellt unserer unbewussten Psyche Inszenierungsschablonen oder Modelle des Krankseins zur Verfügung, und diese zusammen bilden einen Symptompool, das „kollektive Gedächtnis der Kultur in Fragen des korrekten Verhaltens im Krankheitsfall“.[190]

Als Kategorien bildeten sich heraus: 1) Sensorische Symptome (Kribbeln) 2) motorische (Lähmung), 3) vegetative (Darm), 4) psychogener Schmerz. Es gab wahre Epidemien von psychogenen Paralysen.

Vor 1800 gingen die Bürger eher zu Paramedizinern und fühlten sich auch nicht so oft krank wie Menschen um 1900 und heute, und die damals herrschende Theorie war nutzlos. Dann wurden Heilbäder populär, und die Wasserheilkunde wurde wissenschaftlich verbrämt und entspräche heute etwa unserem Wellness-Konzept. Ärztliche Theorien hatten tiefgreifenden Einfluss auf das Patientenverhalten; und ein Jahrhundert übereifriger Unterleibsbehandlungen bei Frauen im Geiste der Reflextheorie richtete die Patientinnen zu übermäßiger Wachsamkeit auf ihre inneren Organe ab.

Hysterie war früher der gebräuchliche Ausdruck für Psychogenie und Somatisierung. Von 1780 bis 1930 war Hysterie in der Oberschicht

189 Lain Entralgo, S. 15
190 Shorter, S. 12/13/19

ein Ausdruck für seelisches Unwohlsein, besonders unter Frauen, und ab 1925 griff das Phänomen auf die Unterschicht über. Lähmungen verdrängten allmählich die hysterischen Anfälle. Es war oft eine Reaktion auf Schreck und Trauma und eine Geschichte vornehmlich des 19. Jahrhunderts, in der die Familie eine „nach innen orientierte Intimgemeinschaft voller Heimlichkeiten" war.

Durch Krankheit entkam eine Frau einer unglücklichen Ehe in die Anstalt. In „heillosen Verstrickungen" lebten damals die Frauen, die keine andere Wahl hatten, als zu erstarren und sich ins Bett zu legen – manchmal jahrelang.[191] Milton Erickson meinte einmal, ein Subjekt auf der Bühne, das von allen angestarrt werde, wolle fliehen – und habe keine andere Chance, als in Trance zu gehen. Das ist die Rettung.

Die Jahre nach 1880 waren auch die großen Jahre der Hysterie, die der Arzt Jean-Martin Charcot für eine „ererbte Degeneration des Nervensystems" hielt. Hysterie war früher der Ausdruck für Leiden, die sich am Körper zeigen. Kaum war Charcot gestorben, man schrieb das Jahr 1893, hörten hysterische Erscheinungen schlagartig auf: Psychosomatik zeigte sich wieder anders. Paul Julius Möbius hatte als Charcot-Nachfolger die Hysterie zu einer Erkrankung der Vorstellungskraft erklärt, und so kam der Umschwung. Ab 1920 sprach man von Psychosomatik.

Ein „abstruses Kapitel in der Geschichte der Medizin" nannte der Historiker Edward Shorter die Annahme, die Gebärmutter stehe über „Reflexbögen" mit dem Gehirn in Verbindung. Frauen erhofften sich Linderung und vertrauten der Autorität des Arztes; Unterleibsoperationen nahmen zu. Wie schon 1780, als Franz Anton Mesmer ein gefeierter Modearzt war, wurde Paris, die glanzvolle französische Metropole, zum Sammelpunkt sich langweilender Frauen mit nervösen, psychisch bedingten Störungen. Axel Munthe praktizierte zu jener Zeit an der Spanischen Treppe und hat davon erzählt. Er kannte auch den berühmten Professor Jean-Martin Charcot, zu dessen Dienstags-Vorlesungen in der Klinik Salpetrière alles strömte, was etwas auf sich hielt.

191 Ebd., S. 214

In dieser Klinik waren arme Frauen interniert, und ihnen wurden im „Hexenkessel der Salpetrière“ Suggestionen eingepflanzt, „die auf eine regelrechte Dressur hinausliefen“, meinte Shorter. Zudem lebten die jungen Frauen zusammen und steckten sich gegenseitig an oder lieferten wie Schauspielerinnen ab, was die Psychiater erwarteten – und Charcot hatte davon keine Ahnung. Alle beteten den Professor an, und seine Aura führte dazu, dass seine seltsamen Theorien kritiklos hingenommen wurden – eine Art Hypnose-Effekt, der auch an Placebo (oder besser Nocebo) erinnert.[192]

Damals schon stellten Frauen die Mehrheit der Hysterischen und „Somatikerinnen“. Auch heute herrscht die durch nichts gestützte Ansicht vor, Frauen litten eher unter „psychisch bedingten“ Krankheiten. Der Mann, der über Herzbeschwerden klagt, wird ins Herzzentrum überwiesen, wo man seine Panikattacken ignoriert, weil keine Symptome zu finden sind; und die Frau, die echte Symptome eines Herzinfarkts zeigt, wird heimgeschickt, weil sie, wie man vermutet, eine Panikattacke hatte: Alles „nur psychisch“.

Später gab es populäre Selbstvergiftungstheorien (in den 1920er und 1930er Jahren), nach dem Krieg gab es Erschöpfungszustände wie das heutige Epstein-Barr-Syndrom. Ein Mangel an Intimität führt dazu, dass die Leute sich leichter bereitfinden, die Verantwortung für ihre Malaise von Dämonen im Inneren auf Giftstoffe in der Außenwelt zu übertragen. Es gibt Unfallneurosen: Leichtere Verletzungen heilen nicht, viele Patienten sind arbeitsunfähig und werden nicht mehr gesund. Die Patienten kommen mit der Überzeugung, dass ihre Symptome einer spezifischen Krankheitsbeschreibung entsprechen, und lassen sich nicht davon abbringen.

Die Patienten sperren sich gegen das psychische Paradigma. Sie fühlen sich durch diese Art des Krankheitskonzeptes verunsichert, weil es sie um die Suggestionen der traditionellen Medizin bringt und ihrer Meinung nach ihre Symptome unter eine Art Aussichtslosigkeitsprognose stellt.[193] Auch nach dem 20. Jahrhundert, dem Jahrhundert

192 Ebd., S. 310
193 Ebd., S. 472/439

der Psychologie, wollen somatisierende Kranke in der Regel von einer psychologischen Erklärung körperlicher Krankheitszeichen nichts wissen: Die „mangelhafte Einsicht von Somatikern". „So gut wie alle sind von dem Glauben an ihre Gebresthaftigkeit durchdrungen", sagte 1882 der Pathologe Daniel Cathell aus Baltimore. Ärzte überlegen sich, welche „Fiktion" die zweckmäßigste ist, denn an solchen Patienten prallen alle Argumente ab.

Das Paradigma der psychosomatischen Krankheiten hielt sich bis 1970. Danach erfreute man sich am Biofeedback, das einen lehrte, dass die kognitive innere Kontrolle verändert werden könne. Atemzüge oder Lidschläge werden durch eine Apparatur weitergemeldet und verstärkt, und so wirkt man auf die eigenen Atemzüge ein und verändert willentlich durch den Geist körperliche Zustände; das ist schon ziemlich abenteuerlich.

„Wenn man davon ausgeht, dass es für jeden Erfahrungszustand eine körperliche Entspechung gäbe, dann wäre eine Änderung der Wahrnehmung immer auch eine Änderung in der Physiologie. Das widerspricht zwar dem Credo der Biomedizin, wurde ungeachtet dessen aber zum Credo der Psychoneuroimmunologie, die in den 1980er Jahren für Furore sorgte. Es war zum Beispiel gelungen, das Immunsystem bei Ratten zu konditionieren.[194] Das Immunsystem reagiert autonom und ist fast eine Art Sinn. Dennoch lässt es sich konditionieren.

Alles nur psychisch?

Die neueren psychosomatischen Krankheiten sind eher im Inneren angesiedelt. Es gibt keine Ausbrüche und Lähmungen mehr, eher undifferenzierte Unterleibsbeschwerden, Verdauungsprobleme, Reflux und natürlich Rücken- und Kopfschmerzen. Was sich nicht geändert hat, ist, dass die Mehrheit der Leiden, die in den Sprechzimmern der Ärzte

194 Dieterle, S. 34

verhandelt werden, psychosomatischen Ursprungs ist. Die Prozentzahlen rangieren von 60% bis 90%.

Der römische Arzt Galenus sah schon den therapeutischen Erfolg darin begründet, dass etwa 60% der Krankheitssymptome psychischen und nicht organischen Ursprungs seien. 1786 schrieb John Moore in seinen „Medical Sketches", fünf Sechstel des ärztlichen Einkommens stammten aus „der Behandlung der imaginären Klagen oder solchen, die verschwanden, sobald man sie sich selber überließ".[195] Dass „mehr als die Hälfte der Leiden, die im National Health Service in Britannien behandelt würden, psychischen Ursprungs seien, sagte einmal ein hoher Funktionär, und in Italien meinte Bruno Cassoli, 60% bis 80% der Kranken, die in die Arztpraxis kämen, seien nach Ansicht vieler bekannter Ärzte psychosomatisch krank. Manchmal hört man von Ärzten sogar, es seien 90%.

Das provoziert Reaktionen. 1998 fragten Susan Swedo und Henrietta Leonard in einem Buch: „Alles nur psychisch?" Und sie legten eine Menge Fälle vor, die erst als psychisch diagnostiziert wurden – alles nur „Einbildung" –, dann aber doch eine konkrete Ursache hatten. Das muss uns nicht verwundern. Es zeigt nur, wie schwierig die Materie ist, wenn uns das nicht schon Dr. House in der weltweit ausgestrahlten Fernsehserie bewiesen hätte. Es bedarf schon eines medizinischen Sherlock Holmes, um alle Indizien richtig zu deuten. Wenn die Demut angesichts des komplexen Themas fehlt und auch nicht die Geduld vorhanden ist, um gründlich nachzufragen, wird es eben Fehlurteile geben.

Wir wissen noch nicht genau, wie die Seele den Körper beeinflusst. Anscheinend herrscht die Ansicht vor, es gebe irgendwie telepathische Wirkungen der Seele. Doch alle Krankheiten haben eine natürliche Ursache, die oft auch belegbar ist. Das Magengeschwür war die erste Krankheit, die als psychosomatisch betrachtet wurde. Anscheinend griff Stress den Magen an. Doch einfach so? Aus heiterem Himmel, ohne physikalischen Weg? 1979 stellten Robin Warren und Barry Marshall fest, dass alle Patienten mit Magenentzündungen oder Magenge-

195 Baur, S. 110

schwüren mit dem Bakterium Helicobacter pylori infiziert waren. Antibiotika halfen. Das Bakterium ist anscheinend ein „alteingesessener Bewohner des menschlichen Magens“[196]; aber weshalb jemand am Magengeschwür erkrankt und ein anderer nicht, ist unbekannt. Zehn Jahre dauerte es, bis die Ärzte die Tatsache des Helicobacter akzeptierten, zehn weitere Jahre, bis die Antibiotikum-Medikation sich durchsetzte. Dass die Schwachstellen in Krisenzeiten durchbrechen und Krankheiten ausbrechen, ist das Geheimnis. Das Immunsystem macht anscheinend schlapp. Die grundsätzliche Frage lautet: Warum jetzt? Der Sinn liegt im Timing. Die Antwort weiß der Patient, ohne sie immer zu wissen. Was auf scheinbar geheimnisvolle Weise auf den Plan trat, kann ebenso schnell wieder verschwinden. In groß angelegten Studien kam auch an den Tag, dass zwischen 30% und 50% der Kranken auch ohne Behandlung gesund wurden.[197]

Aufwachen durch Hypnose

Der Körper kann nicht sprechen. Dann wird er krank; das sind Informationen. Somit spricht der Körper, und diese Sprache sollte man verstehen können. In einem Buchtitel ist Krankheit die „Sprache der Seele“, und Arnold Mindell nannte den Gott des Unbewussten auch den Gott des Körpers. Körperbotschaften seien existenzielle Warnungen – sie zu ignorieren gefährlich.

Aber wie dringt man zum Unbewussten durch, damit dieses auf den Körper einwirkt und die Störungen beseitigt? Man will sich unwillkürliche Prozesse bewusst machen, und es gibt ja eine komplexe Beziehung zwischen der Kontrolle und den scheinbar unkontrolliert ablaufenden Funktionen.

Ernest Hilgard, der große Kenner der Hypnose, führte aus, dass die genauen Mechanismen ungeklärt seien. Man nehme bekanntlich

196 Ganten, S. 76/78
197 Fecteau, S. 131

viele Informationen auf, von denen eine Reihe nicht dem Bewusstsein unterlägen; und doch gebe es einen „verborgenen Beobachter", der den Überblick besitze. Er sei eine irgendwie geartete Kontrollinstanz, kein Über-Ich, und das Unbewusste sei dieser Beobachter auch nicht. Unter Hypnose sind wir nicht willenlos; die ominöse Kontrollinstanz ist immer aktiv und lässt nur zu, was sie zulassen will. Kein unbescholtener Bürger kann durch Hynpose gegen seinen Willen zu einem Mord verleitet werden.

Unser Unbewusstes will oft etwas Anderes als unser Bewusstes, und es geht darum, beide miteinander in Kontakt zu bringen. Milton Erickson, der amerikanische Hypnotherapeut, bekräftigte: „Patienten sind Patienten, weil sie nicht in Verbindung mit ihrem eigenen Unbewussten sind ... Patienten sind Menschen, die zu viel Programmierung bekommen haben – so viel äußere Programmierung, dass sie die Berührung mit ihrem inneren Selbst verloren haben."[198]

Programmiert sein – ist das nicht schon eine Art Hypnose? Sagten nicht viele Weisheitslehrer, die Menschen seien sozusagen im Halbschlaf und müssten erst geweckt werden? So meinte Vernon Cooper, ein Heiler und weiser Indianer: „Jeder eilt dahin, kommt aber nirgendwo an. Die Menschen leben nicht, sie existieren bloß. ... Sie denken, wach zu sein, doch in Wirklichkeit schlafen sie. Doch dies ist ein gefährliches Zeitalter. Die Menschen müssen aufwachen."[199]

Erickson sagte, das Unbewusste sei ein Hersteller, unser Bewusstsein ein Verbraucher, und die Trance sei der Vermittler zwischen ihnen.[200] Er leitete die Trance durch eine Verwirrung ein, also durch eine paradoxe Anweisung, eine Überraschung, einen Schock; dies führt zu einer Auflösung des gewohnten Bezugsrahmens, einer Neustrukturierung und der Empfänglichkeit für Suggestionen. Wenn ein Bedürfnis vorliegt, kann etwas Neues entstehen – aber Erickson forcierte das nie, er vertraute dem Unbewussten. Er drang zu ihm vor und gab keine bewussten Anstöße. Er ließ es dabei bewenden, um Selbstheilung eintreten zu lassen.

198 Erickson et al, Hypnose (1991), S. 301
199 Hayward, Sacred World (1995); S. 53
200 Erickson, S. 268

Schon früh schrieb der Ethnologe Pfister, in den religiösen Zeremonien von Naturvölkern wende sich das Unbewusste des Medizinmanns an das Unbewusste des Patienten, unter Umgehung des Bewusstseins. Damit vermeide er den Widerstand, der auftreten würde, käme das Bewusstsein ins Spiel. Auch Erickson ließ vermutlich sein Unbewusstes mit dem Unbewussten des Patienten konferieren, auch wenn wir nicht wissen, wie das genau vor sich geht. Erickson war immer entzückt, wenn „der Patient sein Problem löste, ohne zu wissen, wie er es tat".[201]

Dabei muss uns immer klar sein, dass das Unbewusste, das Freud ins Bewusstsein hob, ein Konstrukt ist. Das Unbewusste wird vom Lichtkegel des Bewusstseins nicht beleuchtet, und dennoch ahnt man oder weiß, dass man darüber nichts weiß. Manche Autoren meinen, der Inhalt des Bewusstseins mache nur ein Prozent unserer Ich-Organisation aus, nicht 10% oder 20%, aber da sind wir schon wieder bei Zahlenwerk. Robert Louis Stevenson hat in seiner Erzählung „Doktor Jekyll und Mr. Hyde" mit dem nächtlich wirkenden bösen Hyde den dunklen, verworfenen Teil des Unbewussten personifiziert, den „Schatten" des Menschen, und bei Oscar Wilde in „Das Bildnis des Dorian Gray" wird dieses Gemälde zum Träger des Finsteren.

Wenn wir sagen, dass der Placebo-Effekt am ehesten mit Eintreten der Selbstheilung beschrieben ist, wissen wir nicht, wie diese abläuft. Wir wissen, wie eine Wunde zuheilt, aber nicht, wie komplexere Störungen wieder ins Lot kommen. Jemand erteilt sich selbst (wer tut das?) Suggestionen, um wieder gesund zu werden, den Körper wieder die Blaupause der Gesundheit herstellen zu lassen. Ist das möglich? Oder gibt es Selbstheilung ohne Selbsthypnose?

201 Ebd., S. 339

Offenes System

Der Mensch ist ein offenes System und tauscht sich mit seiner Umgebung aus. Er lässt sich etwas einreden und redet anderen etwas ein. Er ist ansteckbar durch Gedanken, Ideen, Erwartungen und Befürchtungen. Der Mensch ist auch ein nachahmendes Wesen. Er imitiert andere, um am Leben zu bleiben. Er hat eine solch starke Vorstellungskraft, dass er bisweilen das wird, was er darstellt; der Schauspieler wird zu seiner Rolle. Ein indischer Sträfling soll einmal einen Guru initiiert haben und erleuchtet worden sein.

Denken wir an die psychischen Epidemien, bei denen ganze Nonnenklöster der Hysterie anheimfielen. Im Frankreich des 17. Jahrhunderts, im Bann von Hexenverfolgungen und dem Dämonenglauben, fielen Nonnen der Ursulinen-Klöster zu Dutzenden ins Delirium. Das geschah von 1609 bis 1611 in Aix-en-Provence, 1632 in Loudun, von 1642 bis 1647 in Louviers und von 1658 bis 1663 in Auxonne. Die angebliche kollektive Besessenheit (als deren vermeintlicher Urheber in Loudun der Priester Urbain Grandier 1634 als Hexer gebrandmarkt und verbrannt wurde) war eine Epidemie im großen Stil.

Eine *Mass Psychogenic Illness* (MPI) trat im ersten Halbjahr 1962 in Schulen der Staaten Tanganjika und Uganda als Lach-Epidemie auf. Die Schülerinnen fingen an zu lachen und konnten nicht mehr aufhören; manche Anfälle dauerten Stunden. Betroffen waren schätzungsweise tausend Menschen, meist Mädchen, und es war eine Ansteckung, vielleicht bedingt durch Erwartungen und den Stress, ausgelöst durch Eltern und Lehrer, die wiederum durch die Unabhängigkeit ihrer Länder gestresst waren. Bei zusammenlebenden Frauen gleicht sich manchmal der Menstruationszyklus an, wohl ausgelöst durch Lockstoffe, die Pheromone.

Eine Krankenschwester erzählte einer deutschen Zeitung: „Als wir hier in der Klinik unsere Ebola-Hochphase hatten, weil ein Mitarbeiter erkrankt war und wir drei Wochen Inkubationszeit überstehen mussten, habe ich nachts sogar auf meinem Kopfkissen Ebola-Viren gesehen. Jeder von uns hatte plötzlich Wehwehchen, Erbrechen, Durchfall und Fieber. Ich auch. Irgendwelche Schmerzen, und schon dachte ich, du lieber Gott – Ebola. Aber wir hatten nichts. Wir waren nur mental angeknackst. Mit der Zeit werden Sie bekloppt."[202]

Die Toxikopie wurde erstmals 1986 genannt. Damals war in einer ländlichen Region Oberösterreichs seit zwei Jahren ein Quarzsandwerk in Betrieb, und plötzlich klagten fast alle Bewohner eines Ortes über Übelkeit und mussten sich erbrechen. Dabei war die Luft gut wie an einem Erholungsort. Vorher allerdings waren ein paar Kühe an Stress gestorben, der Rest war Einbildung oder Vorstellungskraft – eine Kette von Negativerwartungen.[203] Toxikopische Reaktionen wurden auch schon in China und in Papua-Neuguinea beobachtet.

„No Man Is an Island", sagt der Engländer: Niemand ist eine Insel. Das ist die Grundbedingung für unsere Placebo-Effekte, bei denen natürlich die „Übertragung" durch den Heiler eine Rolle spielt – Heilkraft wird übertragen und positive Energie. Man könnte auch sagen, dass Menschen „Energieformen in einer symbiotischen Beziehung zu ihrer Umgebung" seien.[204] Doch auch Gesundheit und Krankheit sind komplex wie der Mensch und elastisch in ihren Definitionen. Defekte mobilisieren oft starke Abwehrkräfte, und manche Bemühungen von Künstlern, ein Defizit zu überwinden, machten sie berühmt.

Das Herz und der Lebensstil

James J. Lynch schreibt in seinem Buch *Das gebrochene Herz* von 1977 vom „Herzinfarktland Bundesrepublik Deutschland", wo die Quote von 1952 bis 1967 um 135% gestiegen war. Man arbeitete hart, gewiss, aber Nachwirkungen des Krieges werden mitgespielt haben.

202 Margret Gieraths Nimene, 1.10.14, FAZ
203 Kofler, Toxikopie, in: Stacher, S. 100 ff
204 Frohock, S. 179

Dann erwähnt Lynch die Framingham-Studie von 1948. In dem Ort in Massachusetts untersuchten Wissenschaftler 5000 Frauen und Männer. Nach achtundzwanzig Jahren waren noch 3754 von ihnen am Leben. Viel weniger Leute als befürchtet wurden herzkrank.

In einem anderen Artikel hieß es 1964, dass es in dem kleinen amerikanischen Ort Roseto kaum Herzinfarkte gab; bis zum 64. Lebensjahr starb niemand daran. In den Nachbarorten Nazareth und Bangor lag die Rate viel höher. Weshalb? Die Leute aus Roseto waren übergewichtig, viele Männer rauchten und alle aßen Würste und Fleisch. Der Psychiater Stewart Wolf untersuchte das. Die Vorfahren der Bewohner waren im Jahrhundert davor – anders als die Leute aus Bangor und Nazareth – aus einer Kleinstadt in Süditalien gekommen. Sie schufen sich eine Oase mit ihren italienischen Werten, die auch im blühenden, hektischen Amerika der Nachkriegszeit Bestand hatte. In den Häusern lebten Familien mit ihren Onkeln, Tanten und Großeltern. Das Leben kreiste um die Kirche und kirchliche Feste, denn alle Einwohner waren katholisch. Wolf fiel die Lebensfreude beim Feiern auf.

Der Psychiater führte das auf die »Kraft des Clans« zurück. Keiner wollte aus der Reihe tanzen. Wie üblich in Italien, herrschte Angst vor Neid. Wer zu viel verdiente, wurde geächtet. Es gab keine große Konkurrenz. Das Leben verlief gemütlich: Plaudern, in die Bar gehen, Abendessen, früh zu Bett. Allerdings äußerten jüngere Rosetaner Unwillen und den Wunsch nach einem größeren Haus und mehr Vergnügungen. Stewart Wolf prophezeite, Roseto würde nicht mehr lange eine Insel der Seligen mit wenigen Herzinfarkten sein. Bald heirateten junge Männer Frauen aus anderen Orten, trieben Sport, kauften große Autos und bauten große Häuser. 1971 starb bereits der erste Mann unter fünfundvierzig Jahren an einem Infarkt, und Ende des Jahrzehnts litten Menschen unter Bluthochdruck und erlitten auch Schlaganfälle. Schon fünfzehn Jahre nach dem Artikel über die Oase in Pennsylvania gab es in Roseto ebenso viele Herzinfarkte wie in Bangor und Nazareth.[205]

205 Harrington, The Cure Within (2008), S. 179-181

Auch Framingham war in den 1970er Jahren wie andere Städte. Es gab ganz individuelle Personen und Krankheitsursachen, doch dann gab es auch den Einfluss der Kultur, denn wir sind in unsere Lebenswelt eingebettet. Sie sagt uns, was geht und wie man sich beträgt. Unsere kulturelle Umwelt zeigt uns auch, welche Krankheiten „legitim" sind und wie man sich als Patient verhält. Als Roseto und Framingham keine Inseln mehr waren und es auch dort Herzinfarkte gab, war allen klar: Der Stress hatte diese Leute umgebracht. Nun war an den Todesfällen nicht zu zweifeln, und Einbildung hatte gewiss nicht vorgelegen; aber die Vorstellungskraft und vorgefertigte Urteile spielten mit und führten zu falschen Schlüssen.

Walter Cannon hatte bereits in den 1930er Jahren im Blut von verängstigten Katzen Adrenalin gefunden, das den Blutzucker und den Blutdruck erhöht, und er hatte als Ursache die „strains and stresses" des Lebens ausgemacht. Der tschechische Forscher Hans Selye experimentierte mit Ratten. Es war eindeutig: Stress, wie er ihn nannte, führte zu Bluthochdruck und Magengeschwüren. Selye ging in die Offensive und predigte überall, wie gefährlich Stress sei.

Mitte der 1950er Jahre waren Selyes Gedanken in die Medizin eingedrungen, 1970 war das Reden über Stress in den USA Routine geworden. Allein 1979 wurden dort fünfunddreißig Millionen Dollar für die Stress-Forschung ausgegeben. Interessant jedoch, wie die Forschung mit ihren Ergebnissen die allgemeine Gefühlslage wiedergab. Man fand heraus, was alle dachten: Bei einer ersten kleinen Studie, Anfang der 1960er Jahre, kam an den Tag, dass die Gefahr des Typ-A-Menschen (hektisch, ehrgeizig, aggressiv), einen Herzinfarkt zu erleiden, acht Mal höher lag als bei dem gemütlicheren B-Typ. Das Leben war schneller geworden: Männer jagten dem Geld nach, Frauen saßen einsam zu Hause. Das wurde allgemein beklagt.

1975 veröffentlichten Meyer-Friedman und Rosenman ihre große Studie mit 3100 Männern, die sie achteinhalb Jahre beobachtet hatten. Danach lag das Herzinfarkt-Risiko für Typ-A nur noch doppelt so hoch wie für Typ B. Als man jedoch die Studie fortführte und die Gruppe weitere dreizehn Jahre beobachtete, erlebte man eine Überraschung: Die Gefahr war nun größer für die Männer vom Typ B! Wie schon früher Richard Lazarus vermutet hatte, reagiert jeder Mensch anders auf Stress, der für manche ja sogar ein Lebenselixier ist. In der Vorstellung der Menschen war die Herzkrankheit eine direkte kausale Folge von Stress. Doch das Risiko kam von anderer Seite. Nur zwei psychologische Faktoren schienen die Gefahr zu erhöhen: Feindseligkeit und Zynismus. Und vermutlich Einsamkeit und Ausweglosigkeit.

Infektionen und Krankheiten kommen bei Menschen ohne großes soziales Netz vier Mal häufiger vor als bei anderen und sind als Risikofaktor vergleichbar mit dem Rauchen. Ältere Patienten ohne größere soziale Unterstützung starben nach einer Herzattacke in den ersten sechs Monaten danach häufiger. Das zeigte sich 1995 in einer Studie an 40.820 Patienten, und es kam auch heraus, dass unverheiratete Patienten länger in der Klinik blieben und öfter Rückfälle hatten.[206]

Sündhaftigkeit

Ursprüngliche Kulturen legten viel Wert auf die Gemeinsamkeit, und man heilte nicht nur Patienten, sondern die Gemeinschaft. Die Krankheit kam als Strafe der Götter, weil der Mensch ein Sittengesetz übertreten hatte. In der assyrisch-babylonischen Kultur war es die Folge von sittlicher Unreinheit, also die Aktion eines Gottes und sein Sich-Entfernen. Man unterwarf den Kranken einer Befragung, und ein Ritual wurde nötig. Das frühe Christentum kam den damaligen „Heiden“ gleich als eine „Religion für Kranke“ vor. Für Jesus war zwar die Krankheit nicht die Folge von Sünde, aber einen Zusammenhang gab es: Er heilt erst die Sünde, dann die körperliche Folge. Überhaupt wäre die Geschichte von Hiob im Alten Testament ein Widerspruch zur Behauptung, Sünde führe zu Krankheit: Hiob wird schuldlos zum Opfer, und er erfährt nie, warum es ihn trifft.

206 Scott, S. 122

Da die Sünde die Ursache aller Krankheiten war, sahen Theologen die Vertreter des medizinischen Berufsstandes mit Argwohn. Bernhard von Clairvaux (1090-1153) heilte als Zisterzienser-Abt viele Menschen, verbot seinen Mönchen aber, ärztliche Hilfe in Anspruch zu nehmen, da ihnen nicht zieme, „ihr Seelenheil durch den Gebrauch irdischer Hilfe in Gefahr zu bringen". Auf dem Laterankonzil von 1215 wurde Ärzten davon abgeraten, einen Kranken zu besuchen, wenn nicht zuvor ein Priester bei ihm gewesen war, und 1429 gingen Synodalen in Paris bei einer Kongregation so weit, Ärzten die Behandlung eines Patienten im Zustand der Todsünde zu verbieten: Erst müsse dieser beichten.[207]

Im Mittelalter waren die Sünden von einem die Angelegenheit aller. Gott könnte aus Wut dazu verleitet werden, seine schützende Hand von der Gemeinde abzuziehen. Der soziale Druck war enorm, die Macht der Priester groß. Die leibfeindliche Einstellung ließ schon das Bad und die Hygiene verwerflich erscheinen. Fehlverhalten führte zu Schuldgefühlen, denn wer krank wurde, hatte selbst daran schuld. Auch in der Zeit der ersten französischen Republik wurde die „Tugend" zu einer Angelegenheit des Staates erklärt. Es entstanden die ersten „Irrenhäuser", deren Mauern „das Negativ dieser moralischen Gemeinschaft" einschlossen, wie Michel Foucault meinte.[208]

Den Zusammenhang zwischen der Kultur und dem Befinden untersucht die Medizinische Anthropologie. Sie erkennt an, dass Krankheitskonzepte in Kulturen variieren und Krankheit als Ausdruck von angeblicher Sünde zur menschlichen Gesellschaft überhaupt gehört. Die soziale Ordnung ist eine moralische Ordnung. Die Sanktionen für Krankheit haben oft bewahrende Funktion in Gesellschaften, die unter Druck stehen und in denen sich Veränderungen vorbereiten.

207 Ebd., S. 71
208 Foucault, Wahnsinn und Gesellschaft (1973), S. 94

Kulturelle Syndrome

In vormodernen Gesellschaften verursachten Geister oder Dämonen Krankheiten. Henry E. Sigerist beschrieb Krankheit, wie sie dort gesehen wurde, als „ein Plus oder Minus", weil etwas im Körper des Kranken sei, das nicht hineingehöre, oder weil etwas aus seinem Organismus entfernt worden sei, das lebensnotwendig ist. Also das Eindringen eines Geistes oder der „Seelenverlust". Dem entspräche in der Arztpraxis von heute die Frage des Patienten: „Was habe ich, Herr Doktor?" oder „Was fehlt mir, Frau Doktor?"

Krankheitskonzepte sind von der Kultur abhängig. Man nennt sie *cultural bound syndromes* (CBS). Ein Mann, der Krankheit zugebe, sei nicht „macho", sagt man im mexikanischen Kulturkreis. Dass Krankheit eine Strafe für Vergehen ist, gilt in vielen Kulturen. Die gesellschaftliche Ordnung wird mit der moralischen Ordnung des Universums gleichgesetzt, in der Gesundheit von Tugendhaftigkeit abhängt.

Zu diesen kulturabhängigen reaktiven Syndromen schreibt der Ethnologe Pow Meng Yap: „Implizite Werte, die soziale Struktur und offensichtlich gemeinsame Glaubensvorstellungen produzieren ungewöhnliche Formen von Psychopathologie, die auf bestimmte Gegenden begrenzt sind."[209]

Amok in Südostasien ist darauf zurückzuführen, dass die Menschen eine geringe Frustrationstoleranz aufweisen und sofort wütend werden. Captain Cook beschrieb die Erscheinung 1770 als „pengamok". *Koro* ist ein Depersonalisationssyndrom, das sich auf den Penis bezieht – im Kontext von Panik und Todesfurcht erscheint die Angst, man könne seinen Penis einbüßen. *Latah* ist ein abhängiger Zustand, in dem die Patientin Worte nachspricht und ihre Gesprächspartner nachahmt.

---

209 Landy, Culture, Disease, and Healing (1977), im Folgenden S. 340-349

Der *Susto* ist ebenfalls eine „soziomatisch" begründete Krankheit. Der Patient, der ein Fehlverhalten an den Tag gelegt hat, sucht ein traumatisches Erlebnis (z.B. einen Sturz), das er als Anlass nimmt, zum Heiler zu gehen. Wenn der Heiler einen Susto diagnostiziert, so kann man davon ausgehen, dass der Patient in seinem persönlichen Umfeld Spannungen ausgesetzt ist. Weitere Leiden sind Samenverlust (*Prameha/Shen-k'uei*), Figaphobie (Angst vor Verlust der Lebensenergie), die Schlafparalyse und *Pibloktog* bei den Eskimos (arktische Hysterie durch Isolation und Stress).

Persönlicher Misserfolg hat durch die Existenz der Magie ein Ventil. Er wird nicht auf eigene Verantwortung zurückgeführt, sondern ist Frucht der Missgunst anderer Personen. Im engen, konfliktgeladenen Leben der Armenviertel ist diese Missgunst das *Mal de Ojo*: Dieser „böse Blick" ist ein Krankheitsglaube, der sich bereits in Europa und Afrika findet und zweifellos in die Neue Welt exportiert wurde.

Definitionen

Was in einer Gesellschaft Zeichen für Krankheit ist, kann in einer anderen ganz normal oder sogar Zeichen von Gesundheit sein. Ein Mann bat einmal Wên Tschih, den Leibarzt von Prinz Wei (378-333 v. Chr.), um Rat und schilderte ihm seine Krankheit: Interesselosigkeit an allem. Daher sei er unfähig, sein Haus zu leiten. Was wie die Schilderung einer Antriebsstörung klingt, einer Depression, quittiert der Arzt mit den Worten: „Sie sind dicht davor, ein Weiser zu werden. Sie verwechseln die Krankheit mit göttlicher Erleuchtung. Meine schwache Kunst hilft hier nichts."[210]

Die grassierenden Krankheiten bilden ab, was gefürchtet wird und missfällt. Auch wenn ein Leiden objektiv daherkommt, so hängen die Intensität der Symptome und die Erholung doch vom Patienten

210 http://sacred-texts.com/tao/tt/tt07.htm, S. 73

und dessen Orientierung zur Gesellschaft ab, meinte Talcott Parsons. „Körper und Sozialsystem bilden eine wechselseitige Einheit. Von dem ständigen Austausch zwischen ihnen hängt es ab, ob ein körperlicher oder psychischer Zustand als Krankheit erkannt und behandelt wird." Dabei gilt es zu beachten, dass die kulturelle Komponente gegenüber der natürlichen zunehmend stärker geworden ist.

Dennoch entstehen dauernd im Diskussionsprozess dieser Zivilisation neue Krankheiten, was auch für ein Übergewicht des kulturellen Faktors spricht. Da sind Leiden, die nach einem Namen verlangen, und andere werden erst durch einen Namen erschaffen. Die Beweislage ist nicht immer klar. Bei der Hyperaktivitätsstörung ADHS fragte die Frankfurter Allgemeine Zeitung im Herbst 2014 auch: Störungsbild oder Normvariante? Anscheinend gibt es keine verlässlichen „Biomarker", um ADHS nachzuweisen, also kein Kriterium, das bei Untersuchungen diese Diagnose stützen würde. Auch eine erfolgversprechende Therapie gibt es nicht, nur ein Medikament (Ritalin). Aber wird eine Erscheinung zur Krankheit, wenn es etwas gibt, das sie zum Verschwinden bringt?

Zwei Autorinnen schreiben über eine Patientin: „Jessica litt an einer Störung ihres Schlaf-Wach-Rhythmus, den man als „Nachteulen-Syndrom" (oder verzögerte Schlafphase) bezeichnet."[211] Steckt vielleicht eine Dysthymie dahinter, eine chronische, unterschwellige Depression? Auch sie ist schnell zu behaupten und schwer zu beweisen. Auch Jessica half ein Medikament. Vielleicht könnte man sagen, eine Störung liege vor, wenn sie das Alltagsleben des Menschen beeinträchtigt.

Aber was ist schon das „Alltagsleben"? Menschen sind eben unterschiedlich. Von manchen vermeintlichen Leiden müssten wir nicht kuriert werden, meinte Carl Gustav Jung einmal. Sie seien selbst ein Weg der Heilung unseres erschreckenden Zustands der Entfremdung, der „Normalität genannt wird".[212] Theodor W. Adorno verstieg sich sogar zu der Aussage: „Die libidinösen Leistungen, die vom Individuum verlangt werden, das sich gesund an Leib und Seele benimmt, sind derart,

---

211 Swedo, Leonard, Alles nur psychisch? (1998), S. 155
212 Jaffé, S. 60

dass sie nur vermöge der tiefsten Verstümmelung vollbracht werden können ..." Und weiter schreibt er: „Keine Forschung reicht bis heute in die Hölle hinab, in der die Deformationen geprägt werden, die später als Fröhlichkeit, Aufgeschlossenheit, Umgänglichkeit, als gelungene Einpassung ins Unvermeidliche und als unvergrübelt praktischer Sinn zutage kommen."[213]

Manche „Krankheiten" psychischer Art sind daher ein Rettungsversuch, vielleicht sogar ein Heilungsversuch.

Die Alternative

Richard Kradin äußert sich radikal: „Jedoch sind aus der Perspektive der westlichen Medizin die meisten – wenn nicht alle – alternativen Heilverfahren den Beweis schuldig geblieben, dass sie heilsame Wirkung entfalten jenseits dessen, was der Placebo-Reaktion zugeschrieben werden kann. Die meisten Behauptungen der alternativen Medizin sollte man ignorieren. Das, was statt dessen intensiv untersucht werden sollte, ist, wie sich die Placebo-Antwort entwickelt."[214]

In einer Tagung in Ascona im August 2012 bekräftigte Alexander Borbély, die Komplementär- und Alternativmedizin (CAM) erbringe weitgehend, wenn nicht ausschließlich Placebo-Effekte. Er rief das „Zürcher Manifest" ins Leben, nach dem Verfahren international getestet und nur bei Verlässlichkeit angewandt werden dürften. Es sei zwar unwahrscheinlich, dass die Ganzheitsmedizin sich als effektiv im Vergleich mit Placebo erweise, doch wenn sie dieselbe Effektstärke erzielen könne, würde dies bereits einen Paradigmenwandel bedeuten. Damit aber müsste sich die medizinische „Alternative" wiederum einer Vorgabe der westlichen Biomedizin unterwerfen. Gerade die Andersartigkeit der Komplementärmedizin ist so attraktiv; denn die Hingabe der Biomedizin an Körperteile und Körperfunktionen, an

213 Adorno, Minima Moralia (2003), S. 65
214 Kradin, S. 234/236

Einzelsymptome und „spezifische" Störungen habe, so Harald Walach, zu einem neuen Wunsch nach Ganzheit geführt. Dabei ist die Medizin nur ein Feld, auf dem sich die Detailversessenheit dieser Konsumgesellschaft auslebt, die für jeden denkbaren Wunsch „individuelle" Lösungen findet und Spezialisten ausbildet, deren Existenz man sich nie hätte träumen lassen.

Die „andersartigen" Therapeuten erfüllen diesen Wunsch nach Ganzheit. Führt ihr Wirken nur zu „unspezifischen" Effekten, die nicht richtig zu belegen sind? Ist alles in der CAM Placebo? Walach unterbreitet die These, dass auch in der Komplementärmedizin spezifische und unspezifische Effekte „synergistisch" zusammenwirken. Das Ganze ist mehr als die Summe seiner Teile, sagt man, und das spezifisch und unspezifisch Wirkende ergänzen einander in ähnlicher Weise, wenngleich unterschiedlich in Ziel und Größe. Das eine ist nicht ohne das andere zu haben; beide helfen einander.

Die Komplementärmedizin, die im Westen von einer Subkultur zu einer Gegenkultur wurde, ist nun dabei, zu einem Mitspieler zu werden. Einen Schub erhielt die Bewegung durch die Gründung eines Nationalen Zentrums für Komplementär- und Alternativmedizin in den USA 1991 (als OAM, Office for Alternative Medicine, heute NCCAM), das in der Folge in der Placebo-Forschung aktiv wurde. Forschung über alternative Therapien sei dadurch, meint Walach, gewissermaßen zur Hebamme der Placebo-Forschung geworden.[215]

Walach spricht in einem Artikel vom „Effizienz-Paradox" der Alternativmedizin: Verfahren, die in Studien nur kaum über den Placebo-Effekt hinausweisen, sind in der Praxis höchst erfolgreich. Das liegt an eben den unspezifischen Effekten, die wir im „Placebo-Effekt" zusammenfassen und die vielleicht Folge der intensiven Zusammenarbeit zwischen Patienten und Heilern ist. Diese Effekte sind nicht immer gleich und in der Komplementärmedizin sehr groß, da diese dem Patienten eine aktivere Rolle zuweist. Schon die Entscheidung, sich an eine alternative Therapeutin oder einen Therapeuten zu wenden, ist

215 Walach (2011), S. 190

ein Schritt. Dann sind sie angehalten, ihre Geschichte zu erzählen, und dass für die Behandlung extra Kosten entstehen, mag auch motivierend sein.

Vor weniger als hundert Jahren noch war Alternativmedizin jedenfalls die Mainstream-Medizin, und nicht zu übersehen ist, dass sie von einem völlig anderen Ansatz ausgeht – von der „Anerkennung einer unsichtbaren Energie im Körper und um den Körper herum, die sein Wohlbefinden und seine Unversehrtheit wesentlich bestimmt“. Ash und Hewitt, von denen dieser Satz stammt, meinen: „Danach fungiert der Energiekörper als Gestaltvorlage für die physische Form und beeinflusst ihre Abläufe und Funktionen. Alternative Praktiker gehen davon aus, dass sich der physische Körper selbst heilt, wenn der Energiekörper behandelt wird.“[216] Der Energiekörper ist fundamental, und der Plan für den Körper ist im ätherischen Körper gespeichert, auf den der astrale Körper wirkt, überlagert vom noch höheren Mentalkörper.

Als Krankheit „materialisiert“ sich also etwas, das auf „höherer Ebene“ außer Harmonie geraten ist, und könnte man nicht sagen, jedes Problem, jede Auseinandersetzung, jeder Konflikt in Firma oder Familie bringe nur zutage, was unterschwellig, auf einer anderen Ebene, bereits angelegt war?

Akupunktur

Die Akupunktur lehrt die Existenz eines Meridiansystems, dessen Kreuzungspunkte die Nadeln anregen sollen, damit Chi, die Lebensenergie, besser fließt. Das Meridiansystem könne nicht durch die Anatomie erkannt werden, und es sei ein Kreislauf, durch den die Chi-Energie, das Einzigartige des lebenden Körpers, fließe, lehrte Yasuo Yuasa. Dies geschehe an der Nahtstelle zwischen Körper und Seele, sei also gleichzeitig spirituell und physikalisch.

216 Ash/Hewitt, Wissenschaft der Götter (1992), S. 146

Analog meinte Ken Wilber zu der Lehre von den Chakras, diese seien zwar lokalisierbar, aber nicht identisch mit ihrer Position auf dem Körper. Auch Sri Ramana Maharshi gab zu verstehen, sie seien „nur mentale Bilder", vermutlich gemeint in Bezug auf den feinstofflichen Körper.

Krankheiten entstehen durch die „sechs Exzesse" (Wind, Kälte, Hitze, Feuchtigkeit, Trockenheit und Feuer), die „sieben Stimmungen" (Freude, Wut, Angst, Besessenheit, Sorge, Horror und Angst) sowie durch Unausgewogenheit im Essen und Trinken, bei der Diät, durch zu viel oder zu wenig Sexualität, zu viel oder zu wenig Arbeit oder Bewegung.[217]

Anfang der 1990er Jahre kam in Deutschland die Akupunktur in Mode. Bald wollte man Zahlen haben, und eine Studie wurde auf die Beine gestellt. Es ging um drei Leiden: Kniearthrose, Rückenschmerzen und Vorbeugung von Migräne. Eine zufällig zusammengewürfelte Gruppe erhielt Akupunktur, eine zweite eine Schein-Akupunktur: Es wurden Punkte behandelt, die laut Aussage der Praktiker nichts bringen würden, außerdem drang die Nadel nicht richtig in die Haut ein.

Natürlich kann man zum Test auch Nicht-Akupunktur-Punkte „penetrierend" behandeln, um zu klären, welche Wirkung die „Penetration" hat. Solche Mühen gibt man sich mit einem Verfahren, das ja eigentlich unüberprüfbar ist, da es auf einer anderen Ebene wirkt.

Eine dritte Gruppe wurde konventionell behandelt, so gut es ging. Jede Gruppe bestand aus 1000 Personen. Bei Kniearthrose und Rückenschmerz waren beide Akupunktur-Gruppen doppelt so wirksam wie die Mittel der Schulmedizin (bei der Migräne-Prophylaxe lagen alle drei Gruppen gleichauf). Der Vorwurf, Akupunktur selbst sei ein „inertes" (starres) Placebo, ist jedenfalls nicht zu halten, und wenn man bedenkt, dass sogar das Placebo des vermeintlichen Placebos Akupunktur (die Scheinbehandlung) besser abschnitt als die konventionellen biomedizinischen Mittel, muss man staunen! Dieser Placebo-

217 Eisenberg/Lee Wright, Encounters with Chi (1985), S. 45

Effekt ist in seiner Höhe nie vorherzusagen. Jedenfalls ist er etwas Gutes. Er heilt – oder regt zur Heilung an.

Natürlich handelte es sich auch um umfassende, unspezifische Leiden, die viel mit Psychologie zu tun haben. „Eine Durchsicht der widerstreitenden Stellungnahmen führte mich zu dem Schluss“, schrieb Howard Spiro, „dass die Akupunktur in insgesamt 60% der Fälle schmerzstillend wirkt.“[218]

Bei sich unspezifisch äußernden Leiden hilft eine unspezifisch wirkende Methode, der Placebo-Effekt also. So geht die Homöopathie vor, die etwas mit ihm Ähnlichem heilen will.

Homöopathie

Samuel Hahnemann (1755-1843) fand heraus, dass dasjenige Mittel beim Kranken wirkt, das beim Gesunden ähnliche Symptome hervorruft. Er pflegte eine „individualisierende Untersuchung eines Krankheits-Falls“, was bedeutet, dass jeder Kranke einzigartig ist; die Erhebung des „Falles“ (Anamnese) nimmt in der Homöopathie viel Zeit und Geduld in Anspruch. Das dritte Charakteristikum ist die unerhört starke Verdünnung des Mittels, das „Potenzieren“, bis eigentlich kein Wirkstoff mehr aufzufinden ist. Die Homöopathie heilt also mit „Nichts“. Dennoch ist eine Wirkung überliefert, die man nur einer bislang ungeklärten Imprint-Theorie zuschreiben kann: Es wirkt angeblich die Information, gespeichert im Wasser. Dies geht auf die Alchemie zurück, die 1789, am Vorabend der Französischen Revolution, verschwand, als Hahnemann ein junger Mann war. Deren Autoren behaupteten, das Elixier „färbe“, gleichwohl tausendfach verdünnt, jeden Teil und bald den ganzen Körper (eines Metalls) und bringe ihn zur „Perfektion des Goldes“.

„Dass sich gerade für die Diagnose kindlicher Diarrhöe eine positive Evidenz findet, obgleich die Studien mit homöopathischen Hochpo-

218 Spiro, S. 214

tenzen durchgeführt wurden, ist im naturwissenschaftlichen Kontext besonders verwirrend", gesteht das Placebo-Team der Bundesärztekammer.[219] Überall Anomalien!

Dieser rätselhafte Informationsfluss lässt sich vielleicht mit den Meridianen der Akupunktur und dem Abbild der Organe auf den Fußsohlen vergleichen, womit die Reflexzonenmassage operiert: In einem Grenzbereich zwischen Körper und Seele, zwischen dem Physischen und dem Psychischen. Es sind symbolische Muster, denen Kraft innewohnt und denen immer mehr neue Energie zufließt, so dass pure Einbildung den Sachverhalt nicht trifft. Wäre die alte Magie, die sich auf die Wirkung von Ritualen und Ähnlichkeiten berief, unwirksam gewesen, hätte sie sich nicht Jahrhunderte gehalten. In einem Ritual wirkt man auf eine Versuchsanordnung „im Kleinen" ein, um Änderungen im Großen zu erreichen.

Ein Homöopathie-Arzt führte aus: „Es leuchtet nun ein: Behandlungsmaßnahmen, die in erster Linie gegen solche Symptome, gegen das äußere Erscheinungsbild einer Krankheit gerichtet sind, werden das Problem kaum an der Wurzel lösen können. Sie reichen ja nicht heran an die unauffindbare winzige Störung jenes einen zuerst gestörten Regelkreises."[220]

Die Verbreitung der Homöopathie in Europa verdankt sich der Tatsache, dass Homöopathen bei der Bekämpfung der Cholera erfolgreich waren. Grund war weniger die Therapie an sich, sondern der Umstand, dass die Therapeuten den geschwächten Patienten gestatteten, viel zu trinken und sie nicht zur Ader ließen. Harald Walach schreibt, es sei „extrem kompliziert, in experimentellen Untersuchungen zu belegen, dass homöopathische Substanzen sich von Placebos unterscheiden lassen". Das therapeutische Gesamtkonzept, von dem die Homöopathie lebe, werde durch eine Studie womöglich zerschnitten und wirke nicht mehr. Solche Argumente sind für Gegner der Alternativmedizin natürlich Ausflüchte, mit denen kaschiert werden

219 Bundesärztekammer, S. 12

220 Ohntrup, Hugo: Grundgedanken zu einer homöopathischen Behandlung, 3 Seiten, Faksimile

solle, dass sie eigentlich nicht wirke; wogegen die Gegner selber nach Kräften alles ignorieren, was nicht in ihr Konzept passt. So kommen wir natürlich nicht weiter.

Walach bekräftigt: „Wir haben eine Therapiemethode vor uns, die im klinischen Alltag hervorragend funktioniert und sehr gute Effekte erzeugt. … Wo untersucht, zeigt sich Homöopathie auch als kostensparend. Eine Überblicksstudie in der renommierten englischen Mediziner-Zeitschrift *Lancet* erbrachte keinen Vorteil von Homöopathie vor Placebo." Aber, kritisierten Walach und andere, von zweihundert Studien habe man nur die acht größten und besten herangezogen. Warum nicht die ersten zehn oder elf, fragte der Professor. Dann hätte sich sehr wohl ein Effekt gezeigt. Warum nicht die ersten zwanzig oder dreißig? Es mag sein, dass sich ein tief verwurzeltes Vorurteil hier zeigte und man nicht unglücklich über das Ergebnis war. Nicht zu forschen und die Homöopathie zu verteufeln, ist allzu einfach. Walach fordert auch mehr Forschungsaufwand.[221]

Auch bei der Homöopathie zeigte sich das „Effizienz-Paradox": Bei Kopfschmerzen ist sie (in Studien) Placebos nicht überlegen. Dennoch gehen Patienten zu Homöopathen, und als man 230 Patienten über zwei Jahre verfolgte, zeigte sich eine große Effektstärke, und auf konventionelle Medikation konnte verzichtet werden.

Leider sind auch die populären Medien rasch mit dem Placebo-Vorwurf zur Hand. Der „Spiegel" belegte damit im Jahr 2012 die Osteopathie, die er auch „gefährlich" nannte, aber wenn der Therapeut mit seinen Händen Fehlhaltungen oder Schmerzen durch handfeste Eingriffe beseitigt, wird man nicht leichtfertig von Placebo sprechen können.

Das Komitee der Bundesärztekammer meinte in seinem Bericht „Placebo in der Medizin", es sei vielleicht nicht dienlich, bei der Komplementärmedizin immer mit Placebo zu kommen. Der Satz heißt genau: „Prinzipiell stellt sich die Frage, wie sinnvoll die Einordnung von Therapieverfahren, die irrtümlich für wirksam gehalten werden, in die Begrifflichkeiten von Placebo und Pseudo-Placebo ist."[222] Doch der

221 Walach (2011), S. 174/175

222 Bundesärztekammer, S. 12

Nebensatz „die irrtümlich für wirksam gehalten werden“, entkräftet wieder die vermeintlich gute Absicht: Eigentlich hält man ja nichts davon. „Wirksam“ ist für die Autoren etwas, das nur durch Zahlenwerk ausgedrückt werden kann.

Geistheilen

Geistheilen heißt im angelsächsischen Sprachraum *the faith cure*, also die Glaubensheilung. Man unterscheidet das Prana-Heilen – Prana ist im Hinduismus die Lebensenergie, wie Chi in China –, bei dem der Heiler Energie überträgt: Das „Mental Healing“, bei dem der Heiler auf die Seele oder den Geist des Kranken einwirkt, und das „Spiritual Healing“, wobei spirituelle Helfer mit dabei sind.

Man könnte nun aus Studien zu Gebetsheilung und dem Handauflegen (Therapeutic Touch) zitieren. Dabei heilten Wunden bei Mäusen schneller, die ein Heiler mit den Händen „behandelte“; aber oft sind die Ergebnisse nicht eindeutig, und das Verdikt „nicht besser als Placebo“ steht. Die zahllosen Erfolgsgeschichten der Geistheiler gelten als „episodisches Material“, und würde man die Heilungen von Blinden und Lahmen bei den Séancen des walisischen Materialisationsmediums Alec Harris erwähnen, man würde von den Vertretern der Biomedizin rasch zum Schweigen gebracht.

Zwar gibt es auch beim Geistheilen kaum einen Unterschied zur Nicht-Behandlung, wie in einem verblindeten Verfahren herauskam; aber in einer Studie mit „Wartegruppenkontrolle“ ergab sich dennoch ein hoher Effekt von d = 0,6 bei eigentlich „austherapierten“ Patienten.[223] Vermutung: Man wird Verfahren der Komplementärmedizin nicht gerecht, wenn man sie herkömmlichen wissenschaftlichen Medizinstudien unterzieht. Sie sind eben „anders“. Eigentlich kann es nicht verwundern, dass das Leben auch etwas anderes ist als die Bestätigung

223 Walach, S. 194

und die Verlängerung von Ergebnissen wissenschaftlicher Studien, gewonnen im sterilen Raum eines Instituts.

Lucius Werthmüller, Direkor des Basler Psi-Vereins, beobachtete Philippinische Geistheiler bei Operationen und war beeindruckt. Harald Walach schilderte die Segnungen des Heilens mit Kräutern und Heilpflanzen und wies nach, dass alternative Heilmethoden zuweilen bei Bewusstlosen, bei Kindern und Tieren wirken. Dies lässt den Placebo-Vorwurf in einem anderen Licht erscheinen. Es ist beeindruckend, welche Vielfalt an Methoden der Mensch ersonnen hat, um die Gebrechen seines Mitmenschen zu lindern. Mit der Statistik darüberzugehen und die Ergebnisse unterzupflügen, bringt jedoch diese wunderschönen Geschichten nicht zum Verschwinden.

Meditation

Walach machte selber bei einer schmerzhaften Ischias-Entzündung die Erfahrung, dass eine sehr tiefe Versenkung während der Meditation schlagartig die Heilung brachte. Eine Zusammenfassung von Studien mit Achtsamkeits-Meditation (bei chronischen Schmerzen und Angstzuständen), die Walach und sein Team anstellte, erbrachte gute Effektstärken – Meditation hilft, das sehen auch immer mehr Mediziner ein. Nach achtwöchigem Meditieren ist bei Schmerzen und Schlafstörungen eine Besserung von 25% bis 35% zu erreichen, wie Studien aus den USA zeigen.

Hier wird anscheinend ein innerer Heilprozess angeregt. Der Mensch „als integratives Ganzes kann effektiver auf Therapie reagieren und ist einem völligen Gleichgewicht nahe, das sich auf Körper und Seele erstreckt", wie Fred Frohock meint. Das ist es, was auch Sokrates zu Charmides sagt: Mittels des Ganzen den Teil heilen. Wenn dies ein Placebo-Effekt sein soll – dann gut.[224]

---

224 Walach, S. 17/66

Meditation reduziert den Blutdruck, den Pulsschlag und die für Stress zuständigen Hormonspiegel im Blut. Sie beruhigt die Gehirnwellen, hebt die Schmerzschwelle an und senkt den Verschleiß von Körper und Geist – sie schenkt ein besseres und längeres Leben.[225] Meditation erbringt eine sanfte medizinische Tiefenwirkung, die zum Placebo-Effekt gehört.

In einer Studie aus dem Jahr 2007 wurden aus dem Personal einer psychischen Klinik achtzehn Psychotherapeuten ausgewählt, um – ohne das Wissen der anderen – jeden Morgen mit einem Soto-Zen-Meister eine Stunde zu meditieren. Nach neun Wochen verbuchten deren Patienten drastische Besserungen. Die Herangehensweise der Therapeuten hatte sich anscheinend verändert.

225 Siegel, S. 203

6

Die störende Krankheit

In einem Buch über Placebo fragt die Amerikanerin Lolette Kuby: „Wenn ein Placebo dich gesund machen konnte, was hat dich dann krank gemacht?“ Ja, was macht uns krank? Für Krankheit gibt es im englischen Sprachraum zwei Ausdrücke: *sickness* und *illness*. Sickness ist eher „eine existentielle Bedingung oder ein Daseinszustand als eine bestimmte Krankheit (*illness*) oder Symptom“, schreibt Katz in seinem Buch über die Heilungen der Kalahari-!Kung. Vielleicht übersetzen wir es mit Unbehagen oder Unwohlsein. „Jeder spürt eine Art Unwohlsein, und so werden alle, die an einem Tanz teilnehmen, geheilt. Bei den meisten ist dieses Unwohlsein anfänglich weder ernst noch in Symptomen ausgebildet. Bei manchen wird dieses Unwohlsein zu etwas, was wir im Westen Krankheit (sickness) nennen würden. Menschen, die krank sind, bekommen besonders intensive Heilung.“[226]

226 Katz, Boiling Energy (1982), S. 102

Gesunde Jäger und Sammler

Die Steinzeitmenschen lebten nicht sehr lange, aber wenn sie das 50. Lebensjahr erreichten, waren sie meist gesund, was die Untersuchung ihrer erhalten gebliebenen Knochen ergab. Damals gab es weder Ärzte noch Medizin – jedenfalls nicht in unserem heutigen Sinn.[227] Die meisten gefundenen Überreste von Menschen im Paläolithikum und im Neolithikum waren frei von organischen Krankheiten. Die Haitianer hatten zur Zeit von Captain Cook starke Knochen und gute Zähne; und die Meban und Chavanté aus Ostafrika waren kräftig gebaut und auch ohne westliche Medizin ein Urbild der Gesundheit.

Die entscheidende Entwicklung, die zu unserer heutigen Welt führte, bahnte sich vor 11.000 Jahren an. Die Jäger und Sammler mussten allmählich den Bauern und Viehzüchtern weichen. In zehn Regionen der Erde, vorwiegend in Europa und Asien, gab es gutes Land sowie Tiere, die leicht zu domestizieren waren. Die Jäger lebten provisorisch, hatten wenig Besitz, und ihr anstrengendes Leben hielt sie gesund. Sie töteten nur, um überleben zu können, und sie standen in engem Kontakt mit ihren Mitmenschen und der Natur. Überdies brachten ihre Ortsveränderungen genetische Auffrischungen mit sich, durch Sexualpartner in entfernteren Regionen. Das Sesshaftsein jedoch hatte Wohlleben und auch Zivilisationskrankheiten zur Folge.

Die Sesshaftigkeit war jedoch nötig, wie Jared Diamond in seinem Buch „Guns, Germs and Steel“ ausführt, um Nahrungsmittel aufbewahren zu können, um die Schrift, Regierungsformen, Technik und eine komplexe Gesellschaft zu entwickeln. Die Stabilität des Lebens führte auch dazu, dass mehr Kinder zur Welt kamen.

Die eurasischen Gesellschaften litten unter Krankheiten, die oft von ihren Tieren herstammten und gegen die Angehörige anderer Kontinente wehrlos waren. Die Kolonisierung dezimierte das Volk in Ame-

227 René Dubos in Landy (1977), S. 34

rika und Australien entscheidend. Man vermutet, dass im 16. Jahrhundert hundert Millionen Südamerikaner durch Epidemien starben. Das waren die Keime, die „germs“, und die „guns“, die Schusswaffen, taten ein Übriges. Noch vor dreihundert Jahren waren die indianischen Gesellschaften in Nordamerika, die Aborigines in Australien und die Buschmänner in Südafrika nahezu intakt. Dann wurden auch sie vertrieben und hinweggerafft.

Die alten Griechen gehören schon zur neueren Periode der Menschheitsgeschichte mit Städten, Kriegen und einer Medizin, die noch in den Anfängen stand. Alkmäon von Crotona, der Pythagoras noch kannte, sagte, die Gesundheit werde durch das Gleichgewicht der Potenzen aufrechterhalten, und diese Potenzen seien das Flüssige und das Trockene, das Kalte und das Warme, das Bittere und das Süße. Damit fing die abendländische Pathologie an. Hippokrates entwickelte das weiter und fragte, welche Empfindungen der Körper habe. Die Veränderungen, so lehrte er, seien für Krankheiten verantwortlich, für die „gewalttätigen Änderungen, in den Jahreszeiten und in anderen Dingen“.[228]

Im Christentum dann wurde die Position des Kranken erhöht und errang privilegierten Status, was bis heute in den westlichen Zivilisationen gilt. Wichtig ist die „restitutio ad integrum“, also die vollständige Wiederherstellung der Fähigkeit, zu arbeiten und Vergnügen zu empfinden. Ein ungestörter Rhythmus bedeutet Gesundheit. Jede ernste Krankheit gemahnt an den Tod. Die Krankheit bricht den Rhythmus des Lebens und setzt der menschlichen Existenz eine Grenze.[229]

Regelkreise und Rückkopplungen

Man muss den Körper auch einmal als Mechanismus betrachten dürfen. Der Physiker Carl Friedrich von Weizsäcker beschrieb dies fol-

228 Ebd., S. 38
229 Ebd., S. 389

gendermaßen: „Krankheit erscheint wie ein parasitäres Regelsystem innerhalb eines größeren Regelsystems, das wir Organismus nennen. Ein System hoher Ordnung kann selbst auf Störungen nur geordnet reagieren, sofern es überhaupt zu reagieren vermag. – Krankheit könnte als falsche Gesundheit definiert werden." Dieses „falsch" sei ein Verlust an Anpassung, und da es nun die Krankheit gebe, sei sie eine Norm. „Was in einer Umwelt falsche Norm war, kann bei veränderter Umwelt richtige Norm werden."[230]

Alles in einem lebendigen Organismus wird durch Regelkreise gesteuert, und jede Körperzelle verfügt über etwa tausend biochemische Reaktionen. Der Homöopathie-Arzt Ohntrup führte aus: „Wenn nun all die unzähligen Regelkreise, die noch dazu vielfältig miteinander und untereinander verzahnt sind, reibungslos und ungestört zusammenspielen, so nennt man dieses gut ausbalancierte Gleichgewicht 'Gesundheit'. Sobald aber nur eine kleine Regulation eines einzelnen Regelkreises gestört ist, wird solch eine winzige, unauffindbare Kleinigkeit nicht nur diesen Regelkreis betreffen, sondern andere, von ihm abhängige in Mitleidenschaft ziehen. Und erst, wenn auf diese Weise eine größere Gruppe von Regelkreisen beeinträchtigt ist, macht sich solch ein Zustand nach außen bemerkbar, durch verschiedene Krankheitszeichen, sogenannte Symptome."

Diese „Regelkreise", die die Wirkungsweise des Organismus steuern, könnten wir auch Rückkopplungsschleifen nennen, die in großer Anzahl aktiv sind, und in diesen „Schleifen lebendiger Strukturen" ist alles miteinander verknüpft. Darum ist jede Gesundheitsstörung „immer vielfältig", schreiben Peat/Briggs in ihrem Buch über die Chaostheorie. Beralde, der Bruder des eingebildeten Kranken Argan, sagt, dass „die Triebfedern unserer Maschine bis jetzt ein Geheimnis geblieben sind, das kein menschliches Auge durchschaut und das die Natur mit einem zu dichten Schleier verhüllt hat, als dass wir etwas davon erkennen könnten".

---

230 Weizsäcker, Aufbau der Physik, S. 211

Veränderung

Krankheit ist eine ungewollte Veränderung. Sie wirft einen aus der Bahn. Vielleicht will die Krankheit gerade das: Veränderung. Die folgenden Zitate spielen darauf an und bieten schon einen Vorgriff auf das Zusammenspiel zwischen Körper und Seele.

„Krankheit ist immer mit Angriff und Selbstangriff verbunden, und zugleich ist sie ein Ruf nach Hilfe und Liebe. … Auf einer bestimmten Ebene ist jede Krankheit eine Angst vor dem nächsten Schritt. Der nächste Schritt ist immer der Ort des Fortschritts und ein besserer, freierer Ort. Die Größe der Krankheit bestimmt, wie groß der Schritt nach vorn ist.“[231]

„Der Körper drückt unbewusste Strömungen aus, die gerade stattfinden, und zeigt Beziehungsverflechtungen und unausgedrückte Gefühle; er kann deshalb das existenzielle Unbewusste genannt werden. Existenzielle Botschaften überraschen das Bewusstsein: ‚Ändere dich, oder ich bringe dich um!‘ Der merkurische Geist des Körpers versetzt das Bewusstsein in Panik mit Drohungen über das Ende der Welt – offenbar, um damit eine Änderung herbeizuführen. … Der melodramatische Ton … liegt zum Teil daran, dass das Unbewusste nicht weiß, wie es mit dem Bewusstsein in Verbindung treten soll.“[232]

Krebs ist natürlich die bedrohlichste Krankheit, die zu den größten Einschnitten führt, was aber hier nur sinnbildlich verstanden sein soll. Du sollst dich ändern.

„Ich glaube, dass dieses Bedürfnis nach Neuorientierung die große Botschaft von Krebs ist. Immer wieder habe ich gesehen, wie Krebs als die Strategie des Körpers wirkt, die Person durch einen Schock dazu zu bewegen, sich zu verändern.“[233]

„Durch meine Arbeit mit Krebspatienten hatte ich viel gelernt.

231 Spezzano/Patrick, S. 34/38
232 Mindell, The Dreambody (1985), S. 37
233 Siegel, S. 34

Wenn eine Krankheit einen letalen oder sich verschlechternden Verlauf nimmt, so will eine Transformation sich manifestieren. Die offenkundige Transformation, der diese Person entgegengeht, ist der physische Tod, aber es kann auch eine Transformation im Diesseits, im Leben, stattfinden. Wenn die Transformation recht verstanden wird und wenn sie wirksam sein soll, dann muss eine so vollkommene Veränderung in der Einstellung und im Lebensmuster des Patienten eintreten, wie auch der Tod sie herbeiführen würde. Halbe Maßnahmen genügen hier nicht."[234]

Durch die Sagen, Märchen und Romane zieht sich der Gedanke der Krise, der Veränderung, der Verwandlung. Der römische Dichter Ovid beschrieb in seinen „Metamorphosen" die Episoden (vor allem) der griechischen Mythologie, in denen Menschen in Pflanzen und Tiere verwandelt werden. In Märchen sehen sich immer wieder Prinzen und Bauern zu Steinen oder zu Tieren verhext, und später, im Roman, ist die existenzielle Krise der Motor der Veränderung eines Individuums. Den Spruch des Konfuzius, wenn man in der Lage sei, sich zu ändern, solle man das täglich tun, formte in der Neuzeit der Sizilianer Giuseppe di Lampedusa zu dem Wort um, nur wenn man sich dauernd ändere, könne alles gleich bleiben.

Man kann sich bewusst ändern, man kann alles schlagartig ändern oder alles fahren lassen. Es gibt die häufig gemachte Erfahrung, dass etwas dann plötzlich funktioniert, wenn man alles probiert hat und gerade aufgeben will. Die Heilerin Emma Kunz hat beobachtet, dass manche Kranke, die auf der Stelle gesund wurden, kurz vor dem Tode standen. Sie erklärt das so: „Sie hatten ihre Verhaftungen bereits losgelassen und besaßen nicht mehr die Energie, an ihnen festzuhalten; das ist es, was Heilung ermöglicht."[235]

Ein vierundfünfzig Jahre alter Mann, bei dem 1910 ein Tumor an der Zungenwurzel und an der linken Mandel festgestellt wurde, hatte eine schlechte Prognose. Achtzehn Monate später sprach er geheilt bei seinem Arzt vor. Er habe mit dem Leben abgeschlossen, seinen Nach-

234 Brugh Joy, S. 234

235 Michel/Michel, Spontanheilung (2014), S. 154

lass geordnet … und dann hätten die Schmerzen nachgelassen und die Geschwulst sich zurückgebildet. Der Arzt hatte diesen Patienten längst abgeschrieben.

Kampf oder Koexistenz?

Man lässt sich allerdings leicht in die Vorstellungswelt unbewusster Wirkungen hineinziehen, und viele Interpretationen einer Krankheit sind möglich. Das ganze gelebte Leben steht als Steinbruch zur Verfügung, um Gründe zu finden. Alle Krankheiten haben konkrete Ursachen, die womöglich durch ein aus psychischen Gründen beschädigtes Immunsystem „angetriggert“ werden.

Rein physiologisch behandelte Bert Vogelstein in einem Beitrag des Wissenschaftsmagazins „Science“ (Januar 2015) die Entstehung von Krebs: Ein Drittel gehe auf Umweltfaktoren und genetische Einflüsse zurück, zwei Drittel auf zufällige und schiefgegangene Häufungen von Mutationen von Stammzellen. „Ob am Ende die entscheidende Kombination von Mutationen zusammenkommt und die Krebszellen auch noch die Wächter des Immunsystems überlisten“, kommentierte die Frankfurter Allgemeine Zeitung, „hängt dann wirklich vom Zufall ab“, und Zufall „als wichtiger Erkrankungsfaktor“ sei keine Neuigkeit. Damit sind wir jedoch beim eiskalten Konzept vom Körper als Maschine, und die Psyche bleibt ausgespart. Sie ist jedoch vermutlich die „große Unbekannte“, der „Faktor X“. Krebs nur durch die Psyche zu erklären, ist ebenso falsch, wie ihn zum „Pech“ herabzuwürdigen.[236]

Trotzdem befinden wir uns auf einem Kampfplatz. Der Körper führt ein Eigenleben, und in ihm ringen gute Zellen mit den Bakterien. Die Autoren des Buches „Die Steinzeit steckt uns in den Knochen“ weisen auf die dominierenden Lebewesen Mensch und Mikroorganismus hin. Wir teilten die Herrschaft über die Welt mit den Mikroben, lassen sie

236 Müller-Jung, Entmutigen ist das falsche Rezept, FAZ

den Medizin-Nobelpreisträger Joshua Lederberg sagen, weil diese uns brauchen: „Der Grund, weshalb es uns immer noch gibt, besteht biologisch gesprochen darin, dass Mikroben lebendige Wirte für ihr eigenes Überleben brauchen.“[237]

Vielleicht ist das Bild des Kampfplatzes falsch. Wir beiden haben uns arrangiert, es herrscht friedliche Koexistenz: Leben und leben lassen. Das klappt ja wunderbar, nur wenn im Wirt etwas aus dem Gleichgewicht gerät, geraten die Mikroorganismen, unsere Freunde, auch in Panik, und es dauert, sie wieder gut zu stimmen.

Bei manchen Symptomen sei es schwer zu sagen, meinen die Autoren, ob sie Abwehrmaßnahmen des Kranken seien oder Manipulationen durch den Erreger. Manche Symptome sind ja Ursachen, andere schon wieder Bestandteil der Heilung. Ist etwas Teil des Problems oder Teil der Lösung? So wird heutzutage gerne gefragt, doch das sagt nur aus, wie gerne man klare Antworten hätte. „Beides“ ist die richtige Antwort. Wir „bekämpfen“ Symptome und überlassen dem Immunsystem den Rest. Kampf muss ja nicht sein. Die Krankheit muss sich ausdrücken können, sie ist auch mehr als eine Attacke durch Mikroben. Die kleinen Organismen sind nur Teile eines großen Plans.

Eingebildete Kranke

Einbildungskraft ist Vorstellungskraft. Ich versteife mich auf etwas, bin felsenfest überzeugt, und an diesem Gebäude prallt alles ab: Sogar das Urteil des Arztes. Es ist gewissermaßen ein Wahnsystem, das sich durch keine Fakten und Argumente erschüttern lässt.

237 Müller-Jung, Entmutigen ist das falsche Rezept, FAZ

Besessen vom Kranksein

Deepak Chopra schrieb über gewisse Patientinnen: „Diese Frauen wollten, dass man in ihnen nur den Krankheitsfall sah. Sie hatten Angst, dass es für das, was mit ihnen nicht stimmte, keinen Namen gab. … Die Tausende Dollar zahlten sie, damit man ihnen sagte, dass sie krank waren. Denn hatten sie erst einmal die richtige Diagnose, dann konnte die Verantwortung, sie wieder gesund zu machen, wieder den Ärzten zufallen. Sagte man ihnen hingegen, dass sie kein Opfer einer Krankheit seien, dann war das gleichbedeutend damit, dass sie nun erneut auf sich selbst gestellt waren."

„Es gibt einen Typ von Kranken, der den Schrecken eines jeden Arztes bildet: das ist der medizinisch Halbgebildete. (…) Viel schwieriger dagegen ist eine andere Spezies zu behandeln, die sich bereits selbst die Diagnose gestellt hat und vom Arzt eigentlich nur die Bestätigung der eigenen vorgefassten Meinung verlangt. Diese Art von eingebildeten Kranken rückt mit schwerem Rüstzeug des aus einem Lexikon oder einem populärmedizinischen Ratgeber erworbenen Wissen an und ist bereit, lieber den Arzt als die eigene Diagnose aufzugeben…. Wirklich zu heilen ist freilich solch eingebildeter Kranker fast nie, denn die Einbildung ist wie die sagenhafte Hydra, der für einen abgeschlagenen Kopf zwei neue nachwachsen."

Der Freiburger Chirurg Hans Kilian, der diese Zeilen schrieb, hatte es mit einem 50-jährigen Mann zu tun, Eduard, der reich war und die Aktienmehrheit eines Industrieunternehmens besaß. Der Hausarzt meinte, der Generaldirektor leide an einem Speiseröhren-Divertikel, einer Ausbuchtung der Speiseröhre; der Patient hielt es für Speiseröhrenkrebs, für den es keinerlei Anzeichen gab. Kilian sprach von einem kleinen Eingriff, der Patient meinte, er könne die Wahrheit vertragen: „Ich weiß genau, was mir fehlt!" Der kleine Eingriff war erfolgreich, doch zwei Tage später kam die Krebsphobie des Mannes wieder, genährt von seiner ihm ergebenen Frau.

Der Arzt machte dem Mann weis, er brauche eine Privatschwester und er solle am besten seine Frau eine Weile wegschicken. Drei Monate später trifft er im Süden Europas den Patienten mit seiner Privatschwester. Diese verrät dem Chirurgen, dass der Direktor weiterhin überzeugt sei, Krebs zu haben, dass alle Ärzte ihn belogen hätten. Sie habe ihn überredet, seine letzten Jahre in einer schönen Umgebung mit lieben Menschen zu verbringen. Auf die Frage des Arztes, wie lange ihrer Meinung nach diese „letzten Jahre" dauern würden, gab sie zur Antwort: „Na – so zwanzig bis dreißig Jahre denke ich schon, Herr Professor!"[238]

Doch zu allem gibt es Gegenbeispiele. Beim Menschen gibt es keine Regeln. Placebo sagt uns ja gerade, dass wir uns von Vorannahmen leiten lassen, was im Fall der Selbstheilung gut ist; doch der Mensch kann tiefer blicken und seine Intuition verwenden oder sich zumindest sagen: Alles ist möglich.

Ferdinand Sauerbruch schrieb, er habe einen einzigen Menschen operiert, obgleich er „halb überzeugt" gewesen sei, dass ihm nichts fehlte. Die Frau sagte, sie sei wirklich magenkrank, machte auch „einen durchaus vernünftigen und klaren Eindruck", und so führte er die „völlig überflüssige Probelabarotomie" durch – und entdeckte ein Carcinom. Leider war es nicht mehr zu operieren. Die Frau hatte recht gehabt.[239]

Der Schwede Axel Munthe war Arzt in Paris und hatte viel Erfolg bei verwöhnten kränklichen Frauen, die viel Aufmerksamkeit wollten. Man nahm sie alle nicht ganz ernst. Munthe heilte eine Frau, die einen furchtbaren Anfall Angina pectoris hatte. „Ich legte der Patientin die Hand auf die Stirn und sagte ruhig, es ginge gleich vorüber; nach einem Augenblick schwand das Entsetzen aus ihren Augen. Sie holte tief Atem und sagte, sie fühle sich besser." Also ein Fall von eingebildeter Krankheit, von Pseudo-Angina? Doch vier Tage später hatte die Frau einen ähnlichen Anfall und starb daran, und Munthe mahnt einen Freund: „Du versuchst immer, deinen Patienten zu erklären, was du dir

238 Kilian, S. 173-185
239 Sauerbruch, S. 258/259

nicht einmal selber erklären kannst. Du vergisst, dass alles eine Frage des Glaubens und nicht des Wissens ist, wie der Glaube an Gott." Man muss nicht einmal eine Entscheidung fällen zwischen pseudo und echt; die Not der Frau war echt, und echte Zuwendung linderte sie, und dann, vier Tage später, war vielleicht niemand in der Nähe, und die Angst wurde tödlich.[240]

Hypochonder

Die Geschichte von Molière ist tragisch. Der Autor des Stücks „Der eingebildete Kranke", das am 10. Februar 1673 zur Uraufführung kam, spielte selber die Hauptrolle und war wirklich krank. Bei der vierten Aufführung, am 17. Februar, erlitt er einen Schwächeanfall, wurde in seine nahe gelegene Wohnung gebracht und starb dort bald, einundfünfzig Jahre alt.

Argan, der eingebildete Kranke, sagt: „Schwach und kränklich, wie ich bin, will ich einen Arzt zum Eidam und Ärzte zu Verwandten haben, um mir zuverlässigen Bestand gegen meine Krankheit zu sichern, um die Quellen zu den Mitteln, die mir verschrieben werden, in meiner Familie zu wissen, und um die Konsultationen und Verordnungen immer bei der Hand zu haben." Manche Hypochonder haben selbst Medizin studiert, um immer auf dem Laufenden zu sein, schrieben über Medizin oder ließen ihre Kinder Medizin studieren, wie Argan.

Hypochonder machen aus der Beschäftigung mit der Krankheit eine Vollzeitbeschäftigung. Jedes kleinere Symptom könnte eine tödliche Krankheit bedeuten – wie Zelig in Woody Allens gleichnamigen Film und Mickey in „Hannah und ihre Schwestern" beide einen Gehirntumor befürchten. Eine Prädisposition für die Hypochondrie lässt sich nur bei Erstgeborenen und Einzelkindern feststellen, und die Kinder von Hypochondern werden gerne auch wieder Hypochonder; sie schau-

240 Munthe, S. 151

en das ihren Eltern ab. Charles Darwin etwa, der große Naturkundler des 19. Jahrhunderts, sorgte sich zeitlebens um seine Gesundheit. Er meinte jedoch, es habe erst „nach seinem Aufsatz" (über die Entstehung der Arten) angefangen.

Seine Tochter Etty trug, wenn Erkältungen umgingen, eine Maske eigener Bauart: „Es handelte sich um ein gewöhnliches Küchensieb aus Draht, in das sie antiseptische Watte stopfte und das sie sich wie einen Maulkorb aufsetzte und mit Gummibändern an den Ohren befestigte. Damit empfing sie Gäste und diskutierte mit hohler Stimme …"[241] Über Hypochonder kann man sich leicht lustig machen, aber verstehen könnte man sie, wie es in Joseph Hellers Roman Catch-22 heißt: „Es gab Milliarden von bewussten Körperzellen, die Tag und Nacht wie stumpfsinnige Tiere bei ihrem komplizierten Job, ihn gesund und am Leben zu erhalten, vor sich hinoxidierten, und jede einzige von ihnen war eine potenzielle Feindin oder Verräterin."[242]

Künstler sorgten sich immer um ihre Gesundheit und rückten in die Nähe von Hypochondern – aber sie sind eben sensibel und beobachten sich sehr, und Tänzer und Musiker sind vom Funktionieren ihres Körpers abhängig. Bernardo Ramazzini schrieb 1760 sogar ein Buch, „Die Krankheiten der Künstler". Manche Künstler machten aus ihrer Not eine Tugend, rangen ihrem Körper und sich große Leistungen ab, durch die sie unsterblich wurden. Sie kompensierten manchmal ihre Schwächen, wie Heinrich von Kleist, der undeutlich sprach und oft stammelte und dann die kunstreichste Prosa schrieb, die man sich denken kann.

„Manche Menschen können Leiden und Konflikte besser über das Kranksein ausdrücken als über direkte Konfrontation, Aggression oder offenere Formen von Eskapismus wie Abhängigkeit von Tranquilizern oder Alkohol", meint Susan Baur in ihrem Buch „Die Welt der Hypochonder". Wie bei Naturvölkern und in lateinamerikanischen Gesellschaften könne ein Mann nicht sagen, er fühle sich schwach und unsicher, ohne seine Selbstachtung und sein Ansehen zu riskieren.

---

241 Baur, S. 88

242 Heller, Catch-22 (1994), S. 221

Kranke genießen auch Privilegien: Sie müssen nicht arbeiten, entziehen sich emotionalen Situationen wie dem Liebesakt und auch gesellschaftlichen Verpflichtungen. Kranksein erlaubt Rückzug von der grausamen Welt. Bernie Siegel fragte seine kranken Patienten immer provozierend, welchen Vorteil sie von ihrem Leiden hätten. Manchmal kann es erleichternd sein, wegen Krankheit ein Treffen absagen zu können, und wer nicht lügen will, wird eben krank. Es gibt diese sekundären Krankheitsgewinne wie das Umsorgtwerden, das vom Gesundwerden abhält. Auch das gute Benehmen müssen Kranke nicht immer zeigen, aber man erwartet von dem Kranken, dass er gesund werden will, was beim Hypochonder nicht zutrifft.

Er möchte mit seinen emotionalen oder psychosozialen Problemen so umgehen, als handele es sich um ein körperliches Problem, für das er keine Schuld trägt. Es sind dann meist „unspezifische" Leiden wie Rücken- oder Kopfschmerzen, und bei einem Verdacht auf Ernsteres wird der Arzt aufgesucht. Eine 70-jährige Frau soll es in achtzehn Jahren auf 548 Besuche bei 226 Ärzten gebracht haben.[243] Interessanterweise beziehen sich 70% der Klagen auf die linke Körperhälfte. Rechts ist vielleicht zu banal.

Hinter ernsten hypochondrischen Wahnbildungen steckt oft das Gefühl körperlicher Depersonalisation. Patienten äußern etwa: „Ich fühle Schmerzen in meiner Brust, aber sie scheinen zu jemand anderem zu gehören, nicht zu mir." Es gibt sogar Patienten, die zum Beispiel darauf bestehen, ihr Bein gehöre nicht zu ihnen, und eine Amputation fordern. Meist verbirgt sich dahinter ein neurologischer Defekt.

243 Baur, S. 141

Simulant(inn)en?

Was sagt man zu den Hypochondern? Sie fühlen sich wirklich krank, und das zählt. Die Grenze zum Simulanten ist fließend, aber auch hier ist es schwer, klare Urteile zu fällen. Es gibt zum Beispiel Menschen, die einen kleinen Unfall erleiden und nicht mehr richtig genesen. Oft sind es Frauen in untergeordneten Stellungen und unbefriedigendem Familienleben. Sie sind nicht motiviert, wieder gesund zu werden. Ihr Krankheitsbild ist nicht klar, aber es kommt auch zu keiner echten Heilung. Mag sein, dass hier ein „sekundärer Krankheitsgewinn" vorliegt.

Hans Kilian, der Freiburger Chirurg, behandelte einmal eine Schwarzwaldbäuerin, die acht Jahre gelähmt in ihrem Bett lag, obgleich kein echter Befund vorlag. Er fand heraus, dass die Frau auf dem Hof einen schweren Stand hatte, zudem hatte sie ihrem Mann keinen Erben geschenkt. Nach einem unverfänglichen Sturz kümmerte man sich liebevoll um sie, und sie blieb einfach im Bett: eine psychosomatische Krankheit.

Auch früher war eine Krankheit für Frauen ein Weg, sich ein unerfreuliches Familienleben zu verschönern oder es ganz abzustreifen. Im Mittelalter konnten Frauen in einen Konvent gehen oder auf eine Pilgerreise. In einem Buch über Gregor von Tours, der im 6. Jahrhundert lebte, wird eine Frau erwähnt, die in einer fürchterlichen Ehe lebte. Ihr Augenlicht schwand, sie ließ sich vom Priester zu einer Pilgerreise zum Grab Gregors überreden, wo sie eine Wunderheilung erlebte. Obendrein riet ihr der Heilige, sich einem Konvent anzuschließen, und der Mann konnte ihr das schlecht abschlagen.[244]

---

244 Scott, S. 75

Nocebo-Wirkungen

Der „Nocebo-Effekt" oder kurz Nocebo ist die Schattenseite des Placebo-Effekts. „Nocive" heißt schädlich auf Englisch. Nocebo meint den Glauben, dass der Patient nicht gesunden werde – und Dylan Evans spricht vom „Glaubens-Effekt", der sich hierbei negativ äußert. Die schlimmsten Erwartungen bestätigen sich. Auch wenn der Patient meint, positiv zu sein, können Nocebo-Effekte auftreten: Weil er konditioniert ist und wir unsere inneren Konditionierungen meist nicht kennen. Krankheiten münden oft in einen Teufelskreis und wecken Emotionen, die sie unwillkürlich verschlimmern. Nocebo-Effekte sind die unerwünschten, negativen Placebo-Nebeneffekte, dürfen aber nicht mit den Nebenwirkungen von Medikamenten verwechselt werden, den UAW (unerwünschten Arzneimittelwirkungen).

Letzte Ölung

Dic „Letzte Ölung" wurde als Sakrament nach dem 9. Jahrhundert eingeführt und mit dem Konzil von Trient (1545-1563) allmählich wieder zur Krankensalbung. Schon der Begriff „Letzte Ölung" musste Hoffnungslosigkeit auslösen, denn man war anschcinend dem Tod geweiht und wurde vorbereitet, in die Ewigkeit einzugehen. Man kann sich vorstellen, dass viele Todkranke beim Anblick des Priesters den letzten Rest Hoffnung fahren ließen. Gary Bruno Schmid erwähnt in seinem Buch „Tod durch Vorstellungskraft" die Geschichte eines Boxers, der Lungenprobleme hatte. Die Mutter wollte nach einem Priester schicken, da ihr Sohn lange nicht in der Kirche gewesen war. Dr. J. W. McConnel riet ihr ab. Der Priester kam dennoch, spendete das Sakrament um 15 Uhr, und um 18 Uhr war der Patient tot: Lungenembolie.[245]

245 Schmid, Tod durch Vorstellungskraft (2000), S. 10

Die Vorstellungskraft, die man zum Guten mobilisieren kann, führt manchmal in den Tod, der dann plötzlich eintritt. Die Weltgesundheitsorganisation definiert einen plötzlichen Tod als einen „friedlichen, innerhalb von sechs Stunden eingetretenen Tod bei einem offensichtlich gesunden Subjekt“. Bei einem „unmittelbaren“ Todesfall ist die Zeitspanne zwei Minuten. Wenn jemand einfach so (und nicht durch einen Unfall) stirbt, spricht man von einem „psychogenen Tod“. Dieser hat psychologische, innere Ursachen. Der Mensch verliert den Willen, nicht sterben zu wollen. Freilich gibt es weniger drastische Nocebo-Wirkungen: Eine Krankheit verschlimmert sich, sie heilt nicht; ein Rückfall tritt auf. Doch wir müssen bei den Todesfällen bleiben, denn sie führen uns auf drastische Weise vor Augen, wie die Seele den Körper steuert.

Voodoo-Tod

Daher war auch der Aufsatz „Voodoo Death“, den Walter B. Cannon 1942 in der Zeitschrift „American Anthropologist“ veröffentlichte, so einflussreich. Hier nahm die Placebo-Forschung ihren Ausgang; denn anscheinend starben Angehörige von Naturvölkern „einfach so“, nachdem sie verhext worden waren. Der „Verurteilte“ glaubt absolut an die Macht des Zauberers oder des von ihm verwendeten Mittels. Er weiß, wann er verwünscht wurde und wie das Mittel wirkt. Seine Sippe nimmt rituell von ihm Abschied – wie bei der Letzten Ölung –, und es geht dahin.[246] Die „Verurteilten“ essen und trinken nichts mehr, wirken wie versteinert, aber sie sterben früher, als man es bei Nahrungsverweigerung erwarten würde. Ein psychogener Tod. Die einzige Rettung besteht darin, einen Gegenzauber in die Wege zu leiten.

Cannon schrieb in seinem berühmten Artikel von der „Fight-or-flight“-Reaktion: Kämpfen oder davonlaufen, das ist die Frage. Diese

246 Ebd., S. 27

Entscheidung fällt dem sympathischen Nervensystem zu, dessen Zellen im Brust- und Lendenmark lokalisiert sind und dem Gehirn Handlungsbereitschaft melden. Das parasympathische Nervensystem steuert unwillkürliche Reaktionen wie Atmung und Herzschlag. Dieses System gerät durcheinander. Ergotrope, auf Handlung gerichtete Reaktionen, und trophotrope, die Erholung betreffende, können sich nicht mehr ausgleichen. Die Angst lässt das System zusammenbrechen, die Verhexung des Zauberers kann wie eine tödliche Dosis Gift wirken. Tod durch Terror.

1957 erschien ein Artikel über plötzlichen Tod durch das Deuten mit einem Knochen auf den Verurteilten (bone-pointing), der sich seinem Schicksal ergibt und rasch dahinsiecht. Auch hier weiß das Opfer, was zu erwarten ist, es gibt Präzedenzfälle. Es gab sogar schon den „Tod durch Imagination unter kontrollierten Bedingungen", wie Schmid das nennt. Man richtete Menschen hin, indem man ihnen Schnitte in die Knöchel zufügte und dabei Wasser rinnen ließ, das den Verurteilten an sein Blut denken ließ: Er wurde ohnmächtig und starb, ohne einen Tropfen Blut verloren zu haben.[247]

Zu den urbanen Legenden gehört womöglich eine Geschichte, die sich in den 1970er Jahren zugetragen haben soll: Ein Arbeiters sah sich in einen Kühlwagen der Eisbenbahn zwischen Chicago und New York eingeschlossen und wurde am nächsten Tag blau gefroren tot aufgefunden. Der Kühlwagen sei jedoch nicht eingeschaltet gewesen. Der Mann, falls es ihn gab, fühlte sich wohl auch verurteilt, in jener Nacht den Kältetod zu sterben. Sein System gehorchte.

Der Ethnologe Claude Lévi-Strauss fasste zusammen: „Es gibt keinen Grund, an der Effizienz gewisser magischer Praktiken zu zweifeln. Doch gleichzeitig sehen wir, dass die Effizienz von Magie einen Glauben an Magie beinhaltet. Letzterer enthält drei komplementäre Aspekte: Den Glauben des Zauberers an die Wirksamkeit seiner Magie; den Glauben des Patienten oder Opfers an die Wirksamkeit von dessen Technik; und schließlich den Glauben und die Erwartungen

247 Ebd., S. 33

der Gruppe, die andauernd als eine Art Gravitationsfeld wirken, in dem die Beziehung zwischen Hexer und Verhextem angesiedelt ist und definiert wird."[248]

Der Verhexte weiß also, dass er verhext wurde – das wirkt beruhigend. Es gibt aber auch beunruhigende Phänomene. Das ist etwa das „Totbeten" oder „ana-ana", das sich von Polynesien nach Hawaii verbreitete, wo Max Freedom Long als Lehrer tätig war und dies überlieferte. Schamanen verwünschen einen Missetäter, der oft auf einer entfernten Insel lebt und nichts von der Aktion weiß. Gewöhnlich stirbt er an aufsteigender Paralyse, die zuletzt seine Atmung blockiert. Beruhigend wiederum, dass das Totbeten angeblich nur im äußersten Notfall eingesetzt wird, wenn jemand die Gemeinschaft sehr beeinträchtigt und als unverbesserlich erscheint.

Der Psalm 109, ein Psalm Davids, befasst sich mit Verwünschungen gegen einen, der sein „Lügenmaul" gegen David „aufgetan" hat. „Er liebte den Fluch – der komme über ihn; / er verschmähte den Segen – der bleibe ihm fern." In Basel fand noch 1926 eine Verhandlung gegen jemanden statt, der einen anderen hatte totbeten wollen.

Tod durch Schreck und Schock

Der Tod durch Angst oder Schock ist nicht selten. Menschen sind nach einem harmlosen, nicht tödlichen Schlangenbiss gestorben oder nach der Einnahme von Gift, das sie nicht umgebracht hätte. Auch nach kleineren Verletzungen starben Menschen, und sie starben „anscheinend in Folge ihrer Überzeugung, dass sie sterben müssen", schrieb Richter 1957. Überraschend mit einer Waffe bedroht zu werden, kann ebenfalls zu einem Tod durch Schreck führen – auch wenn es nur eine Spielzeugpistole war.

Der Chirurg J. M. T. Finney lehnte es ab, Patienten zu operieren, die

248 Landy, S. 446

zuvor Angst geäußert hatten, denn bisweilen versterben verängstigte Menschen bei Routineeingriffen oder auch schon vor Verabreichung der Anästhesie auf dem Operationstisch, obgleich sie zuvor in gutem körperlichen Zustand waren.

Järvinen untersuchte 1956 aus einer großen Gruppe vierundachtzig Todesfälle. Überzufällig häufig starben Patienten bei der Chefarztvisite – fünf starben direkt währenddessen, bei sechs begann da ihre tödliche Krise. In einem anderen Bericht starb bei der Chefarztvisite die Hälfte der Herzpatienten, bei denen ein plötzlicher Tod registriert wurde.[249] Werner beschrieb 1955 den Fall eines Buchhalters, der nach einem Anfall von Angina pectoris am 16. Tag in zufriedenstellendem Zustand in der Klinik war. Der Chefarzt und sein Gefolge nähern sich, der Patient wird „unruhig, erbricht und stirbt innerhalb von zwei Stunden an einem neuerlichen Anfall".

Ein Nocebo-Effekt ist auch die „Weißkittel-Hypertonie", wie die Bundesärztekammer das nennt. Mittlerweile hat es sich zu den Praktikern herumgesprochen, dass der Patient oder die Patientin in der Praxis, etwas gestresst durch die Situation und den Anblick des „Weißkittels", mit höherem Blutdruck als sonst reagiert.[250]

Schlechte Nachrichten können einen Menschen zusammenbrechen lassen und ihm den Lebenswillen nehmen. Vor allem der Verlust des Partners trifft den Zurückgebliebenen tief. In einer Studie von 1969 zeigte sich, dass die Sterblichkeit der über 54-Jährigen bis zu sechs Monaten nach dem Tod des Partners um 40% erhöht war. Immer wieder liest man auch von Paaren, die nur im Abstand weniger Stunden starben. 1963 berichtete ein Forscher von einer Frau, die ihren Mann gepflegt hatte. Dann sagte man ihr, in ihrer Abwesenheit sei ihr Mann gestorben. „Ihre Augen öffneten sich weit, und sie fiel zu Boden. Man brachte sie ins Nebenzimmer, aber sie war schon tot. Die Autopsie der Frau ergab – nichts."

Häufig sind die Geschichten über Ehepaare, die kurz hintereinander sterben. Schmid erklärt dazu, man projiziere auf seinen Partner sehr

249 Ebd., S. 143
250 Bundesärztekammer, S. 5

viel Energie und Libido, und nach dessen Tod könne man die Projektion nicht mehr zurückholen. „Man verkümmert, verstummt, versinkt in eine Depression. Manchmal ist auch der Tod die Folge.“ Manche Paare haben Jahrzehnte zusammengelebt und sind sich fast telepathisch verbunden. Sie müssen nicht unbedingt erfahren, dass ihr Lebenspartner gestorben ist: Sie wissen es.

Es gibt Todesfälle durch Schock beim Erklingen der Sirenen im Krieg. Bei einem Schock ziehen sich die peripheren Gefäße zusammen, und die Temperatur steigt. Auch bei glücklichen, überraschenden Ereignissen sind Menschen gestorben, wie die Sammlung von George Engel zeigt. Ein sechsundfünfzig Jahre alter Mann kollabierte und starb, nachdem man ihm zu seinem ersten „Hole in one“ im Golf gratuliert hatte. Ein 55-jähriger Mann starb, nachdem er seinen 88-jährigen Vater nach zwanzig Jahren in die Arme geschlossen hatte, und danach fiel auch der Vater tot zu Boden.

Tod durch Hoffnungslosigkeit

Gary Bruno Schmid hat in seinem Buch aus dem Jahr 2000 alle möglichen Arten des Todes durch die Vorstellungskraft geschildert. Wenn der Lebenswille schwindet, ist der Mensch gebrochen: Er hat sich aufgegeben. Im Konzentrationslager waren die Überlebensaussichten minimal; nur ein starker Lebenswille erhöhte sie. Wenn er verschwand, trat bald der Tod ein. Auch Soldaten in Kriegsgefangenschaft, die eigentlich nicht krank waren, starben aus Hoffnungslosigkeit, wenn sie nicht mehr an eine Rückkehr glauben konnten.

Tiere im Zoo gehen aus unbekannten Gründen ein. Wie können sie nur? 1984 untersuchte Vladimir Mikulica fünfunddreißig Wildtiere, die aus unbekannten Gründen in Gefangenschaft gestorben waren. Der Autor fand in den inneren Organen alle Anzeichen für Schock und intensiven Stress, der tödlich gewesen war.

Laurens van der Post erzählt in seinem Buch „A Mantis Carol“ von einem Buschmann, der einen geschützten Bussard getötet hatte und dafür zu einem Monat Gefängnis verurteilt worden war. In Haft wurde er sofort krank. Ein herbeigerufener Arzt konnte kein organisches Leiden feststellen. Der Buschmann erklärte, ihm fehle es, jeden Abend die Sonne untergehen zu sehen, denn die Gefängnismauern stünden davor. Er starb rasch.[251] Unter alten Menschen, die in eine psychiatrische Anstalt (oder auch in ein Heim) gebracht werden, gibt es immer Fälle von Tod kurz nach der Aufnahme, ohne dass sich bei der Autopsie eine klare Todesursache gezeigt hätte. Sie fühlten sich im Stich gelassen und hatten keine Hoffnung mehr.

Im 18. und 19. Jahrhundert sah man auch Heimweh als potenziell tödlich an. Viele Schweizer litten darunter, weshalb es die Krankheit „Schweizerheimweh" gab. Die Verbannung galt immer als eine der härtesten Strafen, und man denke sich, wie Ovid sich fühlte, der begeisterte Dichter, als er auf Befehl von Augustus Rom verlassen und sich in der Ödnis am kalten Schwarzen Meer niederlassen musste.

In diese Kategorie fällt wohl auch der Pensionierungstod, der durch einen Aufsatz in einer medizinischen Zeitschrift 1959 Publizität erlangte. Der Pensionierungstod, folgend dem Pensionierungsschock, war anscheinend vor fünfzig Jahren ein Thema, als die Arbeit noch Lebensinhalt war und es eine Lebenskrise wurde, von ihr ferngehalten zu sein. Der „Spiegel" erwähnte 1966 das Problem in einem Beitrag über Beschäftigungstherapie für Jungrentner.

Der Liebestod ist aus vielen Kulturen überliefert. Jemand sehnt sich nach der geliebten Person, schmachtet und siecht dahin – wie in dem berühmten Gedicht „Der Asra" von Heinrich Heine, in dem der junge Sklave die wunderschöne Sultanstochter anbetet und „bleich und bleicher" wird. Die Fürstin stellt ihn zur Rede, und der Sklave sagt, er heiße Mohamet, und „mein Stamm sind jene Asra, / welche sterben, wenn sie lieben". Er verzehrte sich nach der Geliebten, und wie beim Voodoo-Tod wird die Nahrung verweigert. In Liebesromanen aus der Antike, so von Xenophon von Ephesos und Heliodor, verlieben sich

251 Van der Post, A Mantis Carol (1975), S. 101

andauernd Mädchen in Jungen und Jungen in Mädchen, und alle leiden, seufzen und verlieren an Lebenskraft.

Manche Geschichten vom Liebestod sind in Märchen und Romanen veröffentlicht, so in der berühmten Erzählung „Die Päonienlaterne" von Pu Songling (1640-1715). Die schöne O Tsuyu lebte zufrieden, bis sie den jungen Samurai Hagiwara kennenlernte und sich in ihn verliebte. Die strenge Etikette machte einen zweiten Besuch unmöglich, und der Samurai kam nicht. Sie „vermutete, er verschmähe ihre Liebe. Sie härmte sich ab in wortlosem Schmerz und starb. Bald darauf starb auch die Dienerin O-Yoné aus Gram über den Verlust ihrer Herrin."

Dr. George Engel fand bei der Durchsicht von hundertsiebzig Zeitungsartikeln aus Rochester, die einen schwer erklärlichen Todesfall schilderten, dass in 59% der Fälle ein traumatisches Ereignis oder eine düstere Periode vorangegangen war: Der Tod eines nahestehenden Menschen, sein bevorstehender Tod, eine Zeit großen Kummers, Verlust von Status oder Selbstachtung sowie Trauer wegen eines Jahrestags.

Tod durch Scham und Schuld

Noch einige Beispiele: Tabu-Tod ist der Fachbegriff für Todesfälle nach dem Überschreiten eines Tabus. Jemand betritt aus Versehen einen heiligen Ort, zündet eine Pfeife mit dem Feuerzeug eines Medizinmannes an oder isst eine verbotene Speise. Auch wenn er dies erst Jahre danach erfährt, kann der Tod aus Schreck (oder Scham oder Schuld) die Folge sein. Wie Schmid schreibt, unterwarfen sich die Maori die Moriori und zwangen sie, ihre Tabus zu übertreten. Innerhalb von sechzig Jahren verschwand der Stamm beinahe, wurde von zweitausend auf fünfundzwanzig Angehörige reduziert.

In der biblischen Apostelgeschichte wird von Ananias erzählt, der mit seiner Frau Saphira ein Grundstück verkaufte, aber nur einen Teil davon den Aposteln übergab. Petrus machte ihm Vorwürfe und sagte: „Nicht Menschen hast du belogen, sondern Gott." Das hatte Folgen: „Als Ananias diese Worte hörte, fiel er um und gab den Geist auf, und große Furcht kam über alle, die davon hörten."[252] In christlichen Legenden ist plötzlicher Tod die Strafe Gottes für die Entweihung der Hostie. Ein kommunistischer Soldat soll in einem Kloster in Tonking 1962 eine Kugel durch das Ziborium gejagt haben – und die Hostien fielen heraus. „Der Kommunist aber stand, nachdem er kaum geschossen, plötzlich von totaler Lähmung befallen, einige Augenblicke wie versteinert still. Dann sank er lautlos zu Boden. ... Er war tot."[253]

„Karoshi" heißt der berüchtigte Tod durch Überarbeitung, dem in den 1990er Jahren 40.000 Japaner zum Opfer fielen – die Diagnose lautete Hirninfarkt, Herzversagen, Myokardinfarkt oder Arterienruptur. Aber dahinter steckte das hohe Arbeitsethos und die Angst, den gesellschaftlichen Anforderungen nicht zu genügen. In der Scham-Kultur Japans zählen andere Faktoren als im Westen. Man hält es für möglich, dass man sich totarbeitet, weil es Vorbilder dafür gibt. Der Rest ist Sache der Vorstellungskraft.

Zur Abrundung des traurigen Kapitels noch die „Jahrestagsreaktion", wie sie Ernest Hilgard genannt hat. Jemand stirbt genau an seinem Geburtstag oder am Todestag seines Vaters oder seiner Frau; oder jemand stirbt in dem Lebensalter, in dem sein Vater gestorben ist; im Unbewussten steckt der Kalender. Bei einer Studie über die Todesdaten von vierhundert prominenten Amerikanern von 1987 stellte man eindeutig fest, dass bis zu einen Monat vor dem jeweiligen Geburtstag ein Rückgang feststellbar war, der durch mehr Todesfälle in den vier Monaten nach dem Geburtstag ausgeglichen wurde. Man möchte also den Geburtstag noch erleben, und in Japan zeigte sich bei einer Untersuchung, dass vor bedeutenden religiösen und nationalen Festen weniger alte Menschen starben, als man annehmen würde; ihnen war es wichtig, das Fest noch zu erleben, und danach „ließen sie los".

Das gehört natürlich auch in das Kapitel über die Psychosomatik:

---

252 Heilige Schrift, Neues Testament, Apostelgeschichte 5,4-5, S. 202

253 Haesele, Eucharistische Wunder (1968), S. 134/135

Der Mensch hat Einfluss auf seinen Tod. Darum ist es kein Zufall, wenn Todkranke eben dann sterben, wenn ihre Verwandten gerade die Klinik verlassen haben. Manche sterben gern alleine und wollen keine Zeugen dabeihaben.

Diagnosen

Deepak Chopra fand heraus: „Jeder erfahrene Arzt hat schon Patienten gehabt, die an einer Diagnose gestorben sind. Ihr Körper hätte die Symptome wohl durchstehen können, ihr Gemüt aber verkraftete die schlechten Nachrichten nicht. Irgendetwas in ihnen glaubte nicht an Erholung.“[254] Eine schlimme Diagnose kann einem Todesurteil gleichkommen. Wenn der Arzt von einer 50-prozentigen Überlebensrate in den nächsten fünf Jahren spreche, meinte einmal Larry Dossey, dann verstehe der Patient, er werde zu 50% in den nächsten fünf Jahren sterben. Die Statistik ebnet ja alles ein. Wenn 30% es schaffen, hat das nur begrenzte Aussagekraft und sagt nichts über den nächsten Fall, der jede Chance hat, es zu schaffen. Unser Glaube an die Zahlen wirkt manchmal vernichtend.

Es hat auch dumme Missverständnisse mit tragischen Folgen gegeben: Ein Arzt hatte über eine Frau mit Herzbeschwerden gesagt, sie habe „TS“, eine Abkürzung für eine Herzklappen-Deformation, was die Frau für eine Abkürzung von „terminale Situation“ hielt. Sie bekam Angst und starb am selben Abend.[255] Das Gegenstück wäre eine Geschichte, die ebenfalls aus dem Fundus des Kardiologen Bernard Lown stammt: Die Geschichte des herzkranken Mannes, den die Diagnose eines „galoppierenden“ Herzens, da sie nach Kraft klang, so ermunterte, dass er rasch gesundete.

Noch ein Beispiel von Harald Walach: „Vor kurzem berichtete eine unserer Studentinnen, eine Ärztin, folgende Begebenheit aus ihrer Assis-

254 Chopra, S. 140
255 Spiro, S. 283

tenzarztzeit. Ein Patient hatte eine relativ weit fortgeschrittene Krebserkrankung und fragte seinen behandelnden Arzt: ‚Herr Doktor, werde ich meinen nächsten Geburtstag noch erleben können?' Der Geburtstag war im nächsten Jahr, einige Monate nach Weihnachten. Das war keine lange Zeit mehr. Der Arzt antwortete darauf: ‚Weihnachten wird schon schwer werden.' In der Tat verstarb der Patient wenige Tage vor Weihnachten.[256]

Prognosen können schreckliche sich selbst erfüllende Prophezeiungen sein, wie bei Ray, einer Geschichte von Bernie Siegel, der ebenfalls seinen Arzt fragt, wann er entlassen werden könne? Der Arzt, zweifelnd: „Das weiß ich nicht. Ich glaube nicht, dass Sie es diesmal schaffen." Wenige Minuten später starb Ray. Sein Lebenswille war enthauptet, und wieder machte ein Arzt eine Erfahrung.[257]

Das Gegenstück: Ein junger Mann bekommt die Diagnose einer tödlichen Blutkrankheit. Er rennt aus der Arztpraxis und ruft: „Die kriegen mich nicht!" Er wird 75 und überlebt drei seiner Ärzte. Er war ein „außergewöhnlicher Patient" im Sinne von Bernie Siegel, denn er wollte kein Opfer sein.

Aber als Arzt kommt man nicht darum herum, eine Diagnose zu stellen. Befunde werden zu einer Diagnose zusammengefasst, die natürlich immer nur für den Augenblick gilt, aber – geschrieben und ausgedruckt leicht jede Hoffnung zerstört.

Dies ist eine Behandlung und kann einen guten Effekt haben, einen Placebo-Effekt. Keine Diagnose zu stellen, kann einen Nocebo-Effekt haben, weil dies schlimmen Hintergedanken Tür und Tor öffnet – und eine schlechte Diagnose tut dies ohnehin. Aber der Ton macht die Musik. Der Behandler könnte dennoch Hoffnung äußern, es wäre eine lässliche Lüge und vielleicht doch eine Wahrheit, denn Hoffnung gibt es immer. „Unheilbar" muss nicht den Tod bedeuten.

Patienten dürfen nicht vergessen, dass der Mensch als Arzt fehlbar ist. In einem Artikel 1996 hieß es, trotz der technischen Untersuchungsverfahren seien etwa 10% aller Diagnosen Fehldiagnosen mit zum Teil fatalen Folgen. In einer Bostoner Klinik erkannte man

256 Walach (2011), S. 60/107

257 Siegel, S. 63

bei Autopsien aus dreißig Jahren (1959-1989), dass in 10% aller Fälle Krankheiten nicht gesehen worden waren, deren richtige Diagnose vermutlich das Leben des Patienten verlängert hätte.[258]

Die besten bildgebenden Verfahren halfen bei jedem dritten Patienten etwas weiter, führten jedoch bei 7% der Patienten in die Irre. Die Irrtümer waren vermutlich schlimmer als der Nutzen. In einer amerikanischen Studie widersprachen sich zehn Pathologen, als sie Diapositive interpretieren sollten, in 20% bis 30% aller Fälle.[259] Obendrein spiegeln die Bilder aus unserem Inneren uns etwas Endgültiges vor. Sie sind aber nur Momentaufnahmen aus einem Reich, in dem dauernd Bewegung herrscht.

Die Naturwissenschaften fragen nicht, wie die alten Griechen, nach dem Wesen der Dinge, sondern nach ihrem Verhalten. Sie zeichnen Geschehnisfolgen auf, die sie variieren. Doch die Dynamik im Körper ist nicht abbildbar, außer man macht täglich ein Bild. Vielleicht können wir Dynamik überhaupt nicht nachvollziehen, obwohl uns bewusst ist, dass alles in Bewegung ist. Letztlich sind wir Wesen, die in sich selbst ruhen und alles außer uns im Licht einer fragwürdigen Ursache-Wirkungs-Beziehung sehen.

Nocebo-Effekte durch den Arzt nennt man „iatrogene" Wirkungen. Dazu gehört natürlich auch die fehlende Zeit. Letztlich kosten unbefriedigende Treffen zwischen Arzt und Mediziner mehr als erfreuliche. Die meisten Rechtsstreitigkeiten entstehen in den USA nicht durch Behandlungsfehler, sondern durch vermeidbare Missverständnisse in der Kommunikation. Wobei die eiskalte Art zu kommunizieren nicht zu entschuldigen ist. Der ungarische Literatur-Nobelpreisträger Imre Kertész gab wieder, wie er vom Gehirntumor seiner Frau erfuhr: „In einem verdächtigen Nebenzimmer teilte mir ein junger blonder Arzt mit Brille, über ein Papier gebeugt, furchtbare Dinge mit – eilig, sachlich und unwiderruflich."[260]

---

258 Stein, Was nützen moderne Diagnosetechniken, FAZ
259 Spiro, S. 89
260 Kertész, S. 123

Nocebo durch Medien-Medizin

Widmen wir uns zum Schluss noch dem unermüdlich tätigen publizierenden Teil der Gesellschaft. Die Nocebo-Wirkungen von dramatischen Geschichten ist bekannt. Berichte über traumatische Todesfälle und Gewalt lösten in Gemeinden Selbstmorde oder selbstgefährdendes Verhalten aus, und Berichte über Selbstmorde finden Nachahmer, wie Phillips schon 1974 schilderte. Mittlerweile schreiben große Zeitungen wie die „Süddeutsche Zeitung" nur noch in Ausnahmefällen über Selbstmorde. In einer Studie, wiederum von Phillips (1977), stiegen die Todesfälle durch Autounfälle eine Woche nach einem diesbezüglichen Bericht auf der Titelseite um 9% an, und bei größeren Zeitungen betrug die Steigerung in der Region gegenüber dem Durchschnittswert 19%. Diese Meldungen befassen sich also mit „kommunizierbaren Krankheiten" und lösen unterschwellig Reaktionen aus; und auch bei Verbrechen sind Nachahmungstäter die Regel.[261]

Die Medien verzerren, blähen auf und überbetonen Gefahren. Das ist, seit so intensiv journalistisch gearbeitet wird, immer schlimmer geworden. Nach dem Januar 2015 wurde nur noch über die islamistische Gefahr berichtet, die in Deutschland in den vergangenen Jahren null Tote zur Folge hatte, während nur nebenbei über den Verkehr (4.000 Tote jährlich) und über die Medizin (19.000 Tote jährlich durch Behandlungsfehler und Krankenhauskeime) geschrieben wurde. Weit propagiert und durchgesetzt wurde die Ausstattung der Privatwohnungen mit Brandmeldern (600 Tote jährlich). Gefahren werden betont, und Angst entsteht: Ein Nocebo-Effekt.

Melodramatisch wird es auch bei Unfällen, die gewiss zu einem großen Teil nicht zufällig geschehen. Bei Autounfällen scheint die Sache klar: In den Jahren 2010 bis 2013 geschahen 17% durch Abkommen von der Fahrbahn und 10% durch zu hohes Tempo in Kur-

261 Hahn, S. 88

ven; andere Ursachen waren Fehler beim Überholen, zu hohes Tempo überhaupt und Übersehen einer Vorfahrt. Manche rätselhaften Autounfälle jedoch, wenn jemand auf die andere Fahrbahn gerät, sind auch Selbstmorde.

Es fehlen Untersuchungen zu den Ursachen dahinter, zu häuslichen Unfällen und Urlaubsunfällen. Die Versicherung will wissen, wie es geschehen ist, doch nur der „Verunfallte" weiß mehr, er weiß, in welchem psychischen Zustand er war. Bisweilen geschehen Unfälle in kritischen Lebensphasen, als hätte eine unterirdische Instanz mitgewirkt, dass man sich fallen ließ, um eine Pause zu haben oder unbewusst „auszusteigen". Unfälle sind oft keine Zufälle.

Das Gesundheitssystem als größter Umsatzmotor des Landes treibt auch den Journalismus an. Populäre Zeitschriften behandeln gerne alle denkbaren Aspekte von Gesundheit und das Kranksein, weil das angeblich jeden interessiert. Apotheker-Zeitschriften stehen einem beim Kampf gegen die drohende Krankheit bei, und auch im Fernsehen laufen täglich Berichte über Patientenschicksale und Prävention. Man meint fast, gesund zu sein, sei ein glücklicher Zufall. Was kann doch nicht alles im Körper versagen! Die Medien rufen einem zu: Erwarte, zu erkranken! Bereite dich darauf vor!

„Wild Cards" heißen Szenarien der Anti-Terror-Forschung, deren Eintreten unwahrscheinlich ist, die jedoch schlimme Folgen zeitigen könnten, und das erinnert an die „Kalten Krieger" der 1950er Jahre, über die man schrieb: „Besessen vom Vorbereitetsein, hatten sie dabei manchmal keine Skrupel, die Bedrohung zu übertreiben, für die Vorbereitung nötig war." Sie hätten psychologisch Krieg gegen ihr eigenes Volk geführt.[262]

Vorsorgeuntersuchungen haben Nocebo-Potenzial. Kerngesunde Menschen sind nach dem jährlichen Medizin-Check plötzlich beunruhigt, statt beruhigt zu sein. Sie waren gesund, haben sich aber aus freien Stücken in eine Welt begeben, in der das Kranksein nur als Möglichkeit erschien. Der österreichische Arzt Ernest Pichlbauer brachte

262 Weber, Wild Cards: in: Vorstellungskraft (2014), S. 83/94

das Problem anhand der vielen Herzkatheter-Untersuchungen auf den Punkt. Der Patient erfährt „zuerst mal eine Erkrankung. Und wenn der Arzt diese Erkrankung festgestellt hat, sei sie da oder nicht da, dann erfährt er eine Gesundung auf Basis dieser Erkrankung."

Ivan Illich analysierte vor dreißig Jahren schon: „Der Bürger wird als krank verortet, solange er nicht für gesund erklärt ist. In einer triumphierenden therapeutischen Gesellschaft kann jedes Mitglied sich zum Therapeuten machen und jemand anderen zu seinem Klienten. Das soziale Leben wird ein Geben und Nehmen von Therapie."[263] Das stimmt heute mehr denn je; und die pompösen Namen für Alternativtherapien, die nicht umsonst an die Sprachgebung der Pharmazie und Physik erinnern, betören viele Kunden, die sich natürlich ebenso von der Werbung für Medikamente blenden lassen. Der Gesundheitsmarkt erfährt dasselbe Schicksal wie der Buchmarkt: Er lässt sich zu Lobeshymnen hinreißen, was überzogene Erwartungen weckt.

Der Medizinhistoriker Edward Shorter sah Nocebo-Gefahren „in den kanalisierten Wortfluten von Interviews mit ärztlichen Schwarmgeistern und herzergreifenden Patienten-Passionsgeschichten". Wer etwas hypochondrisch veranlagt ist, findet da reichhaltiges Material, um Leiden auszubilden. Medizin durch die Medien kann Nocebo-Effekte bewirken. Ein Beispiel: Im Sommer 2014 hielt ein Oberarzt in einer oberbayerischen Stadt einen in der Tagespresse angekündigten Vortrag über Divertikulose, die angeblich 28% bis 45% der Bevölkerung befällt, jedoch „primär ohne Beschwerden" auftritt.

Gefährlich sind diese Dickdarmventrikeln wohl nicht, sonst hätte der Arzt das gebührend herausgestrichen. Das ist praktisch eine Krankheit ohne Leiden, im Gegensatz zu den hysterischen Beschwerden, die Leiden ohne Krankheit waren. Sonst weiß man von der Psychotherapie, dass sie „zumindest in gewissem Maße die Krankheit zu erzeugen scheint, die sie behandelt", heißt es bei Frank, und der berühmte deutsche Psychiater Jaspers gab zu: „So züchten therapeutische Schulen unwillkürlich Erscheinungen, die sie heilen."[264]

263 Illich, S. 121
264 Frank, S. 29

Dazu gibt es auch Beiträge aus der Pharma-Branche, der Ängste vor möglichen Krankheiten in die Hände spielen und ihnen Geld in die Kassen spülen. Es sind Ängste, deren Bekämpfung nicht unbedingt Erleichterung bringt, nur eine gewisse Beruhigung. Es ist magisches Tun, das der Konsument, von Veröffentlichungen gemahnt, für objektiv und geboten hält – aus übertriebener Sorge um sich. In dieser Zeit der Vereinzelung ist der Single auf seinen Körper zurückgeworfen und tut ihm (und sich) vermeintlich Gutes, wenn schon sonst niemand es tut.

Ein zu hoher Cholesterinwert, Vitaminmangel und ein geringer Bluthochdruck wurden als Gefahren hingestellt, ohne dass dies schlüssig zu belegen ist, eingehend nachzulesen in dem Buch „Die weiße Mafia" von Frank Wittig.

Obendrein liefert das Internet alles für eine probate Selbstdiagnose. So kommen dann Patienten mit vorgefertigten Meinungen in die Hausarztpraxis und wollen sich diese nur noch bestätigen lassen, und Krankenhausärzte haben schon Patienten angetroffen, die mit Wikipedia-Ausdrucken zur Notaufnahme kamen! Das Nachlesen im Internet kann Ängste schüren. Panik tritt ein. In einem Forum schrieb ein 21-jähriger Mann, er habe „zum tausendsten Mal den großen Fehler begangen", sich „im Internet über Allergien zu informieren!" Er habe „fürchterliche Angst vor einem Allergie Schock, also Anaphylaktischer Schock. Ich esse kaum noch was. Ich habe von den Ärzten auch ein Notfallset bekommen mit Tabletten, was mich ja eigentlich beruhigen könnte, aber ich male mir dann Geschichten im Kopf aus, dass es zu spät wäre, diese zu nehmen!"

Der Mensch ist eben überall von Sucht bedroht, und manche fallen ihr zum Opfer. Aber man sollte nicht übertreiben. Ein wenig Angst löst nicht gleich eine Reaktion im Körper aus. Dieses Kapitel sollte nicht selber einen Nocebo-Effekt auslösen. Keine Panik!

Anekdoten

Es gibt jede Menge Anekdoten über den Placebo-Effekt, erschreckende und schöne. In der Folge eine bunte Auswahl aus vielen Ländern und Epochen. Die Macht der Gedanken in vielen Facetten.

„DER EVANGELIST Robert Tilton … bietet Fernsehzuschauern oft an, den Fernsehschirm zu berühren, um 'direkten' Kontakt zur heilenden Kraft seiner Kathodenhand zu bekommen. … Eine andere beliebte Strategie Tiltons ist, plötzlich seine Predigt zu unterbrechen, als sei er von einem augenblicklichen telepathischen, televisionären Kontakt mit einem sorgenbeladenen Zuseher ergriffen. ‚Jemand, der mir jetzt gerade zusieht, spürt einen Schmerz in seinem linken Knie.' Tilton wird mit zusammengekniffenen Augen sagen: ‚Sie müssen mir auf der Stelle 1000 Dollar schicken, und dieser Schmerz wird verschwinden.'"[265]

„DER GESANG der Vögel verkündet Fröhlichkeit und Zufriedenheit mit seiner Existenz … Indessen hat man Beispiele, dass, wo kein solcher Sänger angetroffen wird, irgendein lustiger Wirt seine zum Genuss der Landluft bei ihm eingekehrten Gäste dadurch zu ihrer größten Zufriedenheit hintergangen hatte, dass er einen mutwilligen Burschen, welcher diesen Schlag (mit Schilf oder Rohr im Munde) ganz der Natur ähnlich nachzuahmen wusste, in einem Gebusche verbarg. Sobald man aber inne wird, dass es Betrug sei, so wird niemand es lange aushalten, diesem vorher für so reizend gehaltenen Gesange zuzuhören …"[266]

LAURENS VAN DER POST war mit einer Kolonne von Afrikanern unterwegs auf einer gefährlichen Mission: „Als sie um mich versammelt waren, sagte ich: ‚Wir alle wissen es, dies ist das schlimmste Fliegen-

265 Sconce, Haunted Media (2000), S. 174
266 Kant, Kritik der Urteilskraft, S. 228

gebiet in Afrika. Ich wusste es, bevor ich aufbrach, trotzdem kam ich her. Wisst ihr warum? Weil ich eine wirksame *mkuti* bei mir habe, eine mächtige Medizin, die euch alle gegen *Ngana* [Schlafkrankheit] schützen wird. Hier!' Mit diesen Worten nahm ich eine Flasche Paludrin aus dem Kasten von Tickies Rücken, ging die Reihe entlang, legte eine weiße Pille in jede Hand und sagte dazu: ‚Schluckt das mit eurem Tee herunter. Jeden Morgen und jeden Abend werde ich euch eine davon geben, dann braucht ihr euch nicht mehr wegen der Tsetsefliegen zu sorgen.' Dies sagte ich, ohne mich meiner Lüge zu schämen, denn ich wusste, dass ich uns alle bei einigem Glück zur rechten Zeit in ein zivilisiertes Hopital zurückführen würde, wo wir kuriert werden könnten, bevor der Zugriff der Krankheit tödlich wirkte. Hierauf war die Krisis überwunden."[267]

Einer von Larry Dosseys Patienten war ein 49-jähriger Mann, der mehrere Herzattacken hinter sich und eine Vorgeschichte chaotischer Beziehungen hatte. Seine Freundin besuchte ihn, er war munter und entspannt. „Als sie die Stadt für einige Zeit verließ, ohne ihm Bescheid zu sagen, wurde er jedoch ängstlich. Die Serumcholesterin-Konzentration stieg leicht an, bis die Frau zurückkehrte und ihn wieder besuchte, was ihm auch seine frühere Sicherheit wiederbrachte. Während dieses Besuches hatte sie jedoch einen anderen Mann kennengelernt, den sie bevorzugte. Ihre täglichen Besuche bei dem Patienten fielen aus, und … sie teilte ihm mit, dass sie ihn nicht mehr heiraten wolle und und ihn auch nicht mehr besuchen werde. Er wurde sehr niedergeschlagen. Sein Cholesterinspiegel stieg erneut an, und am folgenden Tag hatte er einen weiteren Herzinfarkt. Vier Tage später starb er."[268]

James Abbott hatte ein geistiges Experiment mit seinem vier- oder fünfjährigen Bruder Paul versucht. „Er nahm einige Zutaten aus der Küche und mischte sie zusammen, wodurch eine Substanz entstand,

267 Van der Post, Flamingofeder (21955), S. 104
268 Dossey, S. 268

die man nicht gut identifizieren konnte. Dann erzählte er seinem Bruder eine Geschichte. Hier ist diese Flüssigkeit, sagte er, und sie gibt Menschen die Kraft, weiter zu springen. Das ist Magie. … Sie maßen zunächst Pauls weitesten Sprung. … Dann nahm Paul etwas von dem magischen Trank. Nie war er weiter gesprungen. Er schien hoch über dem geschnittenen Gras zu schweben, bis er endlich in der Grube landete. … Die Magie funktionierte immer."[269]

Der italienische Radrennfahrer Fausto Coppi fuhr gegen Ende seiner Karriere, Ende der 1950er Jahre, viele Bahnrennen. Mit seinem Kollegen Defilippis sollte er gegen Frankreich (Anquetil, Darrigade) und Belgien (van Steenbergen, van Looy) antreten. Beppe Conti erzählt in seinem Buch „Storie segrete" (Geheime Geschichten): „Im Massageraum vor dem Start. Coppi: ‚Nino, ich weiß, dass du eine Spritze setzen kannst. Bereitest du mir eine mit diesem Produkt vor? Du weißt, ich bin am Ende meiner Karriere. Die Leute rufen meinen Namen, jubeln mir zu. Ihr seid jung und stark, da möchte ich mich nicht blamieren. Ich möchte dem Rennen noch einmal gewachsen sein.' ‚Fausto', antwortete Defilippis, ‚wir machen es so, ich gebe dir die Hälfte dieser Ampulle, und der Rest ist für mich. So sind wir gleich.' Coppi akzeptierte, aber er vergaß, genau hinzuschauen. Und Nino enthüllte: ‚In Wirklichkeit machte ich drei Viertel der Ampulle für mich und nur ein Viertel für Fausto. Er fuhr trotzdem wie der Teufel und bekam regelrechte Ovationen, wie er sie immer vom Pariser Publikum erhielt.'"

„Davies … erwähnte einen Patienten, den er mit zwei anderen Psychiatern zusammen sah. … Alle drei Psychiater waren von einer plötzlichen Besserung bei dem Patienten beeindruckt. Diese Besserung fiel mit einer Veränderung seiner Medikation zusammen, und wegen der Abwesenheit eines anderen möglichen Grundes nahmen die Psychiater an, dass die veränderten Medikamente für die Besserung verantwortlich waren. Jedoch gab Davies (1964) an, bei einem „folgenden Termin

269 Frohock, S. 40

ließ der Patient fallen, dass seine Schwiegermutter an dem Tag gestorben war, als es ihm allmählich besser zu gehen schien. Mit Blick auf diese Geschichte, die sich später als ein sehr schlechtes Verhältnis zwischen ihm und seiner Schwiegermutter entpuppte, die in seinem Haushalt einen wahrhaft destruktiven Effekt auf ihn gehabt hatte, fühlten wir, wir könnten seine Besserung nicht mehr der Arznei zuschreiben, sondern seiner 'Befreiung'."[270]

Ein Mann hatte achtzehn Jahre lang schlimme Asthma-Anfälle gehabt. Sein Arzt, der bekannte Internist Dr. Wolf, ließ sich von einem Pharmalabor Proben eines Medikamentes zuschicken, das noch nicht im Handel war. Schon am Tag nach der Einnahme hatte der Mann keinen Anfall mehr. Nach zwei Wochen bat der Arzt das Labor, ihm genauso aussehende Proben zu liefern, als Placebo. Die Anfälle kehrten zurück. Dann gab Dr. Wolf ihm wieder das Medikament, und dem Patienten ging es besser. Fünf Mal ging das hin und her, und der Arzt schrieb dem Labor: „Mein Patient spricht auf Ihr Medikament gut an." Antwort des Labors: „Aber Herr Dr. Wolf, Sie hatten von Anfang an Placebos." Patrick Lemoine, der diese Geschichte in einem Fernsehbeitrag erzählte, meinte, der Arzt habe wohl durch unbewusste Hinweise zu der Heilung beigetragen.

Nikola Tesla, der geniale Physiker, war vierzehn Jahre alt, als er die Cholera bekam. „Wenn er überleben würde, müsste er der Armee beitreten, und wenn nichts einträte, was das Ende seiner Militärzeit bewirkte, die schlimmer als Sklaverei sein konnte, wäre er gezwungen, Theologie zu studieren. Es war ihm egal, ob er überlebte oder nicht. ‚Ich könnte – mich erholen – wenn Sie – mich – Elektroingenieur – studieren – lassen würden', sagte der junge Mann in kaum hörbarem Flüstern zu seinem Vater … Dann schien er über die Ecke des Nichts zu gleiten. Sein Vater beugte sich über ihn, fürchtete, das Ende sei schon gekommen, packte ihn und befahl: ‚Nikola, du kannst nicht ge-

270 Jospe, S. 129

hen, du musst bleiben. Du wirst Ingenieur sein. Hörst du mich? Du wirst zur besten Ingenieursschule der Welt gehen und wirst ein großer Ingenieur sein.‘ Die Augen der ausgemergelten Figur öffneten sich langsam. Nun leuchtete ein Licht in seinen Augen.“[271]

Am Schrein von Thomas Beckett ereigneten sich 426 angebliche Wunderheilungen. William erzählte: „Ein Bauer, der zu krank war, um sogar diese kurze Reise von seinem Heim zu Thomas‘ Schrein zu machen, bat einen Freund, ihm eine Ampulle mit dem ‚Beckett-Wasser‘ zu bringen. Dies war Wasser aus einem regionalen Brunnen, dem angeblich ein Tropfen des Bluts des Märtyrers beigefügt wurde, den man von dem Boden der Kapelle nahm, wo dieser ermordet wurde. Der Mann fand die Kathedrale verschlossen, und da er seinen kranken Freund nicht enttäuschen wollte, holte er Wasser aus einem nahegelegenen Brunnen und sagte diesem, es sei authentisches Beckett-Wasser. Der Mann trank das Wasser, fühlte sich gleich besser und behauptete, der Heilige habe ihn geheilt.“[272]

Gao Xingjian wurde mit Lungenkrebs diagnostiziert. Nach einiger Zeit war eine Röntgen-Nachuntersuchung fällig. Er wartete also, die Herbstsonne leuchtete durchs Fenster und er sah, wie die Sonne eine Wiese beschien. In seinem Buch „Soul Mountain“ erzählt er: „Ich wusste nicht, wo ich war, ich war mir dessen nicht bewusst. Während ich hinaussschaute, hörte ich mich leise ein Gebet für Namo Amitofu Buddha intonieren. Ich tat dies einige Zeit. … ich hatte inbrünstig gebetet, aus den Tiefen meines Herzens … Während ich ergeben die Verkündung des Todesurteils erwartete, war ich in einem Zustand des Nichts, sah draußen vor dem Fenster die Herbstsonne und intonierte in meinem Herzen Namo Amitofu, immer und immer wieder. …“ Dann hört er draußen die Rufe „nichts“. Nichts war auf den Röntgenbildern zu sehen, und der Arzt sagt: „‚Wenn nichts da ist, ist auch nichts da, ist eben verschwunden. Wie erklärt man das? Erkältungen und Lungenentzün-

271 O’Neill, Prodigal Genius (1980), S. 34
272 Scott, S. 114

dungen können einen Schatten hervorrufen, und wenn es einem besser geht, verschwindet der Schatten.' Aber ich hatte ihn nicht nach dem seelischen Zustand eines Menschen gefragt. Könnte dieser einen Schatten verursachen? ‚Gehen Sie hinaus und leben Sie richtig, junger Mann', sagte er, drehte sich mit dem Stuhl um und entließ mich."[273]

1957 GAB JULIUS BAUER in seinem Artikel „Sudden unexpected Death" den Tod einer 27-jährigen Patientin wieder, der sich 1952 ereignet hatte. Patientin: „Ich verlor natürlich jedesmal meine Stelle und hatte keine Hoffnung mehr, dass es je besser werden würde. Deshalb wollte ich sterben, und ich möchte immer noch sterben, weil ich zu nichts nütze bin, zu nichts! [Sie weint aufgeregt, ringt nach Luft, greift nach dem Sprüher, bekommt einen generalisierten Krampfanfall und verliert den Kontakt mit ihrer Umgebung.] Die Patientin kam nicht wieder zu Bewusstsein. Trotz intensiver ärztlicher Bemühungen starb sie einige Minuten später.[274]

IM FRÜHEN 20. JAHRHUNDERT schreibt Jeremy Hayward in seinem Buch „Sacred World": „Vor der Zeit der Antibiotika schien Ivan Pawlow an einer massiven systemischen Infektion sterben zu müssen. Er lag im Krankenhaus im Sterben, und die Ärzte konnten nichts für ihn tun. Er bat ruhig seinen Assistenten, zum Flussufer zu gehen, wo er als Junge zu spielen pflegte, einen Eimer mit warmem Schlamm zu füllen und ihn ihm zu bringen. Der Assistent brachte in aller Stille den Schlamm zu Pawlow, der eine lange Zeit damit verbrachte, den Schlamm zu kneten, wie er es als Kind getan hatte. Das Fieber ging zurück, und er erholte sich. Pawlow vertraute seiner Intuition, dass er mit dem Schlamm spielen musste; er vertraute seiner Erinnerung, wie zufrieden er am Flussufer gewesen war; er vertraute seinem Körper, als er dalag und den Schlamm knetete, als er beim Schlamm war. Einfach gesagt, Pawlow vertraute seiner Welt."[275]

---

273 Gao Xingjian, Soul Mountain (2001), S. 71-73
274 Lynch, S. 159
275 Hayward, S. 136

SOMMER 1996 … ein Student, den seine Freundin betrogen hat, sieht im Giftschrank ein Gefäß mit der Aufschrift Zyankali und trinkt es. Darin war aber nur Tic Tac mit Traubenzucker. Der Student zeigt alle Symptome einer Zyankali-Vergiftung. Das Herz rast, Infusionen, Magen auspumpen … Man sagt ihm später: „Du hast nur Lutschbonbons geschluckt."[276]

„EIN ALTER MANN, der in Yen geboren war, aber in Chu'u aufwuchs, entschied sich, in seine ursprüngliche Heimat zurückzukehren. Als sie durch das Gebiet Chin kamen, wollten seine Begleiter ihm einen Streich spielen. Sie zeigten auf eine Stadt und sagten zu ihm: Das ist die Hauptstadt von Yen. Der alte Mann sammelte sich und schaute ernst. In der Stadt wiesen sie auf einen heiligen Schrein: Das ist das Heiligtum deines Viertels. Der Alte tat einen tiefen Seufzer. Sie zeigten auf eine Hütte: Dies war das Haus deines Vaters. Tränen rannen dem Alten herunter. Sie zeigten auf einen Hügel: Dies ist das Grab deines Vaters. Der Alte konnte ein lautes Schluchzen nicht zurückhalten. Seine Kameraden brachen in lautes Gelächter aus: Wir foppen dich – du bist immer noch in Chin. Der alte Mann war sehr verwirrt. Als sie dann Yen erreichten und die wirkliche Hauptstadt sahen und den Schrein seines Quartiers und des Vaters Haus und Grab, machte es keinen tiefen Eindruck auf den alten Mann."[277]

„ICH VERGLICH ihn [Don Juan Matus] mit einem Kunstlehrer, den ich in der Gießerei einer Bildhauerklasse kennengelernt hatte, als ich eine Kunstschule besuchte. Der Meister kritisierte alles und entdeckte überall Fehler an den Werken seiner bereits fortgeschrittenen Schüler und verlangte von ihnen, die Arbeiten nach seinen Anweisungen zu verbessern. Die Schüler machten sich wieder an die Arbeit und gaben vor, den Fehler zu korrigieren. Ich weiß noch, wie der Meister voll Zufriedenheit feststellte: ‚So, jetzt ist das etwas Ordentliches!', obwohl ihm der Gegenstand unverändert vorgelegt wurde.[278]

276 Walach, S. 107/108
277 Giles, Das Buch von Lieh Tsü, Internet Sacred Text Archive, S. 67
278 Castaneda, Das Wirken der Unendlichkeit, S. 27

Elspeth Huxley erzählte 1959: „Vor einigen Jahren beschäftigte mein Vater, der in Kenia lebt, als Gärtner-Boy einen Kikuyu, den wir alle gern hatten. Njombo war vergnügt und ausgelassen, im schönsten Alter. Er sparte Ziegen für den Kauf einer Frau zusammen, freute sich auf die Ehe und hatte ein Stückchen eigenes Land. Eines Tages merkten wir, dass er abzumagern begann, bedrückt und elend aussah. Umsonst stopften wir ihn mit all den üblichen Medikamenten voll. Dann überredeten wir ihn, sehr gegen seinen Willen, in ein Krankenhaus zu gehen. Drei Wochen später kam er wieder, mit einer Notiz des Arztes: ‚Diesem Mann fehlt nichts, nur dass er entschlossen ist, zu sterben.'

Danach blieb Njombo im Bett. Er war nur noch Haut und Knochen, aß und trank nichts. Er schrumpfte in sich zusammen und fiel schließlich in ein Koma. Was wir auch taten oder sagten, es berührte ihn nicht. … Als nichts anderes mehr blieb, ging schließlich mein Vater zu dem örtlichen Häuptling und drohte ihm allerlei grässliche Strafen an, wenn er nichts tue, um Njombos Leben zu retten. Es war in der Hauptsache Bluff, aber der Häuptling fiel darauf herein. An dem Abend sahen wir, wie ein Mann mit einem Bündel verstöpselter Kürbisflaschen in Njombos Hütte ging. Wir mischten uns nicht ein, und kein Zweifel, eine Ziege wurde geschlachtet. Am nächsten Morgen ließ Njombo sich von uns mit einem bisschen Fleischbrühe füttern. Von dem Augenblick an begann er wieder zu Kräften zu kommen; sein Lebenswille war wiederhergestellt. Wir stellten keine Fragen, doch erfuhren wir etwas später, dass Njombo einen heftigen Streit wegen seines Mädchens gehabt und sein Rivale ihn verflucht hatte. Erst als der Fluch aufgehoben war, konnte er hoffen weiterzuleben."[279]

„Es gab nur einen Trick, und das war Trick 22 [catch-22], der präzisierte, dass die Sorge um die eigene Sicherheit im Angesicht wirklicher und unmittelbar bevorstehender Gefahren eine ganz natürliche Sache war. Orr war verrückt und konnte freigestellt werden. Alles, was er dafür tun musste, war, darum zu bitten; und sobald er das täte, wäre

279 Frank, S. 84/85

er nicht mehr verrückt und müsste weitere Kommandos fliegen. Orr wäre verrückt, wenn er weitere Kommandos flöge, und gesund, wenn er dies nicht täte, aber wenn er gesund war, musste er sie fliegen. Wenn er sie flöge, wäre er verrückt und musste es nicht; aber wenn er das nicht wollte, war er gesund und musste." Später verwüsten Militärpolizisten eine Wohnung in Rom, und auf die Frage, warum sie das täten, antworteten sie: „Catch-22". John Yossarian, der Erzähler, verflucht Catch-22: „Catch-22 existierte nicht, das war sonnenklar, aber es machte keinen Unterschied. Was spielte es für eine Rolle, da jedermann glaubte, dass es existierte, und das war noch schlimmer, denn nun gab es kein Objekt oder keinen Text, das oder den man verhöhnen, zurückweisen, beschuldigen, kritisieren, angreifen, rechtfertigen, hassen, zertrümmern, zertrampeln oder verbrennen konnte."[280]

280 Heller, S. 62/63-516

7

Heilung mit (fast) nichts

Wundheilung und Wunderheilung

Der Amerikaner Guido Majno arbeitete zehn Jahre an einem Buch über „Mensch und Wunde“ in der Frühzeit des Menschengeschlechts, das 1975 herauskam. Er glaubte, dass alle Menschen „die guten Taten kennen sollten, zu denen ihr Gewebe fähig ist“. Die Heilung einer Wunde ist ja ein kleines Wunder: Ohne dass man etwas tut, wird es (meistens) wieder gut. Die Fibroblasten leben „friedlich in ihrem selbstgemachten Dschungel“, und die Verletzung scheucht Millionen von ihnen auf. Es gilt, Blut, tote Zellen, fremdes Material und Bakterien wegzuschaffen. Die Entzündung zeugt von angestrengter Reparaturarbeit.

Das Blut bringt weitere Helfer in Gestalt von weißen Blutkörperchen an den Tatort, die einige Eindringlinge killen, und die Makrophagen fressen weiteren Unrat. Aufräumen und Neuaufbau gehen Hand in Hand. Die Fibroblasten vermehren sich, füllen die Lücke mit neuen Fasern und einer Gallertmasse, und neue Blutgefäße wachsen sich ein. Der neue „Gewebeverband“ aus Granulat ist rot und der Beginn der Heilung. Anschließend ziehen sich die Wundränder durch tiefliegende Zugfasern zusammen.

Tiere in freier Wildbahn überleben ohne die Errungenschaften der Medizin, dank ihrer körpereigenen Selbstheilungsmechanismen. Das sei das größte Wunder überhaupt, meinte einmal Alexis Carrel, Nobelpreisträger für Medizin 1912.

Jeden Tag treten im Erbgut jeder Zelle unseres Körpers mehrere Zehntausend Beschädigungen auf, schreiben drei Autoren, die unser körperliches Erbteil aus der Steinzeit untersuchten. Im Körper sei ein ständiger Reparaturbetrieb in Gang: „Es wird unablässig geflickt.“ Wir werden ja seit unserer Geburt, seit wir am Leben sind, herumgestoßen und andauernd verletzt, und folgte Heilung nicht auf jede Verletzung, sie würde zum Tod führen. Esther Sternberg meinte dazu: „Es ist, als steige man auf einer nach unten führenden Rolltreppe nach oben. Man muss ständig einen Schritt nach oben tun, um auch nur am gleichen Ort zu bleiben. Dieser Ort ist unsere Gesundheit, und Heilung ist das ständige Marschieren, das Sie leisten müssen, um dort zu bleiben.“[281]

Frühe Heilungen in Epidauros oder in Kairo sind nicht rätselhafter als die Heilungen anderswo, sondern rätselhaft ist *die* Heilung an sich. Wenn ein Krug zerbricht, so kehrt er nicht mehr in seinen Ausgangszustand zurück, so will es die zunehmende Entropie im Universum. Doch der Mensch heilt von selbst. Das macht das Leben in ihm. Lebenden Strukturen ist die „Autopoiese“ zu eigen, was auf Griechisch „Selbsterschaffung“ bedeutet. Sie sind durch die Rückkopplung in der Lage, sich ständig selbst zu erneuern, und damit sind sie ein hoch komplexes offenes System, das mit seiner Umwelt auf bewundernswerte Weise wechselwirkt.[282]

„Die Zeit heilt alle Wunden“, sagen wir, weil wir nicht wissen, was uns heilt; es könnte auch die Zeit sein, da gibt es eine Korrelation. Nach sieben Tagen ist die Wunde schon viel besser. Ein Wunder, in der Zeit erlebt.

---

281 Sternberg, Heilende Räume (2011), 191/23

282 Briggs/Peat, Die Entdeckung des Chaos (1990), S. 258/259

Echte Heilung

Wer keine Beschwerden mehr hat, ist vielleicht gesundet, aber noch nicht unbedingt geheilt. Das Heilsein ist das Ziel, die Heilung der Weg dorthin. Im Mittelalter drehte sich im Leben der Menschen alles um das Heil. Bei Hildegard von Bingen heißt es, wir krankten alle an der Welt, und eine Heilung bedeute die Wiederherstellung der Ganzheit des Menschen. „Heilkundliche Vorstellungen müssen daher immer Ganzheitsvorstellungen sein", schreibt Helmut Gebelein.[283] Die Symptome könnten und müssten behandelt werden, doch sie seien nur Anzeichen dafür, dass dem Menschen etwas fehlt.

Heilung ist, wie auch der Wiener Mediziner Gerhard Langer meint, nicht bloß die Remission der Symptomatik oder die Wiederherstellung einer Körperfunktion. Die Symptome, das ist sozusagen die Symbolik dieses erkrankten Menschen, und sie zu reparieren, ist zu wenig. Er sprach von der „Verdinglichung des riesigen unspezifischen Heilungs-Feldes (Aura curae) zur winzigen Pille ohne Eigenwirkung". Langer unterscheidet dabei die Aura Curae von der wahren Cura (Heilung). Die Aura sei nur das Heilungsfeld, das der Mensch in seiner Heilserwartung aufbaut; um wirklich heil zu werden, müsse er tiefer schürfen und länger arbeiten, von der Aura zur Cura durchdringen.[284]

Alles konzentriert sich meist aufs Medikament, und das ist ein leicht übersehenes Problemfeld. Jerome D. Frank erläuterte, wenn ein Psychiater ein Placebo verwende, gebe er implizit damit zu verstehen, „dass er die medikamentöse Behandlung als die für das Leiden des Patienten am besten geeignete ansieht. Damit schwächt er die Motivation des Patienten, die persönlichen Probleme zu lösen, die der echte Grund seines Leidens sind."[285]

Der Patient verlässt sich auf die Wirkung dieses „Dings", und so

283 Gebelein, S. 201

284 Langer, in: Stacher, S. 25

285 Frank, S. 214

befindet er sich im unklaren über den Weg und den Sinn von Heilung. Allzu oft verlässt sich der Mensch auf Dinge, auf Institutionen oder Ämter, anstatt selbst Verantwortung für sich zu übernehmen. Das Medikament – ob Placebo oder echt – ist nur Werkzeug und erst ein Anfang. Die Meister lehrten alle, wenn der Geist richtig sei, werde alles richtig. Der Placebo-Effekt wirkt so. Er wirkt auf das Ganze.

Der japanische Meister Okada erläuterte: „Es gibt Leute, deren Augen schlecht wurden (…) Sie behaupten, ihre Augen seien schlecht. Im Grunde ist es aber ihr 'Geist', der nicht in Ordnung ist. Wenn ihr Geist geheilt wird, werden auch ihre Augen auf ganz natürliche Weise geheilt werden. Sitzen sie mal stetig drei Monate lang, dann wird ihre Augengeschichte wieder gut. Der gute Arzt ist in ihnen selbst.“[286]

Der „dunkle“, schwer zu erforschende Placebo-Effekt, die Selbstheilung, gehört weder zur Medizin noch zum bewusst auftretenden Menschen, und weiter vorher war er dem Mond, die Pharma-Tablette der Sonne zugeordnet worden. Da gibt es in der jüdischen Kabbala neben den zehn Sefiroth, den „Namen Gottes“, einc geheime Sefira, die elfte: Daath. Daath hat Verbindung zur dunklen Seite, und ihr ist im Tarot die "Hohepriesterin“ zugeordnet, die Beherrscherin der Mondkräfte, die am Eingang des Isis-Tempels sitzt. Die ägyptische Göttin Isis sammelte die verstreuten Glieder ihres Bruders Osiris ein, machte ihn, den neben Horus wichtigsten Gott des Alten Ägyptens, wieder ganz und heil.

Nur in der Verwirklichung seiner wahren Identität lebt ein Mensch seine Ganzheit. Man könnte knapp sagen: Individualisierung – oder Krankheit. Diese Individualisierung ist kein egoistisches Sich-Ausleben, sondern das fast logisch anmutende Realisieren des eigenen Potenzials zum Zwecke der eigenen Zufriedenheit, die dann zum Besten aller ausschlägt, dem *summum bonum*.

Bei den !Kung konnte es Uneinigkeit darüber geben, ob eine Person wirklich geheilt sei. – Wichtig ist, eine gute Stimmung herbeizuführen. Dabei erwähnt Richard Katz, der in der Kalahari lange geforscht hat, dass Heilung die „Anwendung spirituellen Wissens auf das All-

---

286 Dürckheim, Hara (1967), S. 205

tagsleben" sei. Damit könne man individuelle, soziale und kulturelle Weiterentwicklung erreichen.[287]

Der Rückgang eines Tumors signalisiert oft nur den Beginn der Rückreise ins gesunde Leben und ist nicht, wie viele meinen, schon die Heilung selbst. Viele Patienten hatten mehrmals Krebs, die Krankheit kam zurück – irgendetwas Wichtiges wurde versäumt, vielleicht wurde ein Lebensstil oder wurden Gewohnheiten beibehalten, die schädlich waren. Oft wirkt der Mensch, der geheilt ist, wie umgewandelt: Als wäre er ein anderer geworden. Dies war vielleicht auch beabsichtigt; anders war echte Heilung nicht möglich.

Vieles kann Heilung sein. Die arabische Autorin Salwa Al-Naimi erinnert uns an eine Betätigung, die zwei Teilnehmer verlangt: „So erfuhr ich die Heilkraft des Beischlafs, wie sie [ihre alten arabischen Lehrmeister] es nannten. Für sie war der Geschlechtsverkehr nicht nur für den Körper eine Wohltat, sondern auch für die Seele und den Verstand. Er beschwichtigt den Zorn und bringt dem, der leicht in Wallung gerät, Seelenfrieden. Er bringt Heilung bei schlechtem Sehvermögen, schwachem Blutdruck, Kopf- und Gliederschmerzen und ist gut gegen alles, was das Herz blind macht und die Tore des Denkens verschließt."[288]

„Die Konzepte des Heilens werden mit den Vorstellungen zusammenhängen, die von 'ganz allein' herrschen", überlegte Robert Hahn. Heilen sei eine Folge von Ereignissen, von denen manche bewusst verursacht, andere unbeabsichtigt sind … Heiler mögen das Heilen erleichtern, aber sie können es auch behindern; und Heilen mag ohne oder trotz ihre(r) Interventionen stattfinden. Patienten selbst dürften eine prominente Rolle bei ihrer eigenen Heilung spielen und tun dies auch gewöhnlich."[289] Walach: „Der Anteil der Heilung, der durch die Eigenaktivität des Organismus zustande kommt, wird systematisch kleingeredet, unterschlagen oder gar verdammt."[290]

287 Katz, S. 296
288 Al-Naimi, Honigkuss, S. 15
289 Hahn, S. 7
290 Walach, S. 201

Wie viel ein Kranker über sich selbst weiß (ohne es bewusst zu wissen), erfuhren die Magnetiseure Ende des 18. Jahrhunderts. Sie hypnotisierten Kranke und versetzten sie in den „magnetischen Schlaf". In dieser „vollkommenen Krise" werde der Kranke, wie Carl Alexander Ferdinand Kluge 1811 in einem Bericht schrieb, „auch die für seinen Zustand passende Manipulation und überhaupt den ganzen Curplan angeben".[291] Der Patient spricht also als sein eigener Arzt!

Wunderheilungen

Wunder sind möglich. Geheilt werden durch das Gebet auch Bewusstlose und kleine Kinder. Heilung „ist völlig irrational, menschlichem Ermessen restlos entzogen, greift den einen heraus, übergeht Tausende, stellt sich gelegentlich gehäuft ein, um nachher wieder für längere Zeit ganz auszusetzen …"[292]

Pater Andreas Resch stellt die Wunderheilungen in einen größeren Zusammenhang: „Dieses Durchbrechen der Raum- und Zeitschranke bei plötzlichen, vollständigen und dauerhaften Heilungen von körperlichen Gebrechen, zumeist in Todesnähe, stellt den sachbezogenen und aufgeschlossenen Beobachter vor grundsätzliche Fragen. Die Heilungen zeigen nämlich, jenseits jeder Diskussion, dass der Mensch von Kräften umgeben ist, die völlig spontan eingreifen können und außerhalb der wissenschaftlichen Reichweite liegen."

In den über 150 Jahren, seit Bernadette Soubirous 1858 die Madonna sah, sollen sich 30.000 Heilungen ereignet haben, von denen 7000 dokumentiert sind, aber nur 67 als Wunder anerkannt wurden. Die Heilungen in Lourdes betreffen den ganzen Körper, sind also echte Heilungen. Die Geheilten sind verändert, sind „ganz erfüllt von einer großen inneren Heiterkeit und von dem Wunsch, anderen zu dienen".[293]

291 Schneider, S. 275

292 Siegmund, in: Resch, Paranormale Heilung (1977), S. 612

293 Frank, S. 109

Das erinnert an die Nahtod-Erfahrungen, die ebenfalls „transformierenden“ Charakter besitzen. Wer sie erlebt hat, wird ein anderer. Vielleicht sind diese Erfahrungen, die sich seit einigen Jahren häufen, Heilungen und Bewusstwerdungen im großen Stil. Bernie Siegel meinte: „Wenn das ‘Wunder‘ geschieht und eine Krebserkrankung ein für allemal geheilt ist, dann besitzt diese Heilung Gültigkeit. Und wenn der eine Patient gesund werden kann, besteht kein Grund, warum andere nicht auch gesund werden können.“[294]

Die Norwegerin Ann Skjønsberg glaubt sogar, wir hätten tief in uns drin das Potenzial, alle Organe und Extremitäten zu regenerieren, sie neu zu erschaffen. Das ist in der Geschichte einmal belegt, der Bericht dazu umfasst 533 Seiten. 1637 wurde Miguel Juan Pellicer durch den Arzt Diego Millarueda das rechte Bein amputiert und unter Zeugen vergraben. Der arme Mann musste betteln, kehrte am 20. März 1640 ermüdet zurück, und als seine Mutter nach ihm sah, bemerkte sie, dass er wieder zwei Beine hatte.[295]

Im Jahr 2004 befragten zwei Institute (HCD-Research und das Louis-Finkelstein-Institut für religiöse und soziale Studien) 1100 Hausärzte aus allen Traditionen, also Juden, Moslems und Christen. „Erstaunlich religiös“ seien die Ärzte (72% hielten Religion für einen Halt im Leben), was ja auf die meisten Amerikaner zutrifft, und noch erstaunlicher: 55% gaben an, sie hätten in der Vergangenheit bei ihren Behandlungen Heilungen erlebt, die sie als „Wunder“ bezeichnen würden. Wenn Ärzte das sagen, will das etwas heißen. Die Hälfte betete selbst für ihre Patienten, und zwei Drittel gaben an, ihre Patienten zum Beten anzuhalten.

294 Siegel, S. 39
295 Resch, S. 587

Heilung durch Schock

Man kann am Schock sterben, doch ein Schock kann einen auch heilen. In einem amerikanischen Buch von 1931 wird der Fall eines Gelähmten genannt, der unterwegs nach Lourdes war und sich plötzlich auf einem Bahngleis befand, als sich ein Schnellzug näherte. Die Zuschauer schrien vor Panik auf, doch der Krüppel, wie man damals noch schrieb, warf seine Krücken fort und rannte in Sicherheit.

Ein zehn Jahre alter stummer Junge konnte plötzlich wieder sprechen, als das Flugzeug, in dem er saß, in ein Luftloch fiel. Ein Kommunist, der in einer hitzigen Diskussion seine Argumente aufschreiben musste, kam plötzlich zu Wort, als draußen vor dem Fenster ein Autoreifen platzte. Der Bühnenmagier Howard Thurston kurierte einen Mann, der seit dem Krieg gelähmt war. „Ich sprang von der Bühne, lief zu dem Stuhl des Invaliden und schrie mit aller Macht: ‚Mach deinen Mund auf! Mach deinen Mund auf!‘ Dann schlug ich ihm auf den Mund und zog einen Zehn-Dollar-Schein heraus. Ich schlug ihn noch einmal und rief: ‚Er gehört dir, er gehört dir!‘ Er griff nach dem Schein, und ich sah ein Lächeln auf seinem Gesicht.“[296]

Alexis Carrel meinte, dass das Wunder hauptsächlich charakterisiert sei „durch eine extreme Beschleunigung der Prozesse der organischen Wiederherstellung. Es ist, als ob die Heilungsvorgänge des Körpers im Zeitraffer ablaufen, dem ein Zustand von Gebet, tiefem Glauben oder Ekstase vorausging.“ Die eherne Formel der Katholischen Kirche für eine Wunderheilung lautet auch, sie müsse „plötzlich, vollständig und dauerhaft sowie medizinisch nicht erklärbar“ sein.

296 Swift, S. 147-149

Das Auflegen der Hand

In einem Papyrus aus Theben heißt es: „Lege deine Hand auf ihn, um den Schmerz zu beruhigen, und sage ihm, dass der Schmerz fortgehen wird." Imhotep oder Asclepio (Äskulap) legte die linke Hand auf den Solarplexus, die rechte auf den Kopf. Der Schmerz soll durch Striche vom Kopf zu den Füßen verscheucht werden.

Der Glaube an die übernatürliche Wirkung der Hand ist in der okkulten und der orthodoxen Medizin verankert, und er zeigt sich beim Handauflegen, beim Handlesen und in der Geste des Segnens.[297]

Die Berührung durch die Hand war königliches Vorrecht. Karl II. berührte 100.000 Kranke. Edward the Confessor war verantwortlich für viele Spontanheilungen. Plinius berührte die Kranken mit dem großen Zeh. Auch König Pyrrhus von Epirus heilte Koliken und Milzkrankheiten durch das Bestreichen seiner großen Zehe. Die Kaiser Vespasian und Hadrian konnten Augenleiden und Wassersucht durch magnetische Berührungen zum Verschwinden bringen, und Ludwig XIV. berührte an seinem Krönungstag 2400 Kranke. Der heilige Patrick soll durch das Händeauflegen viele Blinde geheilt haben, und Hildegard von Bingen näherte sich selten ein Kranker, ohne gesund zu werden. Chirothesie nennt die Katholische Kirche die Heilung durch das Handauflegen.

Auch die Mesmeristen bedienten sich der Hand und wendeten „Passes" an: Sie strichen über den Körper hinweg und erreichten viele Heilungen, die vor dem Hintergrund der chinesischen Medizin verständlich scheinen, im „Lebensmagnetismus" oder „animalischen Magnetismus" jedoch eine fragwürdige theoretische Basis besaßen.

Die Anhänger des *Therapeutic Touch* versuchen, Energieblockaden zu beseitigen, indem sie sie nach unten schieben, in Richtung der Beine und bei den Füßen hinaus. Manchmal müssen die Füße durch

297 Kuby, S. 139

leichten Druck „geöffnet“ werden. Psychogene Leiden verbessern sich dadurch. Die psychologischen Verbindungen zwischen Therapeut und Patienten produzieren gewöhnlich positive Effekte. Die Wunden bei Mäusen heilten schneller, wenn ein Heiler die Hand darüber hielt, das zeigen viele Versuche.

Zwei Techniken wurden früher benutzt, schreibt Fred Frohock: Das eine war die Berührung, das andere das Wort in Gestalt eines Kommandos. („Steh auf und geh!“)

Das Wort

„Im Anfang war der Logos – das Wort, und das Wort war bei Gott, und Gott war das Wort. Dieses war im Anfang bei Gott. Alles ist durch dieses geworden, und ohne es wurde auch nicht eines von dem, was geworden. In ihm war das Leben, und das Leben war das Licht des Menschen. Das Licht leuchtet in der Finsternis, und die Finsternis hat es nicht ergriffen.“ So steht es am Anfang des Evangeliums nach Johannes.

Im Hinduismus ist das Mantra eine Kraft in der Form von Klang. Die Wurzel „man“ bedeutet denken. Auch ein Gedanke ist Kraft, Shakti (Seele), und ebenso real wie materielle Objekte. Wenn man ein Mantra wiederholt, ist es, als wolle man einen Schläfer aufwecken. Die beiden Lippen sind Shiva (Geist) und Shakti (Seele), ihre Bewegung ihr Koitus. Der Klang gibt der Äußerung Wirkung und kann auch heilen.[298]

„Die Seele aber, mein Guter“, sagte ein thrakischer Arzt zu Sokrates, „werde behandelt durch gewisse Besprechungen, und diese Besprechungen wären die schönen Reden.“ Das Heilen durch Worte geschah in der ältesten Zeit in der Kirche, und das „Besprechen“ kennt die Volksmedizin. Die Beter wurden im 19. Jahrhundert etwa

298 Avalon, The Serpent Power (1964), S. 84/85 – S. 97

in Spanien Ensalmadores genannt. „Steh auf und geh!“, sagte Jesus, der sich wie ein Magier der damaligen Zeit benahm. In der Bantu-Medizin ist „Nommo“ die Zauberkraft der Worte. Die eigentliche Heilwirkung kommt vom Wort her. Das Lesen genügt hier nicht; gefordert ist der Klang, er erst fügt die Magie hinzu. Gedichte wirken durch ihre Klanggestalt, sie sind Musik in Worten.

Homers Ärzte linderten Kranksein mit Gebeten, Zauberformeln und aufmunternden Worten. Homer kennt aber auch schon die Musik als Arznei. Die Pest vor Troja wird mit Musik bekämpft, und Odysseus schafft es, durch Musik das Bluten einer Wunde zum Stillstand zu bringen. Es lag nahe, Krankheit als gestörte Harmonie in einem Körper zu betrachten.[299] Ärzte machen ja gern Musik oder sie schreiben Gedichte, wie Gottfried Benn und (der fiktive) Doktor Schiwago.

Über Volksmedizin in der Türkei schreibt ein Autor: „Besondere Worte oder Gebete werden benutzt, um die *jinns* abzuwehren … Neben dem Beten wird das ‘Schreiben‘ auch als therapeutisches Mittel benutzt, denn man glaubt, dass es heilig und mächtig sei. Dieser Glaube ist nicht überraschend, wenn man bedenkt, dass das Monopol auf Schreiben und Lesen viele Jahrhunderte lang den Priestern gehörte, die Kontakt zu den Göttern und ihren Wünschen und Kräften herstellen konnten. … Wir trafen Patienten, die sagten, sie hätten das Rezept des Arztes verbrannt und das Wasser, in dem die Asche aufgelöst war, getrunken. Sie glaubten, es hätte die heilende Macht des Schreibens aufgenommen.“[300]

Paracelsus ritzte das Pentagramm in Lebkuchen ein und gab sie Menschen, die unter nervöser Übererregung litten, zu essen. Die muslimischen Hodjas in Bosnien schrieben Koranverse auf Papier, verbrannten es und ließen die Patienten die Asche mit Wasser trinken.[301] Man muss also etwas aufnehmen, entweder real durch Essen oder durch das Ohr. Dann erst gerät etwas in Bewegung.

Dichter und Priester waren im Anfang eins, und nur spätere Zeiten

299 Gebelein, S. 245/247
300 Landy, S. 352
301 Scrödter, S. 206

haben sie getrennt. „Der echte Dichter ist aber immer Priester, so wie der echte Priester immer Dichter geblieben ist.“ Das schrieb Novalis in seiner „Blüthenstaub-Sammlung”. Ein wahres Wort erhebt den menschlichen Geist und kann etwas auslösen, das eine Wandlung herbeiführt. Geschichten sind – wie der Placebo-Effekt – unspezifisch, brauchen eine Interpretation, sind vielschichtig und rätselhaft. Eine Klärung findet in einer anderen, unbewussten Ebene statt. Aber nicht nur die Geschichten anderer wirken. Schreiben über das eigene Trauma hilft auch. Laut James Pennebaker verbessert sich sofort das Immunsystem, und die Wirkung kann zuweilen mehrere Wochen anhalten.

Heilsamer Humor

Lachen ist gesund. Wo steht das? Der erste Weltkrieg war ausgebrochen, und in München gab es in den Theatern zur Erbauung vaterländische und patriotische Stücke und Monologe. Doch dann kam „ein Befehl von der Direktion, man solle den Humor walten lassen in schwerer Kriegszeit, und das war gut so“, erinnerte sich der Münchner Komödiant Karl Valentin. Das hätten sie am besten erlebt, „als wir bei 110 Lazarettvorstellungen den kranken, verwundeten Soldaten mit unseren humoristischen Darbietungen gute Dienste geleistet haben. Einige große Persönlichkeiten der Münchner Hofbühne trugen den kranken Soldaten blutige Schlachtgedichte vor, und wir machten ihnen im Gegensatz lustige, harmlose Späße vor, und da meinte ein Hauptmann im Marslazarett, indem er mir die Hand drückte: ‚Ihre Sachen sind die beste Medizin für unsere kranken Soldaten.‘“[302]

302 Valentin, Sämtliche Werke, Band 7, S. 29/30

Ablenkung ist gut

Humor lenkt ab. Man lacht wie ein Gesunder und vergisst eine Weile seine Rolle als Patient und sogar seinen Schmerz, den manche Komödie als Thema entdeckte, denn „die Komödie und der Schmerz haben den Körper als gemeinsamen Hintergrund", meint David Morris in seiner Geschichte des Schmerzes, und auch im „Don Quichotte" wirke der Körper als ungenannter Schauspieler mit. Wir sind Körperwesen, wir begegnen immer wieder dem Schmerz. Ablenkung ist gut.

Komisch ist manchmal ein hartnäckiger Patient – wie in Molières Theaterstück „Der eingebildete Kranke" – oder ein Arzt, denn das Erhabene und das Lächerliche begegnen sich gern. Darum gibt es Ärzte-Komödien wie „Habeas Corpus" von Alan Bennett und lustige Bücher wie die Ärzte-Serie von Richard Gordon über den Chirurgen Lancelot Spratt aus den 1960er Jahren. In dem Buch „Doctor in the Nest" gibt es eine hübsche Placebo-Episode, als die Krankenschwester Tosher Ron Cherrymore behandelt, der eigentlich adelig ist, seinen Titel aber abgelegt hat. Nicht jeden Tag habe sie es mit einem Lord zu tun, schwärmt Tosher. Er sei kein Lord, murrt Cherrymore. Doch sei er das, entgegnet Tosher, er fühle sich wie ein Lord an, sie spüre ein bisschen Klasse: „Sie riechen anders als andere Leute."[303]

Diese Bücher sind therapeutisch. Ärzte sind auch nur Menschen. Jedenfalls führen einen Humor und Spaß in eine andere Dimension – was Raymond Moody ganz wörtlich nahm. Er ließ seine Probanden gern lustige Bücher lesen oder zeigte ihnen heitere Videofilme, um ihnen eine paranormale Erfahrung leichter zu machen, denn nach einer Vorbereitung sollten diese in einem dunklen Raum in einen Spiegel blicken und einen verstorbenen Verwandten treffen – und es geschah oft. Humor könne für manche Menschen ein Tor zum Paranormalen sein.

303 Gordon, Doctor in the Nest (1979), S. 35

Norman Cousins und ein Witz von Kant

Die bekannteste Geschichte zum Thema Humor und Heilung berichtete der Amerikaner Norman Cousins 1979 in einem Buch, das er (aus dem Englischen übersetzt) „Anatomie einer Krankheit, wahrgenommen vom Patienten“ nannte. Der Patient war er selbst. 1964 kam er von einer Geschäftsreise, in der es um kulturellen Austausch mit Russland ging, schwer krank zurück. „Die Rückenwirbel und praktisch alle Gelenke meines Körpers fühlten sich an, als seien sie von einem Lastwagen überfahren worden“, schilderte Cousins. Die Krankheit wurde als eine Spondilytis diagnostiziert, eine Wirbelsäulenentzündung, die zu Gelenkversteifung führt. Fachleute gaben ihm eine Heilungschance von 1:500.

Doch Norman Cousins akzeptierte die Ausweglosigkeit der Diagnose nicht. Er hatte zum Glück einen Arzt, der ihn unterstützte. Als der Patient zufällig feststellte, dass ihm zehn Minuten Lachen einen zweistündigen erholsamen Schlaf bescherten, verschrieb er sich eine eigene Therapie mit dem Dauerkonsum lustiger Filme und viel Vitamin C. Er wurde fast wieder ganz gesund, schrieb einen Artikel in der renommierten Medizin-Zeitschrift „The Lancet“ und wurde sogar von einer Universität zum Dozenten ernannt. Sein Fall wurde berühmt. Ärzte hielten es für einen Fall von Placebo.

Der Ex-Patient Cousins zitierte Robert Burton, der in seinem Buch „Anatomy of Melancholy“ 1621 schrieb, dass der Humor das Blut reinige, den Körper jung und lebendig und für jede Art von Beschäftigung geeignet mache, und er erinnerte an Immanuel Kant, den Philosophen aus Königsberg. In seiner „Kritik der Urteilskraft“ belehrt Kant uns: „Es muss in allem, was ein lebhaftes, erschütterndes Lachen erregen soll, etwas Widersinniges sein (…). Das Lachen ist ein Affekt aus der plötzlichen Verwandlung einer gespannten Erwartung in nichts.“ Diese Verwandlung „erfreuet doch indirekt auf einen Augenblick sehr lebhaft“, und die Ursache liege in „dem Einflusse der Vorstellung auf den

Körper und dessen Wechselwirkung auf das Gemüt", und so werde ein „Gleichgewicht der Lebenskräfte im Körper" hervorgebracht.

Die Vorstellungskraft herrscht also wie beim Placebo-Effekt, und das „Widersinnige" katapultiert uns geistig in eine andere „Vorstellungswelt". Ein Witz, den Kant auf seinen Seiten über das Vergnügliche wiedergibt, erinnert obendrein an die Herkunft des „Placebo"-Begriffs: „Oder wenn der Erbe eines reichen Verwandten diesem sein Leichenbegängnis recht feierlich veranstalten will, aber klagt, dass es ihm hiemit nicht recht gelingen wolle; denn (sagt er): je mehr ich meinen Trauerleuten Geld gebe, betrübt auszusehen, desto lustiger sehen sie aus; so lachen wir laut, und der Grund liegt darin, dass eine Erwartung sich plötzlich in nichts verwandelt." [304]

Ein Witz, der erzählt wird, führt zunächst zu leichter körperlicher Anspannung, die sich nach der Pointe löst; dann sind durch das Lachen alle möglichen Muskeln entspannt, einschließlich des Herzmuskels. Lachen lässt die Produktion von Katecholaminen ansteigen, also der vitalitätsfördernden Neurotransmitter und Hormone Noradrenalin, Adrenalin und Dopamin. Lachen und Humor hebt uns auf eine andere Ebene, und wer in der Lage ist, selbstironisch zu sein, lebt ohnehin entspannter. Körperbewegung, Lachen und Spielen sind eng miteinander verbunden.

Krankheit als Information

Das Placebo tut auch nichts und kann nichts von alleine – aber es gibt seinen Effekt. Den Patienten tröstend und aufmunternd zu begleiten, ist ja Zuwendung und schon eine Art Therapie. Der Patient hat jemanden an seiner Seite.

In klinischen Studien will man, so möglich, ein Mittel nicht nur mit einem Placebo vergleichen, sondern auch eine Gruppe heranzie-

304 Kant, S. 276/277

hen, die keine Behandlung genießt. Hrobjartsson und Götzsche analysierten im Jahr 2010 über zweihundert Studien, die sich auf sechzig verschiedene Leiden richteten, und verglichen die Placebo-Gabe mit der Nicht-Behandlung. Der Unterschied war gering. „Wir fanden nicht, dass Placebo-Interventionen im Allgemeinen wichtige klinische Effekte haben", fassten die beiden dänischen Forscher zusammen. Also: Der Placebo-Effekt ist ein Mythos.

Oder die Behauptung ist ein Mythos; denn, wie wir bisher gesehen haben, ist an der Realität des Placebo-Effekts nicht zu zweifeln. Aber er wirkt unsichtbar und eher an der Wurzel als am Symptom. Wir sollten uns daran erinnern, schreibt eine amerikanische Autorin, „dass alle Therapien nur versuchen, den natürlichen Heilungsprozess zu imitieren und zu verstärken, der sich jede Minute des Tages abspielt. Der Trieb zur Gesundung ist da, ob wir es wollen oder nicht, ob wir ihn sabotieren oder nicht, selbst ob wir an ihn glauben oder nicht. Wie unser Körper will unsere Seele überleben."

Doch die Seele ist ohne Körper nichts, sie ist auch der Akteur, und wir können sagen, dass die Seele den Körper heilt. Nach Alexander Leighton ist seelische Gesundheit von zehn Grundbefriedigungen abhängig: Körperlicher Sicherheit, sexueller Befriedigung, Ausdrückenkönnen von Feindseligkeit, Liebe geben, Liebe empfangen, Anerkennung, dem Ausdruck von Kreativität, einem Gefühl für die gesellschaftliche Position, Zugehörigkeit zu einer Gruppe und einem Gefühl, das man grob als Rechtmäßigkeit bezeichnen könnte.[305]

Das sind viele Positionen, die aus dem Gleichgewicht geraten können. Eine Krankheit weist auf Defizite hin, sie ist gewissermaßen Information, die man wirken lassen muss. „Renne nicht allzu schnell zum Apotheker, denn eine vorzeitige Heilung zerstört die Seele. Experimentiere mit dem Tod, lasse die Krankheit sie selber sein", meinte darum der Therapeut Mindell.[306] Frühe Ärzte wussten, dass man erst einmal abwarten solle. Die Krankheit würde schon noch sprechen; sie warteten auf die Krise, die ihnen Klarheit geben würde. Deshalb sagt

305 Baur, S. 225/217
306 Mindell, S. 246

man auch, der Tod sei der größte Heiler, er führe zurück zum Pfad. Die Krankheit konfrontiert einen mit dem Tod, und wir sollten uns von unseren liberalen Vorstellungen von Autonomie verabschieden, um unser Leben spirituell unter Kontrolle zu bekommen.[307]

Die meisten Krankheiten sind ja harmlos. In diesem Kapitel soll es um das Nicht-Tun gehen, um das Zulassen der Selbstheilung, was ja an das Placebo erinnert. Den Patienten seiner Wege gehen zu lassen und ihn erst einmal auf diesen Weg zu schicken, ist die Einleitung eines Placebo-Effekts. Es ist erstaunlich, wie viele Therapeuten und Philosophen explizit ausdrückten, man wolle nicht eingreifen.

Dies läuft einer Gesellschaft konträr, in der sich alle getrieben fühlen, etwas zu tun. Ein deutscher Arzt, der nach zwanzig Jahren in Norwegen zurückkehrte, zeigte sich überrascht über die „hohe Temperatur im deutschen Gesundheitswesen. Also, wie hektisch es ist und wie viel passiert." Patienten bekämen „viele Untersuchungen, sie bekommen viele Proben, sie bekommen viele Röntgenaufnahmen".[308]

Natürlich, alle werden für das Handeln, für Verbesserungen, Erfindungen und Effizienzsteigerungen bezahlt, und wer nur zusieht, hat schon verloren. Doch im Heilwesen ist blinder Aktionismus schädlich.

Die mysteriöse Selbstheilung könnte man durchaus als ein „Arkanum" bezeichnen, ein tiefes Geheimnis, als das man auch die Technik bezeichnen könnte, das Unbewusste und das ganze Leben.

„Wir feuern Sie an!"

Die Hypnoseärzte Liébeault, Bernheim und Braid des 19. Jahrhunderts versetzten Patienten für eine kurze Zeit in eine Heiltrance, um sie dann aufzuwecken – ohne irgendwelche weiteren Suggestionen darüber, wie die Therapie stattzufinden habe. Es waren in einer Heilungsatmosphäre indirekte und nichtverbale Suggestionen, um im Patienten autono-

307 Frohock, S. 277
308 Wittig, Die Weiße Mafia (2013), S. 181

me Prozesse in Gang zu setzen. Das war manchmal nötig, weil der moderne Mensch eine, laut Jung, „unglückselige Bewusstseinshybris" aufweist. Er glaubt, alles könne gewollt in Ordnung gebracht werden. Um das Unbewusste anzuregen, entwickelte Milton Erickson für Patienten indirekte Ansätze wie Verwirrung und Neustrukturierung, so dass deren Unbewusstes eine Gelegenheit hatte, neue Lösungen zu schaffen. Der deutsche Arzt Carl Gustav Carus, ein Freund Goethes, schrieb 1856, dass „alles eigentliche Heilen nur vom Unbewussten ausgeht" und wir nicht die kleinste Verletzung unmittelbar durch Kunst heilen könnten. Zwar war für Carus der Mesmerismus das universale Heilmittel, doch betonte er unüberhörbar die Notwendigkeit, das „unbewusste Walten des inneren Lebens" zu kräftigen, damit Heilung geschehen könne. Er führte das „göttliche Unbewusste" ein, dessen Aufgabe man mit den zweckmäßigen Mitteln erleichtern solle.[309]

Es ist hilfreich, sich Aussagen von Menschen anzuvertrauen, die extreme Situationen bewältigt und sich dabei beobachtet haben. Larissa Wilenskaja schrieb über ihren Barfuß-Lauf auf glühenden Kohlen: „Aus meiner eigenen Erfahrung war die einzige Antwort, die ich hatte, der Augenblick meiner Entscheidung: ‚Ich werde laufen'; ich fand den Weg, meine bewusste Kontrolle ‘abzuschalten‘ und der ‘geheimen Weisheit‘ meines unbewussten Geistes und Körpers zu vertrauen, denen ich es gestattete, die beste Art und Weise zu finden, ‘die Arbeit zu tun‘. Und sie taten sie auf die schönste Weise! In der Tat war die einzige Lektion: Wir (unsere bewusste Kontrolle) können dem Körper nicht helfen, dies zu tun, alles, was wir tun können, ist, ihm *keine* negativen Gedanken und Überzeugungen aufzuerlegen, *nicht* zu verhindern, *nicht* einzugreifen."[310]

Bei Untersuchungen von Feuerläufern zeigte sich, dass diejenigen, die sich auf äußere Faktoren beriefen, also spirituelle Kräfte, sich beim Lauf über die Kohlen seltener verletzten als die, die sich nur auf die innere Kraft verließen.

In östlichen Philosophien hat das Abwarten und In-sich-Gehen Tra-

309 Schneider, S. 412-414

310 Wilenskaja/Steffny, Fire-Walking (1991), S. 19

dition. „Bei unverschuldeter Krankheit gebrauche keine Arznei“, heißt es zum Zeichen Nummer 25 des chinesischen Weisheitsbuchs I-Ging, Wu Wang (die Unschuld). „Es wird schon von selber gut werden.“

Lao-Tse sprach von „Wu-wei“, dem Nicht-Widerstand oder der Selbst-Bewegung auf der Basis des Atems, eines Impulses, wie er aus dem Tao geboren wird. „Menschen würden wahre Menschen sein, wenn sie ihr Leben aus sich selbst heraus fließen lassen würden, wie sich das Meer hebt, wie ein Blume aufblüht, in der einfachen Schönheit von Tao.“ Lao-Tse meinte nicht Untätigkeit oder Herumhängen, er meinte eine Entspannung von irdischer Aktivität und vom Verlangen, von dem Begehren „unwirklicher“ Dinge, die in unseren westlichen Augen wirkliche Dinge wären.

Auch im Hinduismus, speziell im Ayurveda, wird eine Art Minimalismus geschätzt, was heißt, nur ein Minimum zu tun, um die inneren Barrieren zu beseitigen, und den Rest dann die Natur erledigen zu lassen. Krankheit ist unterbrochene Intelligenz, die aber wiederhergestellt werden kann. Die Natur tut ihren Job. Vergessen wir aber nicht, dass „Natur“– im Westen zumindest – immer eine Art Projektionsfläche war, häufig benutzt, nie genau erklärt. Der schottische Ökonom Adam Smith meinte, man müsse Handelshemmnisse beseitigen, dann könne die Wirtschaft gedeihen. Das System müsse aber Regeln haben, damit es sich nicht selbst angreife. So wäre „Selbstheilung“ etwas wie Smiths „unsichtbare Hand“, die den Handel reibungslos ablaufen lasse.

Deepak Chopra hatte es mit einem schwer kranken Patienten zu tun. „Ich erklärte ihm, dass der Ayurveda größtes Gewicht darauf lege, das Bewusstsein seinen eigenen Weg finden zu lassen, durch die Beschädigungen des Körpers hindurch. … Dann erklärte ich ihm, dass spontane Rückbildungen auf der tiefsten Ebene des Selbst angeregt würden; das schließe den Wunsch des ganzen Menschen mit ein, wieder ganz gesund zu werden. Werde der Körper von diesem unbeugsamen Gedanken geführt, habe er keine andere Wahl: er müsse folgen. Er und ich – ich als Arzt, er als Patient – müssten in der Tiefe unseres Herzens davon überzeugt sein, dass er gesunden werde. Als er mich ganz direkt fragte, wie ich ihn heilen wolle, wich ich der

Frage aus. ‚Das Spiel spielen Sie‘, erwiderte ich. ‚Meine Leute und ich feuern Sie lediglich an. Aber wir werden nicht nachlassen. Wir feuern sie an.‘ “[311]

Auch im japanischen Zen-Buddhismus sieht man es so. Man müsse den Geist den ganzen Körper erfüllen lassen, den Geist ganz sich selbst überlassen. Daisetz T. Suzuki lehrte: „Wenn die Dinge im Zustand von Nicht-Geist (mushin) getan werden, also ohne alles Selbst- oder Ichbewusstsein, ist der Handelnde vollkommen frei von Hemmungen und empfindet nicht, dass etwas ihm den Weg verstellt. Das Unbekannte könne man das kosmische Unbewusste nennen.“[312]

Nicht tun

Im Abaton auf Kos wurden in den Heileinrichtungen des Hippokrates die Kranken „auf kluge Weise ihrem eigenen ‘Heilweg‘ überlassen. Es war ein kultischer Weg, den der Kranke betrat.“ Der Arzt war aus dem individuellen Mysterium des Gesundwerdens des Kranken prinzipiell ausgeschlossen, und Karl Kerényi formulierte: „In der Wendung zum Besseren … bleibt immer etwas Unfassbares.“[313]

Im „Parzival“ des Wolfram von Eschenbach, 1220 verfasst, wird der Titelheld zum Heiler des Gralskönigs Anfortas, der schwer krank und leidend seit Jahren darniederliegt. Bei einem ersten Besuch hatte es Parzival unterlassen, die rettende Frage zu stellen, und man warf ihm danach vor, all seine Sinne hätten in ihm „vor der Wunde des Anfortas / Mitleid nicht entstehen lassen!“ Beim zweiten Mal betet Parzival vor dem Gral und „erflehte die Befreiung / des armen Mannes von der Qual. / Er richtete sich auf und fragte: / ‚Oheim, sag, was quält dich so?‘“ Und Anfortas genas vollständig. So einfach war es. Die Frage bezeugte Zuwendung und Wärme, und das genügte. Es

311 Chopra, S. 214
312 Suzuki, S. 32/94/150
313 Kerényi, S. 24

war die Einleitung eines Placebo-Effekts, die Anfortas' Selbstheilung aktivierte.[314]

Später, als die Alchemie im Mittelalter Fuß fasste und sogar noch Isaac Newton sein ganzes Leben lang beseelte, glaubte man an ein Allheilmittel, die Panacée des Lebens. Sie entsteht, wenn man den Stein der Weisen in Wein auflöst. Von diesen Gedanken war auch William Maxwell (1600) getragen, als er erklärte: „Dass es ein Universalmittel geben könne, ist bereits bekannt, insofern der besondere Geist, wenn er gestärkt wird, alle Krankheiten durch sich selbst zu heilen vermag, wie die allgemeine Erfahrung lehrt; denn es gibt keine Krankheit, die nicht schon ohne die Hilfe der Ärzte vom Lebensgeist kuriert worden ist."[315]

Gegen Ende des 17. Jahrhunderts schrieb Molière für sein Stück „Der eingebildete Kranke" (1673) folgenden Dialog:

Argan (der eingebildete Kranke): Was soll man also machen, wenn man krank ist?

Beralde: Nichts, Bruder.

Argan: Nichts?

Beralde: Nichts. Man soll sich einfach ruhig verhalten; die Natur, wenn man sie gewähren lässt, hilft sich allmählich selbst. Unsere Ungeduld, unsere Ungeduld verdirbt alles … (3. Akt, 3. Szene)

Aber auch in unserer westlichen Geschichte ließ man manchmal den Kranken sich selbst heilen, sofern das möglich war, und immer wieder hat es Ärzte gegeben, die sich nicht scheuten, darüber zu sprechen. Der Mediziner Ernst Schweninger aus München behauptete vor hundert Jahren, dass Ärzte nie Patienten kurieren, sondern einfach helfen, Barrieren wegzuschaffen, die es Patienten schwer machen, sich selbst zu heilen. Das erinnert sehr an Ayurveda: Der Wille, gesund zu werden, reicht nicht.

Auch neuere alternative Heilmethoden betonen das Sich-Fernhalten

314 Kühn, Der Parzival des Wolfram von Eschenbach (1991), S. 750/881

315 Schneider, S. 64/65

des Heilers, der zwar anwesend ist und seine Lebensenergie einbringt, aber sich darüber hinaus nicht engagiert – wie in der „Metamorphischen Methode", einer Fußmassage, bei der der Therapeut nur anwesend sein will, ohne etwas Bestimmtes zu wollen.

Auch das „Katathyme Bilderleben" verfolgt diese Strategie. Die im Unbewussten jedes Patienten vorhandenen Selbstheilungstendenzen sollen angeregt werden. *Nicht tun* bedeutet nicht, nichts zu tun, sondern so zu arbeiten, dass „der Traumkörper Dinge ohne Anstrengung oder Zwang durch das Ich vollbringt … Nicht tun befreit den Geist paradoxerweise dadurch, dass es ihn auffordert, seinen eigenen Gesetzen zu gehorchen. … Das Märchen sagt: ‚Dort, in euren eigenen Symptomen, versteckt sich der Geist, der krank macht, welcher aber auch die heilende Arznei besitzt.'" So steht es bei Arnold Mindell, der mit dem Traumkörper arbeitet, der mit dem ätherischen Körper vergleichbar ist.[316]

In dieses Umfeld gehört auch das Rezept eines Chinesen, des Autors François Cheng: „Tun, was der Mensch tun kann, und den Himmel den Rest erledigen lassen? In der Tat, wenn dann die Bedingungen und die Chancen vereint sind und der Mensch realisiert hat, was in seiner Macht steht, wird das, was nicht eintreten soll, nicht eintreten, und das, was eintreten muss, wird eintreten."[317]

Auch Albert Schweitzer beschwor den inneren Arzt: „Der Medizinmann hat aus dem gleichen Grund Erfolg wie wir auch. Alle Patienten tragen ihren eigenen Arzt in sich. Sie kommen zu uns, ohne diese Wahrheit zu kennen. Wir sind dann am erfolgreichsten, wenn wir dem Arzt, der in jedem Patienten steckt, die Chance geben, in Funktion zu treten."[318]

---

316 Mindell, S. 70
317 Cheng, S. 21
318 Cousins, S. 71/72

Die Gnade

Die „Selbstheilung“ klingt immer sehr nach dem westlichen Dogma, dass alles durch starken Willen zu schaffen sei. Aber gemeint ist vielleicht nicht unbedingt, dass man sich selbst selbstherrlich zu heilen in der Lage ist, sondern dass die Heilung „wie von selbst“ geschieht. Alles ist möglich. Gewiss, wenn der Glaube das Höhere Selbst einschließt und die Verbindung zu einer transzendentalen Energiequelle nicht ignoriert. Die Heilerin Dora Kunz meint: „Ob wir es wissen oder nicht, Gott heilt, und sein Geist ist die heilende Energie. Die verschiedenen Heilmethoden dienen nur dazu, Energie für uns zu kanalisieren.“[319]

Der Wiener Gerhard Langer sagt dazu: „Man beachte überdies: Sogar der Patient heilt sich nicht selber, wiewohl es nur der Patient ist, der in seiner Heilungs-Arbeit, die eine Arbeit an sich selber ist, *sein eigenes Heil erreichen* kann. Doch weil das Ziel, das Heil, nicht Menschenwerk ist, kann ein Mensch sich nicht selber heilen, sondern nur – was nicht wenig ist – den mühevollen Heilungs-Weg zum Heil geduldig gehen. Das erzielte Heil ist ein Geschenk, und zwar von Gott geschenkt, denn das Heil (Liebe) ist Göttlich. Am Heil nehmen wir Menschen – bestenfalls – teil, doch Menschen können das Heil nicht „machen“!“[320]

Herbert Benson aus Harvard war sogar der Ansicht, man solle eine Vorstellungswelt beherzigen, die „den Glauben an eine Nachwelt einschließt. Und so frage ich mich, ob wir nicht Bedeutungshaltigkeit und Hoffnung auf der Basis der universellen Überzeugung diskutieren sollten, dass ‘etwas danach kommt‘: Weil es gerade diese Art Glaube ist, der hervorruft, was wir den Placebo-Effekt nennen würden, indem wir beten oder meditieren.“[321]

319 Michel, Spontanheilung, S. 102
320 In: Stacher, S. 27
321 Harrington, Placebo, S. 223

Schlusswort mit Dante

Die „Göttliche Komödie“ von Dante Alighieri, verfasst Anfang des 14. Jahrhunderts, endet nach der Reise des Erzählers durch Hölle und Purgatorium im Paradies, und nach über 15.000 Zeilen schließt sie in der allerletzten mit „l'amor che move il sole e l'altre stelle“ – mit der Liebe also, die die Sonne und die anderen Sterne bewegt. Sogar in Thomas Manns Roman „Der Zauberberg“ ist Liebe das vorletzte Wort: Werde aus dem Weltfest des Todes „einmal die Liebe steigen?“ Die Liebe.

Uns tritt sie in den Medien immer umgeben von großen Gefühlen entgegen. Honoré de Balzac sah es so: „Die Reduktion des Universums auf ein einziges Wesen, die Erweiterung eines einzigen Wesens hin zu Gott, das ist es, was die Liebe ist.“ Das drückt die Paradoxie aus, dass alles in mir ist und ich in allem, und dass ich mich zur Gänze auf ein anderes Wesen projiziere, wenn ich (so würde der Mystiker sagen) Gott nicht anders näherkommen kann. Liebe kann einen, wenn sie in Roman und Film als letzte Erfüllung eines Individuums überhöht wird, auch einschüchtern. Die echte Bewährungsprobe zeigt sich im Kleinen, im Umgang mit dem Nächsten, der uns oft so fern ist.

Dem englischen Naturforscher Charles Darwin war aufgefallen, dass der Ausdruck von Gemütsbewegungen bei höheren Tieren wie Affen und Hunden „auffällige Parallelen“ zu der Art und Weise habe, wie der Mensch seine Emotionen ausdrücke. Die Emotion Liebe jedoch, meinte Darwin, sei eine Ausnahme von der allgemeinen Regel – sie sei „zwar die stärkste Gemütsbewegung, aber auch die einzige, die keine spezifischen Ausdrucksmittel habe“.[322]

Die Liebe ist und wirkt also unspezifisch wie das Placebo, und deren allgemeine, überall vorhandenen Effekte tragen das therapeutische Geschehen. Jeder von uns ist ganz besonders, und keiner ist besonders; niemand „hat mehr Potenzial als ein anderer, Gottes Licht und Liebe zu verbreiten“.[323] Am besten vergessen wir die Wörter spezifisch und unspezifisch, die auf diesen Seiten oft genug verwendet wurden.

Das Placebo will gefallen, und seinen Effekt lässt man sich gern gefallen; es ist der Bote, ist der Engel (griechisch αγγελος, Bote) und ein Pfand in der Hand dessen, der dem Patienten Zuwendung schenkt, ist das Siegel auf dem Vertrag zwischen Arzt und Patienten. Paulus führte Liebe, Glaube und Hoffnung ins Feld, und so hilfreich Glaube und Hoffnung auch sind … die Liebe ist das größte unter ihnen. Der Glaube erlangt erst in Verbindung mit der Liebe seine Kraft.

Larry Dossey bricht in seinem Buch „Heilungsfelder“ eine Lanze für das Arzttum: „Trotz unserer häufigen Versäumnisse in der Liebe glaube ich, dass die Medizin eines der fürsorglichsten Berufsfelder in der heutigen Zivilisation ist. Hier lebt eine ununterbrochene Tradition von Heilern weiter, denen die Wichtigkeit von Liebe und Mitgefühl beim Heilen bewusst gewesen und geblieben ist.“

Man denkt natürlich an Jesus, an die großen Propheten und Heiligen, an Franz von Assisi und Teresa von Avila, doch Dossey lernte in einem Krankenhaus des Kriegsveteranenministeriums einen Heiligen des Alltags kennen, einen Arzt, bei dem er seinen Unmut über die unvernünftigen Patienten loswurde und zur Antwort bekam: „Du hast recht; sie sind nicht zu retten. Aber ich *liebe sie*. Ja, ich könnte hier mein ganzes Leben lang arbeiten.“[324]

---

322 Lynch, S. 205

323 Williamson, A Return to Love (1992), S. 187

324 Dossey, S. 268/269

Bedingungslose Liebe

Carl Gustav Jung bekannte, er sei in seiner medizinischen Praxis und in seinem Leben immer wieder mit dem Mysterium der Liebe konfrontiert gewesen und sah sich gleichwohl außerstande, es zu erklären. Was immer man sagen könne – keine Sprache sei in der Lage, das Ganze zu erfassen. Da der Mensch ein Teil sei, könne er das Ganze eben nicht überblicken. Wenn der Mensch ein Gran Weisheit besitze, lege er seine Feder nieder und belege die Liebe mit einem noch unbekannteren Namen – mit dem Gottes. Das lege Zeugnis ab für seine Unterwerfung, seine Fehlerhaftigkeit und seine Abhängigkeit, aber es bezeuge auch seine Freiheit, zwischen Wahrheit und Irrtum zu wählen.[325]

In unserer komplexen Gesellschaft ist alles geregelt und rechtlich festgezurrt. Ich muss exakte Bedingungen erfüllen, um etwas zu bekommen. Du gibst A und bekommst B, und wenn du C gibst, ist das ein „upgrade", und du erhältst D. Es gibt den Beförderungsvertrag und den Behandlungsvertrag, Konsumentenrechte und -pflichten, die Arbeitsplatzrückkehrgarantie und die Reiserücktrittsversicherung. Überall Bedingungen und Einschränkungen, zu lesen im „Kleingedruckten" und in den Ausführungsbestimmungen. Alle wollen sich absichern. Gerechtigkeit und absolute Präzision herrschen. Niemand kann sich beklagen, denn die Bedingungen waren ja bekannt, Schwarz auf Weiß niedergelegt. Lesen Sie die Packungsbeilage.

Liebe aber „übt Nachsicht", „sucht nicht das Ihre", rechnet das Böse nicht an", lehrte Paulus in seinem ersten Korinther-Brief. „Sie erträgt alles, sie glaubt alles, sie hofft alles, sie duldet alles. Die Liebe hört niemals auf."[326] Bernie Siegel war überzeugt: „Ich glaube, dass Krankheit letzten Endes mit fehlender Liebe zu tun hat oder mit Liebe, die nur bedingt ist, weil beides das Immunsystem schwächt und zu physischer Verwundbarkeit führt. Ich habe auch das Gefühl, dass Heilen

325 Van der Post, Walk with …, S. 66

326 Heilige Schrift, Korinther-Brief 13,3-10, S. 284

immer mit der Fähigkeit verbunden ist, bedingungslose Liebe zu geben und zu akzeptieren.“ [327]

Erst wenn der Partner oder sonst ein geliebter Mensch etwas tut, das einen nervt, ist man mit der Frage der bedingungslosen Liebe konfrontiert. Er ist ein anderer Mensch als ich, und ich kann seine Motive nicht nachvollziehen, aber nicht er oder sie stört mich, sondern was sie tut. „Trotzdem: Ich helfe dir, ich stehe zu dir“, das wäre die bedingungslose Liebe. Das Ich tritt beiseite und macht dem Geheimnis Platz: Gott oder der Heilung.

Was die wichtigsten Veränderungen in seinem Leben gewesen seien, fragte ein Kursteilnehmer einmal den Therapeuten Wiliam Brugh Joy. Dieser antwortete, die bedingungslose Liebe sei der fundamentalste dieser Sprünge und bewirke die stärkste Transformation. Sie „ist die Feldkraft, die dieses ganze Buch, meine ganze Arbeit und mein ganzes Leben durchdringt. Um mich der Terminologie der alten Griechen zu bedienen, ist bedingungslose Liebe am ehesten gleichzusetzen mit *Philos*, der brüderlichen Liebe, und sie steht wunderbar zwischen *Eros*, der sexuell-emotionalen Liebe, und *Agape*, der rein spirituellen Liebe. … Die bedingungslose Liebe vereinigt Agape und Eros, verbindet Körper und Seele.[328]

Der Rhythmus von Tao, das Band der Bande

Wie furchtbar Liebesentzug wirkt, schilderte der Minorit Salimbene von Parma in seiner Chronik über eine „Wahnidee“ von Kaiser Friedrich II. (1194-1250). Dieser habe wissen wollen, „welche Art Sprache und Sprechweise kleine Kinder nach ihrem Heranwachsen hätten, wenn sie mit niemandem sprächen. Und deshalb befahl er den Ammen und Pflegerinnen, sie sollten den Kindern Milch geben, also sie an ihren Brüsten saugen lassen, sie baden und waschen, aber in keiner Weise mit ihnen kosen und mit ihnen sprechen. … Aber er müh-

327 Siegel, S. 240
328 Brugh Joy, S. 165

te sich vergebens, weil die Kinder oder vielmehr die Säuglinge alle starben. Denn sie können nicht leben ohne das Händeklatschen und Winken, das fröhliche Lächeln und die Koseworte ihrer Ammen und Nährerinnen." [329]

Viele Jahrhunderte später, noch vor einer wirkungsvollen Medizin, musste man (1829) bei einer klinischen Studie zum Wechselfieber einsehen: „Am Besten schnitt in der klinischen Prüfung übrigens die Gruppe ab, die so gut wie keine Therapie, sondern nur menschliche Zuwendung bekommen hatte."[330]

Ärzte fanden heraus, dass einige Patienten, die so krank sind, dass es für sie keine Hoffnung mehr gibt, sich noch erholten, nachdem man ihnen ein Haustier gegeben hatte. Es gibt viele einsame Menschen auf dieser Welt, die vergessen haben, wie es ist, ein anderes lebendes Wesen zu lieben. Ein Grund, weiterzuleben, ist in ihre Welt gekommen, und sie erholen sich.[331] Auch Berührungen sind heilsam. Das Pulsfühlen schon verbessert die Herztätigkeit von Patienten. Obwohl Schock-Patienten auf der Intensivstation betäubt waren, reagierte ihr Herz auf den kleinsten Kontakt mit anderen Menschen.

Das eignet sich kaum zu wissenschaftlichen Studien. Dennoch muss die Medizin ebenso wie die Physik lernen, mit der Ungewissheit und mit der Unauslotbarkeit ihres Fachs zu leben. Sie muss sich dem Wunder des menschlichen Kontakts öffnen, diesem Geheimnis, das man nie restlos lösen kann.

Bei Lao-Tse ist Liebe nichts anderes als der Rhythmus von Tao, und die Schönheit von Frauen sei nur ein blasser Widerschein dessen formloser Schönheit. Das Heimweh des Abends sei auch das Heimweh „deiner" Seele. (Die englischen Übersetzer schrieben 1919: „The 'Heimweh' of the evening is also the 'Heimweh' of your soul … ") Deine Seele hat ihre Liebe verloren: Tao, mit dem sie einst eins war; und du selbst sehnst dich nach der Wiedervereinigung mit seiner Liebe. Denn Tao ist eine einzige, ewige, reine Unendlichkeit von Seele.

329 Heinisch, Kaiser Friedrich II. (1994), S. 197
330 Bundesärztekammer, S. 25
331 Leek, The Story of Faith Healing (1973), S. 62

In der Renaissance, als Magie und Alchemie praktiziert wurden, nannte Giordano Bruno die Liebe das „Band der Bande". „Vinculum quippe vinculorum amor est", schrieb er. Die Magie mache sich den Zusammenhang und Zusammenhalt zwischen dem individuellen und universellen Prana zunutze, und darum könne man sagen, Liebe und Magie seien identisch, erläuterte wiederum der rumänische Anthropologe Ioan Culianu. Er war sich gewiss: „Der Zwang durch Gewalt wird sich dem subtilen Verfahren der Magie beugen müssen."[332] (Bruno wurde zwar von der Katholischen Kirche 1600 verbrannt, Culianu 1990 in Chicago von einem rumänischen Agenten ermordet, doch ihr Vermächtnis steht.)

Auch der Philosoph und Physiker Carl Friedrich von Weizsäcker zweifelte nicht am finalen Triumph der Liebe. Es sei zu vermuten, dass der Fortschritt prinzipiell nicht voll in Normen ausgedrückt werden könne. Kant habe Normen gewollt, die aber vom Fortschritt unentwegt relativiert und verändert würden. Keine Chance. Daher ist „die Wirklichkeit der Liebe dem Prinzip der Gerechtigkeit überlegen", meinte von Weizsäcker, denn Liebe kenne keine Normen, die abgewandelt werden könnten.[333] Was Liebe genannt zu werden verdient, kennt und stellt keine Bedingungen. Die Liebe regiert königlich.

Der Placebo-Effekt ist keine Konditionierung. Er kennt keine Bedingungen, wirkt bei allen und bedingungslos. Er wirkt unspezifisch wie die Liebe, die keine spezifischen Ausdrucksmittel kennt. Die Heilung ist die Folge von liebender Zuwendung, ist die Logik des Herzens.

---

332 Culianu, S. 139

333 Weizsäcker, S. 211

Literaturliste

Adorno, Theodor W.: Minima moralia. Frankfurt 2003
Al-Naimi, Salwa: Honigkuss. Hamburg 2008
Ash, David/Hewitt, Peter: Wissenschaft der Götter. Frankfurt 1992
Avalon, Arthur: The Serpent Power. Madras 1964
Bach, Richard: Il gabbiano Jonathan Livingston. Mailand 1973
– Illusioni. Mailand 1989
Barthes, Roland: Die Lust am Text. Frankfurt 2006
Baur, Susan: Die Welt der Hypochonder. Zürich 1991
Benedetti, Fabrizio: Placebo Effects. 2009
Brecht, Bertolt: Ausgewählte Gedichte. Frankfurt 1967
Briggs, John/Peat, David: Die Entdeckung des Chaos. München/Wien 1990
Brody, Howard und Daralyn: Der Placebo-Effekt. München 2000
Brugh Joy, William: Der Weg der Erfüllung. Interlaken 1993
Bundesärztekammer: Placebo in der Medizin. Berlin 2010
Calquhoun, Glenn: Playing God. London 2002
Caratelli, Giulio: Pranoterapia e guarigione. Rom 1999
Castaneda, Carlos: Das Wirken der Unendlichkeit. Frankfurt 2012
Cassoli, Piero: Il Guaritore. Mailand 1979
Charcot, Jean-Martin: La foi qui guérit. Paris 1897
Cheng, François: L'Éternité n'est pas de trop. Paris 2002

Chopra, Deepak: Die Rückkehr des Rishi. Paderborn 1990
Cousins, Norman: Der Arzt in uns selbst. Reinbek 1979
Culianu, Ioan P.: Eros und Magie in der Renaissance. Frankfurt 2001
Diamond, Jared: Guns, Germs, and Steel. New York 1999
Dieterle, Wilfried: Psychophysiologische Untersuchungen zum Placebo-Effekt. Freiburg 2002
Dispenza, Dr. Joe: Du bist das Placebo. Burgrain 2014
Doolittle, Dolly: Noch mehr Gespenster. Zürich 1985
Dossey, Larry: Heilungsfelder. Amerang 2012
Dürckheim, Karlfried Graf: Hara. Weilheim 1967
Eisenberg, David, Lee Wright, Thomas: Encounters with Qi. New York 1985
Erickson, Milton H./Rossi, Ernest L. u. Sheila L: Hypnose. München 1991
Erickson, Milton H./Rossi,. Ernest L.: Hypnose erleben. Stuttgart 2004
Evans, Dylan: Placebo. The Belief Effect. London 2003
Fecteau, Danielle: L'effet placebo. Montréal 2005
Foucault, Michel: Wahnsinn und Gesellschaft. Frankfurt 1973
– Die Ordnung der Dinge. Frankfurt 1974
Frank, Jerome D.: Die Heiler. Stuttgart 1997
Froissart, Jacques (Hg.) Douleur et Stigmatisation. Paris 1936
Frohock, Fred M.: Healing Powers. Chicago 1992
Ganten, Detlev/Spahl, Thilo/Deichmann, Thomas: Die Steinzeit steckt uns in den Knochen. München, Zürich 2011
Gao Xingjian: Soul Mountain. London 2001
Gauler, T. C./Weihrauch, T. R.: Placebo. Ein wirksames und ungefährliches Medikament? München, Wien 1997
Gebelein, Helmut: Alchemie. Kreuzlingen, München 2000
Giles, Lionel (Hg.): The Book of Lieh-Tsü (1912), Internet Sacred Text Archives
Goethe, Johann Wolfgang: Italienische Reise. München 1981
Gordon, Richard: Doctor in the Nest. London 1979
Grant Thompson, W.: The Placebo Effect and Health. New York 2005
Greene, Graham: The tenth man. London 1985

Haesele, Maria: Eucharistische Wunder aus aller Welt. Zürich 1968
Hahn, Robert A.: Sickness and Healing. New Haven London 1995
Hailey, Arthur: Strong Medicine. London 1985
Harrington, Anne: The Placebo Effect. Cambridge 1997
– The Cure Within. New York 2008
Hayward, Jeremy: Sacred World. New York 1995
Heilige Schrift, Die: Stuttgart 1966
Heinisch, Klaus J.: Kaiser Friedrich II. München 1994
Heller, Joseph: Catch-22. London 1994
Hilgard, Ernest: Divided Consciousness. New York 1986
Hippius, Hans et al: Das Placebo-Problem. Stuttgart/New York 1986
Hunke, Sigrid: Allahs Sonne über dem Abendland. Stuttgart 1984
Illich, Ivan: Limits to Medicine. London 1976
Internet Sacred Text Archive: http://sacred-texts.com/afr/index.htm
Jaffé, Anjela: The Myth of Meaning. New York 1966
Johansson, Ingvar/Lynøe, Niels: Medicine & Philosophy. Heusenstamm 2008
Jospe, Michael: The Placebo Effect in Healing. Lexington/ Toronto 1978
Judson, Olivia: Die raffinierten Sexualpraktiken der Tiere. München 2003
Kafka, Franz: Das Schloss. Frankfurt 1964
Kant, Immanuel: Kritik der Urteilskraft. Stuttgart 1981
Katz, Richard: Boiling Energy. Cambridge 1982
Kerényi, Karl: Hermes der Seelenführer. Zürich 1944
– Der göttliche Arzt. Darmstadt 1956
Kertész, Imre: Ich – ein anderer. Reinbek 2002
Kiev, Ari (Hg.): Magic, Faith, and Healing. London 1974
Khalsa, Gurmukh Kaur (u. a.): Kundalini Rising. Boulder 2009
Kilian, Hans: Hinter uns steht nur der Herrgott. München 1957
Kleist, Heinrich von: Werke in zwei Bänden; zweiter Band. München/ Wien 1977
Kradin, Richard: The Placebo Response and the Power of unconscious Healing. New York 2008

Kuby, Lolette: Faith and the Placebo Effect. Novato 2001
Kühn, Dieter: Der Parzival des Wolfram von Eschenbach. Frankfurt 1991
Lain Entralgo, Pedro: Heilkunde in gesch. Entscheidung. Salzburg 1954
Landy, David (Hg.): Culture, Disease, and Healing. New York/London 1977
Lang, Joachim, Hillesheim, Jürgen: „Denken heißt verändern …“ Augsburg 1998
Leek, Sybil: The Story of Faith Healing. New York 1973
Löwith, Karl: Wissen, Glaube und Skepsis. Göttingen 1962
Lucadou, Walter von: Psyche und Chaos. Frankfurt 1995
Lynch, James J.: Das gebrochene Herz. Reinbek 1977
Maass, Hermann: Der Therapeut in uns. Olten/Freiburg 1981
Majno, Guido: The Healing Hand. Cambridge 1975
Mattl, Siegfried, Schulte, Christian (Hg.): Vorstellungskraft. Zeitschrift für Kulturwissenschaften, 2/2014. Bielefeld 2014
McClenon, James: Wondrous Events. Philadelphia 1994
Merchant, John: Shamans and Analysts. London New York 2012
Michel, Katarina und Peter: Spontanheilung. Grafing 2014
Michel, Claudine/Bellegarde-Smith: Voudou in Haitian Life and Culture. New York 2006
Mindell, Arnold: The Dreambody. Fellbach-Oeffingen 1985
Mitscherlich, Alexander, Mielke, Fred: Medizin ohne Menschlichkeit. Frankfurt 1962
Moen, Bruce: Afterlife Knowledge Guidebook. Charlottesville 2005
Morante, Elsa: Aracoeli. Turin 1992
Morris, David B.: The Culture of Pain. Berkeley 1991
Munthe, Axel: Das Buch von San Michele. Gütersloh 1954
O’Neill, John J.: Prodigal Genius. Hollywood 1980
Paracelsus: Werke in 5 Bänden. Darmstadt 2010
Pasternak, Boris: Doktor Schiwago. Frankfurt 1989
Platon: Werke. Band I. Darmstadt 1990
Playfair, Guy Lyon: If this be magic. Guildford 2011

Post, Laurens van der: A Walk with a White Bushman. London 1986
– A Mantis Carol. London 1975
– Flamingofeder. Berlin 1955
Rampa, T. Lobsang: Die Rampa-Story. Hanau 1987
Resch, Andreas (Hg.): Paranormale Heilung. Innsbruck 1977
– Die Wunder von Lourdes. Innsbruck 2009
Russell, Edmund (Hg.): Environment, Culture, and the Brain. Berlin 2012
Santini, Gilles: La puissance des invisibles. Paris 1991
Sauerbruch, Ferdinand: Das war mein Leben. Gütersloh 1956
Schmid, Gary Bruno: Tod durch Vorstellungskraft. Wien, New York 2000
Schneider, Erich: Der animale Magnetismus. Zürich 1950
Schnurre, Wolfdietrich: Kassiber und neue Gedichte. München 1979
Schrödter, Willy: Grenzwissenschaftliche Versuche. Freiburg 1979
Sconce, Jeffrey: Haunted Media. London 2000
Scott, Robert A.: Miracle Cures. Berkeley 2010
Shorter, Edward: Moderne Leiden. Reinbek 1994
Siegel, Bernie: Prognose Hoffnung. Düsseldorf, Wien 1994
Skjønsberg, Anne: What to Believe? Milton Keynes 2013
Spezzano, Chuck, Patrick, Janie E.: Heilung des Körpers durch den Geist. Petersberg 2012
Spiro, Howard: Placebo. Bern 2005
Stacher, Alois: Placebo und Placebophänomen. Wien 1995
Sternberg, Esther M.: Heilende Räume. Amerang 2009
Stevenson, Ian: Reinkarnationsbeweise. Grafing 1999
Suzuki, Daisetz T.: Lerne zu siegen ohne zu kämpfen. Freiburg 1992
Swedo, Susan/Leonard, Henrietta: Alles nur psychisch? Frankfurt New York 1998
Swift, Edgar James: The Jungle of the Mind. New York 1971
Tabucchi, Antonio: Il tempo invecchia in fretto. Mailand 2009
Truffaut, François: Mr. Hitchcock, wie haben Sie das gemacht? München 1998
Tschechow, Anton: Krankensaal sechs. Klagenfurt (o. J.)
Valenstein, Elliot S.: Great and Desperate Cures. New York 1986

Valentin, Karl: Sämtliche Werke in neun Bänden. München, Zürich 2007
Virapen, John: Nebenwirkung Tod. Neudenau 2008
Walach, Harald: Weg mit den Pillen! München 2011
Weizsäcker, Carl Friedrich von: Aufbau der Physik. München 1988
Wilenskaja, Larissa/Steffy, Joan: Fire Walking. Falls Village 1991
Williamson, Marianne: A Return to Love. New York 1992
Wittig, Frank: Die weiße Mafia. München 2013
Xingjian, Gao: Soul Mountain. London 2001
Yuasa, Yasuo: The Body, Self-Cultivation, and Ki-Energy. New York 1993

Artikel:

David, Thomas: Auf Nummer Sicher gehen? Nicht mit mir. Frankfurter Allgemeine Zeitung, 25.8.2014
DDR-Doping: http://www.gazzetta.cycling4fans.de/index.php?id=5350#33304
Dossey, Larry: Healing and the Mind: Is There a Dark Side? In: Journal of Scientific Exploration, 8/1, 1994, S. 73-90
Fischer, Gerfried: Medizinische Versuche am Menschen. Halle 2006
Kane, Jeff: Overcoming the Dreaded L-Block, in: Alternative Therapies in Health and Medicine, 2/5, Sept. 1996
Klopfer, B.: Psychological Variables in Human Cancer, in: Journal of Projective Techniques and Personality Assessment, (21) 1957, S. 331-340 (Summary in: http://media.noetic.org/uploads/files/App2.pdf
Langemak, Shari: Wie Pillen zu ihrem Namen kommen. In: Die Welt, 17.2.2013
Mind Matter Mapping Projekt: The tip of the Iceberg: placebo, experimenter expectation and interference phenomena in subconscious information flow, II(1) Journal of Nonlocality 2013

Müller-Jung, Joachim: Entmutigen ist das falsche Rezept. FAZ, 17.1.2015

Ohntrup, Hugo: Grundgedanken zu einer homöopathischen Behandlung. o. J.

Starobinski, Jean: Medizin und Antimedizin: eine Wissenschaft und ihr Schatten, in: Schweizer Monatshefte, 68 (1988), Heft 5, S. 398-410

Walach, Harald: Placebo controls: historical, methodological and general aspects, in: Phil. Trans. R. Soc. 2011, 366, S. 1870-1878

– Placebo Effects in Complementary and Alternative Medicine: The Self-Healing Response, in: Placebo and Pain, Hg: Colloca, Luana, Flaten/Magne Arve/Meissner, Karin, Amsterdam (u.s.) 2013; S. 189-202

– Plazebo und Plazeboeffekte – Eine Bestandsaufnahme, in: Psychotherapie Psychosomatik Medizinische Psychologie, Stuttgart 2002, S. 332-342

Resch, Andreas: Knaup, Marcus: Leib und Seele oder mind and brain?(…) Besprechung, in: Grenzgebiete der Wissenschaft, Innsbruck, 2014 Heft 4, S. 372/373

Stein, Rosemarie: Was nützen moderne Diagnosetechniken? FAZ, 1996

Index

A

B

C

D

E

F

G

H

I

J

K

O

P

Q

R

S

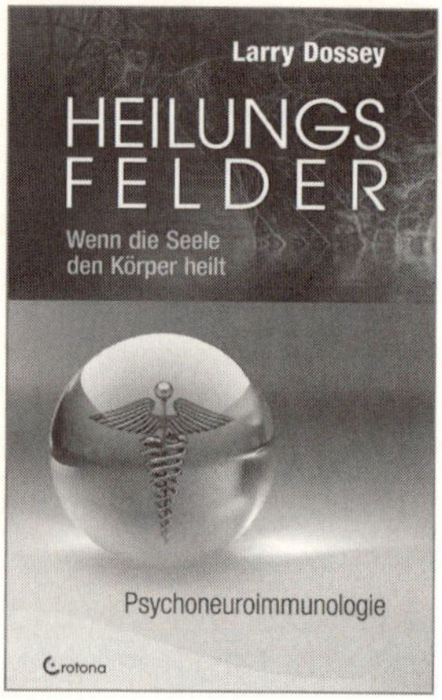

Larry Dossey
Heilungsfelder
Wenn die Seele den Körper heilt.
Anhand von faszinierenden Fallbeispielen und bewegenden Erfahrungen aus seiner langjährigen ärztlichen Praxis belegt Dr. Dossey, welchen immensen Einfluss die Bewusstseinsstrukturen des Einzelnen auf sein Befinden haben. Das „Heilungsfeld“ wird durch Gedanken und Gefühle erbaut – und jeder Mensch wirkt auf alle anderen ein und wird von ihnen beeinflusst.
ISBN: 978-3-86191-023-7

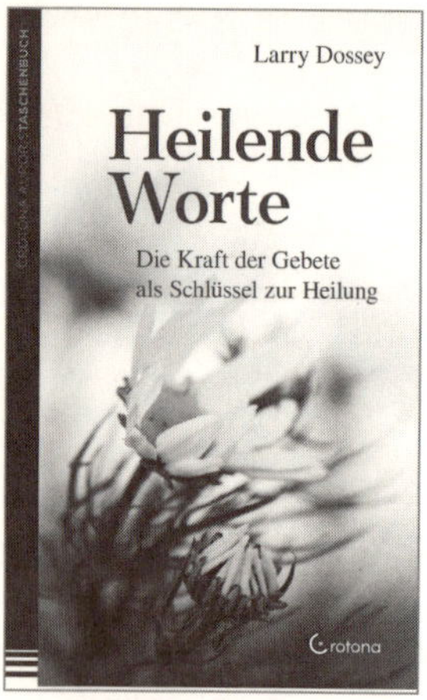

„Dieses Buch eines engagierten Arztes kann die Brücke schlagen zwischen unseren eigenen spirituellen und religiösen Wurzeln und der modernen wissenschaftlichen Medizin!“ **Dr. Ruediger Dahlke**

Larry Dossey
Heilende Worte
Die Kraft der Gebete als Schlüssel zur Heilung
ISBN: 978-3-86191-039-8
Taschenbuch

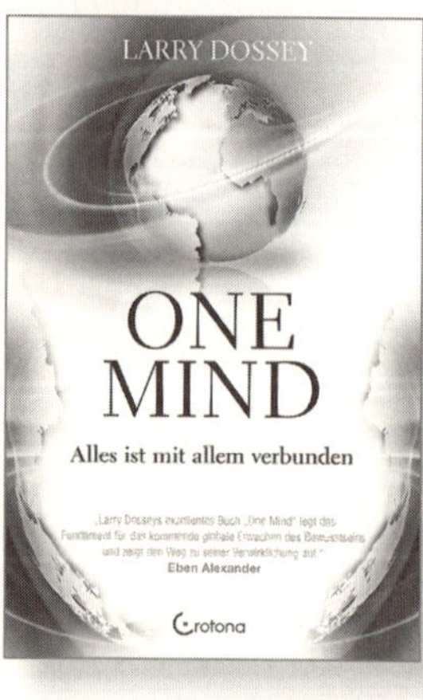

„In diesem wunderbaren und sehr wichtigen Buch erklärt Larry Dossey, wie in den materialistisch denkenden Bereichen der Wissenschaft noch immer absichtlich aus Ignoranz und Vorurteilen Blockaden errichtet werden, um das Verständnis der nichtlokalen Aspekte des Bewusstseins zu behindern. Dieses Buch ist nicht nur bedeutsam für die Wissenschaft, sondern für die Zukunft unserer Gesellschaft insgesamt.“
Dr. Pim van Lommel

Larry Dossey
One Mind – Alles ist mit allem verbunden
ISBN: 978-3-86191-051-0

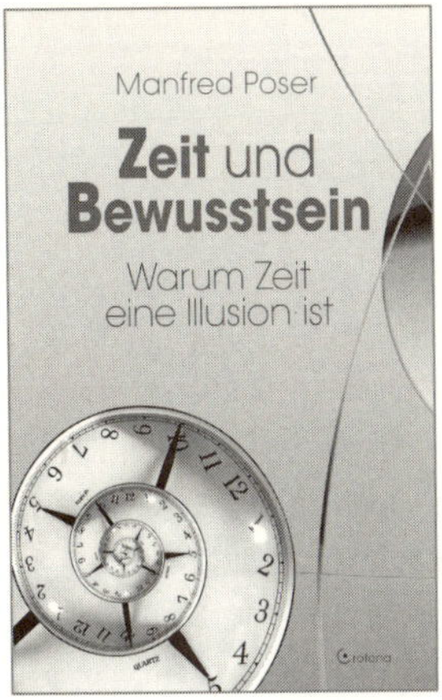

Manfred Poser
Zeit und Bewusstsein
Warum Zeit eine Illusion ist

Die subjektive Wahrnehmung von Zeit ist ein uraltes Phänomen des menschlichen Erlebens. Jeder kennt die Erfahrung, dass „Zeit wie im Flug vergeht“ oder die „Sekunden qualvoll langsam verrinnen“. Diese Realität des Subjektiven bleibt jedoch innerhalb der üblichen Grenzen des menschlichen Denkens.

Manfred Poser berichtet in seinem Buch von Erfahrungen, welche diese Grenzen überschreiten. Anhand faszinierender Erlebnisse wird daher deutlich, dass Zeit, in der Tiefe verstanden und erfahren, eine Illusion ist.

In Wahrheit ist Zeit eine Struktur des Bewusstseins und wird von diesem entscheidend geprägt. Wer diesen Sachverhalt erkannt hat, wird auch seitens eines wissenschaftlichen Denkens nicht länger Probleme mit paranormalen oder mystischen Erfahrungen haben.

ISBN: 978-3-86191-043-5

Albert Amao
Heilung ohne Medizin
Wie Menschen allein durch die Kraft des Geistes geheilt wurden

Dieses Buch schlägt eine neue Seite abendländischen Denkens auf, indem es seine eigentlich zweitausendfünfhundert Jahre alte Überlieferung der Heilkunst vor dem Hintergrund der aktuellen Einsichten tiefsinniger Forscher neu interpretiert.

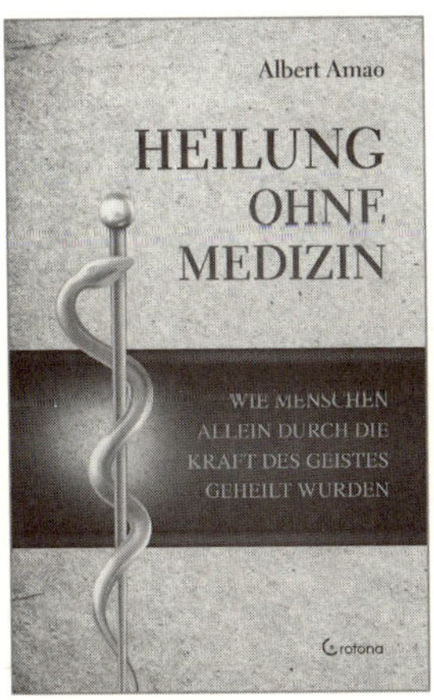

Dr. Albert Amao liefert einen wichtigen Beitrag zum vielzitierten „Paradigmenwechsel“, der endlich die abendländische spirituelle Heilungs-Tradition in den Dialog mit den fortschrittlichsten Denkern der modernen Medizin einbezieht.

Ein Buch, das nicht nur Grundlagenforschung betreibt, sondern zugleich konkrete Wege aufzeigt, um den eigenen Heilungsprozess nachhaltig zu fördern!

ISBN: 978-3-86191-058-9